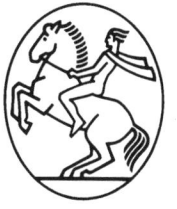

H. Resch und E. Beck (Hrsg.)

Arthroskopie der Schulter

Diagnostik und Therapie

Springer-Verlag Wien GmbH

Univ.-Doz. Dr. Herbert Resch
Univ.-Prof. Dr. Emil Beck
Universitätsklinik für Unfallchirurgie
Innsbruck, Österreich

© 1991 by Springer-Verlag Wien
Softcover reprint of the hardcover 1st edition 1991

Gedruckt auf säurefreiem Papier

Mit 122 Abbildungen, davon 60 in Farbe

Die Deutsche Bibliothek – CIP-Einheitsaufnahme
Arthroskopie der Schulter : Diagnostik und Therapie /
H. Resch und E. Beck (Hrsg.). – Wien ; New York :
Springer, 1991
ISBN 978-3-7091-2283-9

NE: Resch, Herbert [Hrsg.]

ISBN 978-3-7091-2283-9   ISBN 978-3-7091-2282-2 (eBook)
DOI 10.1007/978-3-7091-2282-2

Vorwort

Die Arthroskopie hat sich in den letzten Jahren nach dem Kniegelenk auch am Schultergelenk einen festen Platz verschafft. Die klinische Diagnostik des Schultergelenkes ist sehr schwierig, weil die Beschwerden nur selten im Bereich der Läsion angegeben werden. Hier hat die diagnostische Arthroskopie zusammen mit anderen bildgebenden Verfahren entscheidend mitgeholfen, Beschwerdebilder bestimmten Läsionen zuzuordnen. Durch die direkte optische Sicht auf die im Gelenk befindlichen Strukturen wird eine klare Information über Normalzustand oder pathologische Veränderung vermittelt. Durch die Möglichkeit der optischen Exploration des subakromialen Raumes hat sich die arthroskopische Diagnostik auch auf den Weichteilmantel des Schultergelenkes ausgedehnt. Gerade der dicke Weichteilmantel, der das Schultergelenk umgibt, stellt eine Herausforderung dar, durch arthroskopische Chirurgie seine Eröffnung zu umgehen und dadurch die Rehabilitationszeit zu verkürzen. Aus diesem Grunde wurde und wird intensiv an arthroskopisch-chirurgischen Therapiemöglichkeiten geforscht. Einige Verfahren haben bereits Eingang in die Routine gefunden. Zu erwähnen sind bestimmte arthroskopische Limbusrefixationstechniken sowie Techniken zur arthroskopischen Durchführung einer Acromioplastik.

In diesem Zusammenhang ist die besonders gute Zusammenarbeit mit dem Institut für Anatomie der Universität Innsbruck zu erwähnen. Dem Vorstand dieses Institutes, Herrn Univ.-Prof. Dr. W. Platzer, sei für die großzügige Unterstützung bei der Errichtung eines Arthroskopielabors für Forschungszwecke an seinem Institut besonders gedankt. In diesem Labor konnten bereits einige bestehende arthroskopische Operationstechniken verbessert und auch neue entwickelt werden.

Ziel dieses Buches ist es, den derzeitigen Stand der Arthroskopie in der Diagnostik und Therapie zu vermitteln. Viele schematische Zeichnungen sollen den Text verständlich machen und vor allem die einzelnen Operationsschritte veranschaulichen. Darüber hinaus schien es uns wichtig, die Indikation zur Schulterarthroskopie bzw. zur arthroskopischen Chirurgie herauszustreichen. Aber auch der Abklärung vor einer Arthroskopie, wie wir sie für erforderlich halten, wurde breiter Raum gewidmet.

Die Herausgeber

Inhaltsverzeichnis

Verzeichnis der Autoren

M. Lener
H. Maurer
Institut für Anatomie der Universität Innsbruck, Innsbruck

I. Braito
R. Habeler
Universitätsklinik für Anästhesie und Intensivmedizin, Innsbruck

W. Glötzer
K. Golser
A. Kathrein
H. Resch
G. Sperner
H. Thöni
Universitätsklinik für Unfallchirurgie, Innsbruck

P. Habermeyer
E. Wiedemann
Klinikum Innenstadt, Ludwig-Maximilians-Universität, München

Zeichnungen von C. Konzett, Dornbirn und S. Mills, München

1 Anatomie des Schultergelenkes aus arthroskopischer Sicht

H. Maurer und M. Lener

Für die Arthroskopie der Schulter sind der Aufbau des Schultergelenkes, die Muskeln mit besonderer Beziehung zum Schultergelenk, der subakromiale Gleitraum sowie die in der Nachbarschaft der Zugänge liegenden Gefäße und Nerven von Bedeutung.

Das Schultergelenk

Die Articulatio humeri ist ein typisches Kugelgelenk und wird von einem schützenden Muskelmantel bedeckt. Dieser Muskelmantel muß zur Einführung des Arthroskopes und der benötigten Instrumente überwunden werden.

Gelenkflächen

Als klassisches Kugelgelenk besitzt das Schultergelenk einen Kopf, der vom Caput humeri gebildet wird und eine Pfanne, die von der Scapula gebildet wird und nicht ganz senkrecht auf die Scapularplatte steht sondern eine physiologische Retroversion von 5° besitzt [18]. Das Caput humeri wird durch das Collum anatomicum vom Corpus humeri abgegrenzt. Der Knorpelüberzug der Gelenkfläche besitzt auf Höhe des Tuberculum minus eine unterschiedlich große Aussparung (Abb. 1 und 2).

Die knöcherne Gelenkpfanne wird von der kranial schmäleren Cavitas glenoidalis gebildet und besitzt ventral eine Einziehung, die Incisura glenoidalis (Abb. 3). Zur Vergrößerung der Kontaktfläche mit dem drei- bis viermal größeren Caput humeri finden wir das Labrum glenoidale. Diese Gelenklippe ist am Rand der knöchernen Pfanne befestigt. Wenn klinisch von einem „Limbus" gesprochen wird, so trifft diese Bezeichnung in Analogie zum Limbus acetabuli der Hüftpfanne nur auf den knöchernen Pfannenrand zu und sollte auch nur in diesem Sinn verwendet werden.

Am Schnitt hat das Labrum glenoidale eine dreieckige Form, ist an seiner Basis etwa 4–6 mm breit und von der Basis bis zum Rand etwa 4 mm hoch (Abb. 7). Es besteht aus ringförmig angeordneten kollagenen Faserbündeln, in die an der dem Gelenk zugewandten Fläche und an der Basis Faserknorpel eingelagert sind.

Die synoviale Schicht der Gelenkkapsel ist bis auf eine Stelle am vorderen Pfannenrand am Labrum befestigt. An dieser Stelle finden wir den Eingang in die Bursa subtendinea m. subscapularis (Abb. 5 und 7). Hier ist die Gelenklippe meist abgeflacht und ragt frei in den Gelenkraum.

Im Bereich des Tuberculum supraglenoidale steht die Ursprungssehne des langen Bicepskopfes (Abb. 9) und im Bereich des Tuberculum infraglenoidale der Ursprung des langen Trizepskopfes mit dem Labrum glenoidale in Verbindung (Abb. 3).

Gelenkkapsel

Die Kapsel des Schultergelenkes ist schlaff, besitzt nur ganz schwache Bänder und muß daher durch die sogenannte Sehnenkappe [17] (Rotatorenmanschette) geschützt werden.

An der Scapula entspringt die Membrana synovialis am freien Rand des Labrum glenoidale, ausgenommen an jener Stelle, wo ventral der Gelenkraum mit der Bursa subtendinea m. supscapularis kommuniziert und der Ansatz auf die Basis des Labrums zurückweicht (Abb. 3 und 7). Die Membrana fibrosa ist mit der Außenfläche des Labrum glenoidale verwachsen und strahlt an dessen Basis in den Knochen ein.

Am Tuberculum supraglenoidale wird der Ursprung des Caput longum m. bicipitis brachii von der fibrösen Kapsel eingeschlossen (Abb. 9). Die Befestigung der Kapsel am Humerus ist am Collum anatomicum. Lediglich über dem Sulcus intertubercularis reicht die Kapsel weiter nach distal. Die Membrana fibrosa bildet hier verstärkt durch Fasern der Subscapularissehne das Dach des osteofibrösen Gleitkanales, in welchem, umhüllt von einer etwa 2–5 cm langen Aussackung der synovialen Schicht (Vagina synovialis intertubercularis), die Sehne des langen Bizepskopfes verläuft (Abb. 4).

Bei herabhängendem Arm bildet die schlaffe Kapsel den Recessus axillaris, der bei Hebung des Armes verstreicht.

Bänder

Der Bandapparat des Schultergelenkes ist sehr schwach ausgebildet. Wir kennen die in die Membrana fibrosa eingewobenen Ligamenta glenohumeralia und das Ligamentum coracohumerale.

Bei den ventral liegenden glenohumeralen Bändern unterscheiden wir ein Ligamentum glenohumerale superius, medium und inferius (Abb. 4). Zwischen dem Ligamentum glenohumerale superius und medium liegt die Öffnung der Bursa subtendinea m. subscapularis. Zwischen dem Ligamentum glenohumerale medium und dem Labrum glenoidale ist ein im Bereich der Incisura glenoidalis befindlicher Recessus ausgebildet. Die Öffnung der Bursa, das mittlere glenohumerale Band sowie die Subscapularissehne sind bei der Betrachtung durch das Arthroskop deutlich sichtbar (Abb. 3).

Das Ligamentum coracohumerale entspringt an der Basis des Processus coracoideus, strahlt in die Kapsel ein und reicht bis zum Tuberculum majus und minus.

Fornix humeri

Das Schulterdach sichert indirekt das Schultergelenk von kranial und verhindert eine Luxation des Caput humeri in diese Richtung [13, 14].

Der Fornix humeri wird vom Acromion, dem Processus coracoideus und dem sich zwischen beiden ausspannenden Ligamentum coracoacromiale gebildet (Abb. 5, 6 und 8).

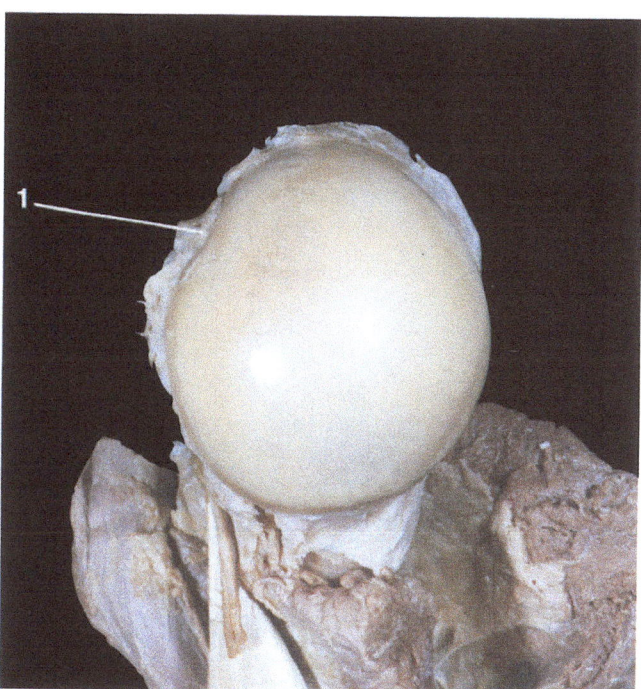

Abb. 1. Caput humeri von medial. *1* Knorpelfreie Zone

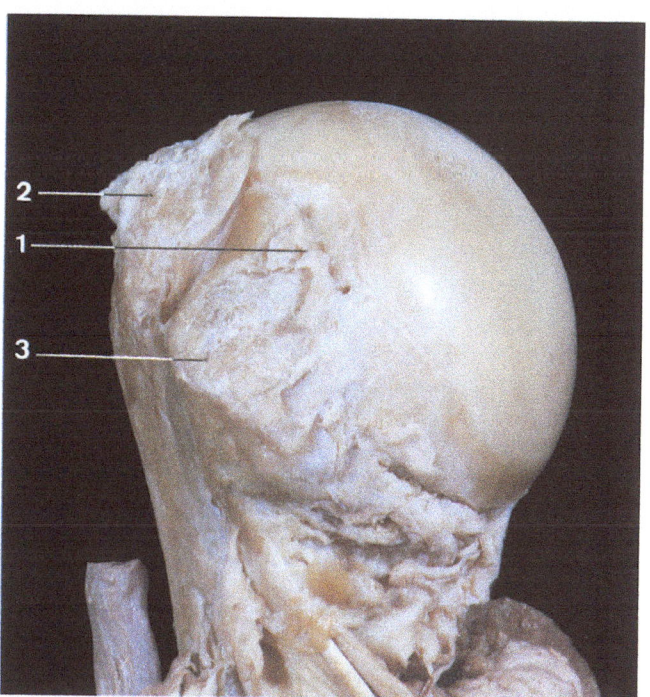

Abb. 2. Caput humeri von ventral.
1 Knorpelfreie Zone, *2* Tuberculum majus,
3 Tuberculum minus

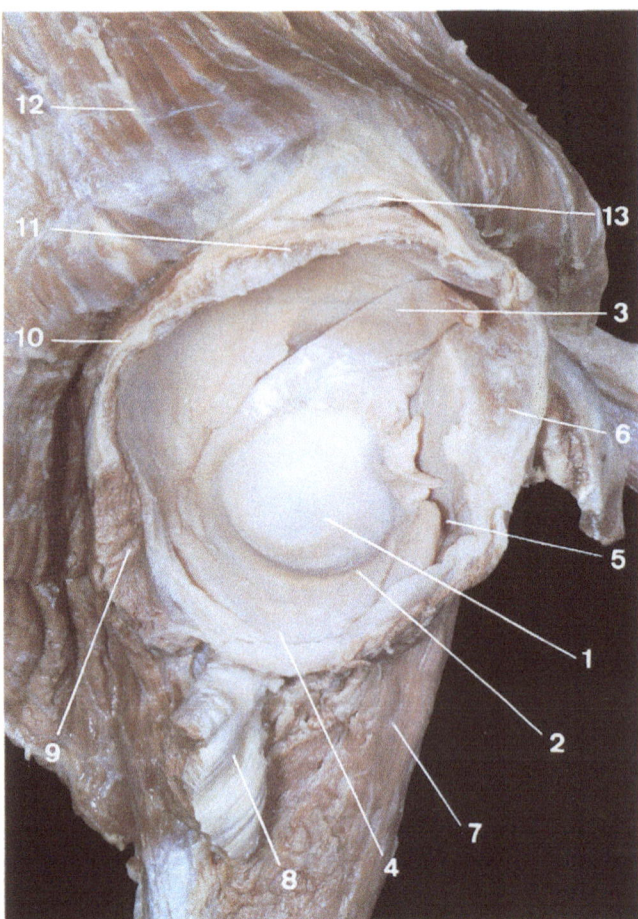

Abb. 3. Schultergelenk von lateral (Humerus entfernt). *1* Cavitas glenoidalis, *2* Labrum glenoidale, *3* Caput longum m. bicipitis brachii, *4* Recessus axillaris, *5* Bursa subtendinea m. subscapularis, *6* Tendo m. subscapularis, *7* M. subscapularis, *8* Caput longum m. tricipitis brachii, *9* M. teres minor, *10* M. infraspinatus, *11* M. supraspinatus, *12* M. deltoideus, *13* Bursa subacromialis

Letzteres ist eine Verstärkung am Übergang der Fascia subdeltoidea in die Fascia supraspinata und hat meist die Form eines Dreieckes dessen Spitze am Acromion gelegen ist [21]. Ein lateraler, kräftigerer Faserzug zieht von der Unterfläche des Acromion zur Spitze des Processus coracoideus und ein medialer, schwächerer Faserzug gelangt vom Acromion zur Basis des Processus coracoideus (Abb. 5 und 8). Mitunter ist dieses Band auch viereckig und besteht dann aus parallel verlaufenden Faserzügen.

Gelenkraum

Entsprechend der lockeren und weiten Kapsel ist die Gelenkhöhle sehr geräumig und besitzt eine Reihe von Buchten. Die größte Bucht entsteht ventral durch Verbindung mit der Bursa subtendinea m. subscapularis (Abb. 3, 4 und 7). Diese kommuniziert häufig mit der Bursa subcoracoidea, wodurch der Gelenkraum zusätzlich vergrößert wird.

Zu den Aussackungen des Gelenkraumes gehört auch die Vagina synovialis intertubercularis. Der Recessus axillaris findet sich nur bei herabhängendem Arm.

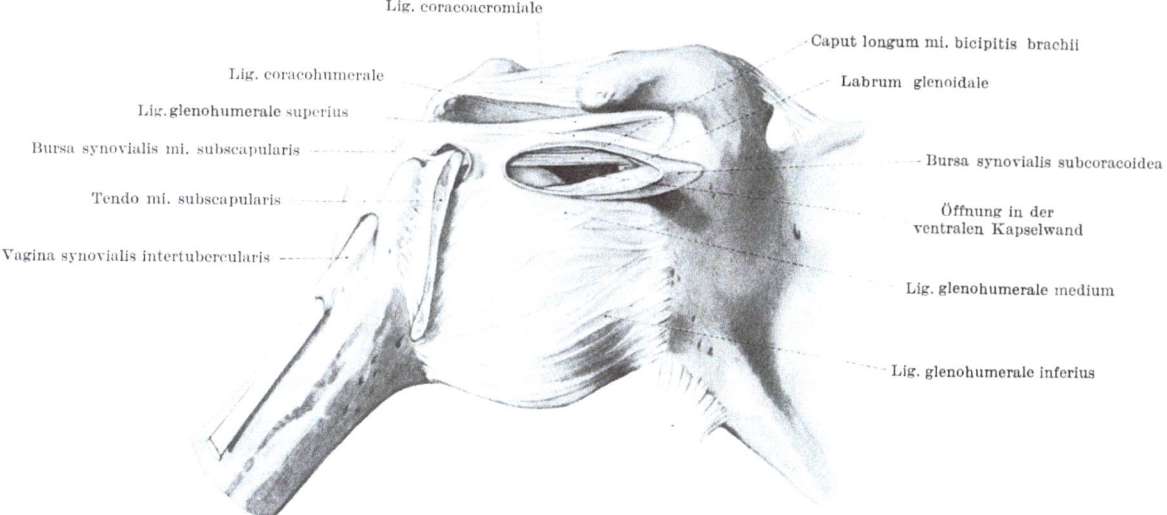

Abb. 4. Entspannungsstellung des Schultergelenkes (nach Lanz-Wachsmuth)

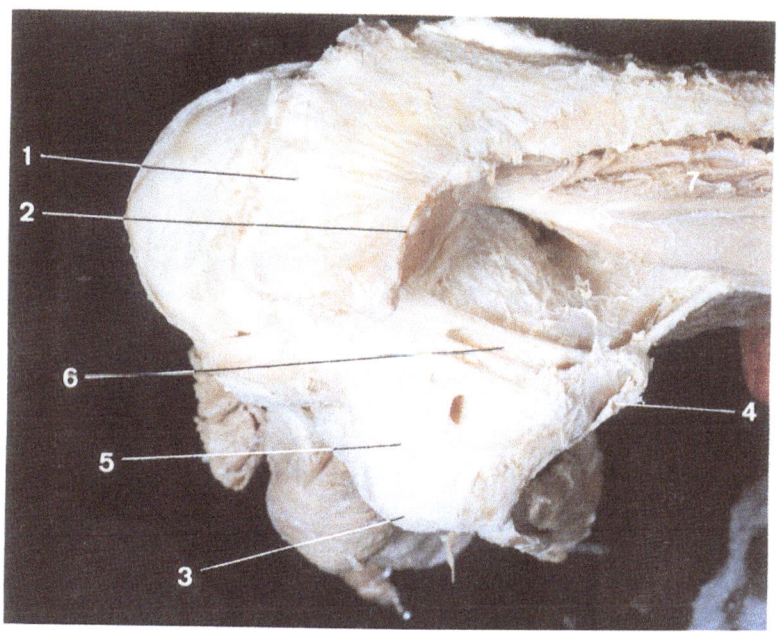

Abb. 5. Fornix humeri von cranial. *1* Acromion, *2* Facies articularis clavicularis, *3* Spitze des Processus coracoideus, *4* Lig. coracoclaviculare (abgeschnitten), *5* Lig. coracoacromiale (vorderer Faserzug), *6* Lig. coracoacromiale (hinterer Faserzug), *7* M. supraspinatus

Durch Füllung mit Flüssigkeit kann der Gelenkraum maximal erweitert und dadurch die Arthroskopie des Schultergelenkes erleichtert werden. Weiters ist es zweckmäßig, die Arthroskopie in Mittelstellung des Schultergelenkes durchzuführen.

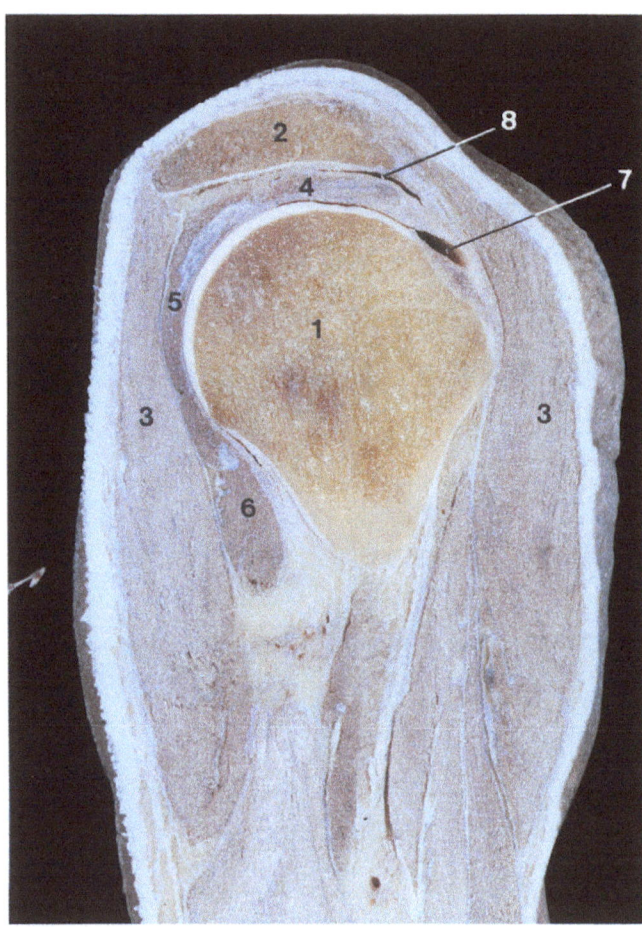

Abb. 6. Sagittalschnitt durch das Schulter-gelenk. *1* Caput humeri, *2* Acromion, *3* M. deltoideus, *4* M. supraspinatus, *5* M. infra-spinatus, *6* M. teres minor, *7* Vagina syn-ovialis intertubercularis, *8* Bursa subacro-mialis

Bewegungen

Im Schultergelenk sind Bewegungen um drei Hauptachsen möglich. Ausgehend von der Neutral-0-Stellung können wir um eine transversale Achse die Anteversion (Flexion) und Retroversion (Extension), weiters um eine sagittale Achse die Abduktion und Adduktion und schließlich um eine durch das Caput humeri und das Capitulum humeri verlaufende Achse die Außenrotation und Innenrotation durchführen. Ein Heben des Armes aus der Neutral-0-Stellung wird als Vertikalbewegung bezeichnet, wobei Anteversion und Abduk-tion im Schultergelenk nur bis etwa 90° möglich sind. Retroversion ist bis 40–50° möglich und bei geringer Anteversion können wir bis 45° adduzieren.

Vor- und Rückwärtsbewegungen des 90° abduzierten Armes werden Horizontalbewegun-gen genannt.

Das Bewegungsausmaß der Rotation ist von der Stellung des Schultergelenkes abhängig und wird bei gebeugtem Ellbogengelenk überprüft. Damit werden zusätzliche Drehbewegun-gen im Ellbogengelenk ausgeschaltet. Der Bewegungsumfang beträgt bei herabhängendem

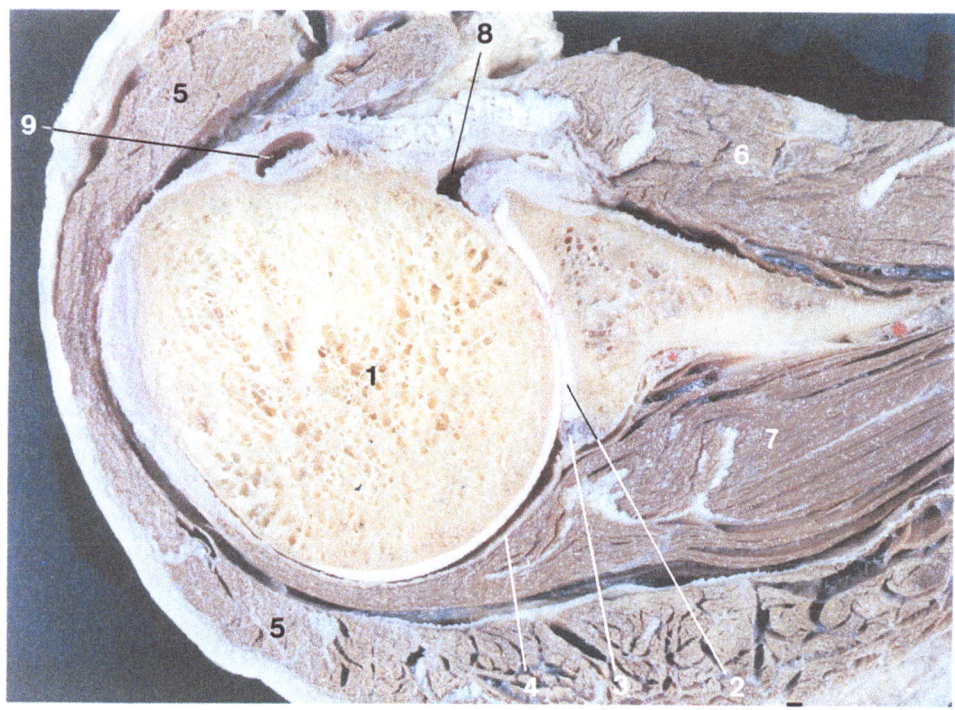

Abb. 7. Transversalschnitt durch das Schultergelenk. *1* Caput humeri, *2* Cavitas glenoidalis, *3* Labrum glenoidale, *4* Capsula articularis, *5* M. deltoideus, *6* M. subscapularis, *7* M. infraspinatus, *8* Bursa subtendinea m. subscapularis, *9* Vagina synovialis intertubercularis

Arm und gebeugtem Ellbogengelenk 30° für die Innenrotation und 60° für die Außenrotation [3, 6, 16].

Sehnenkappe (Rotatorenmanschette)

Das Schultergelenk wird vorwiegend durch Muskeln gesichert. Diese aktive, jedoch ermüd-bare und empfindliche Sicherung erfolgt durch Muskeln, deren Sehnen den Humeruskopf kranial, ventral und dorsal umschließen. Dadurch entsteht eine Sehnenkappe [17], welche ¾ der Gelenkkapsel bedeckt, mit dieser fest verwachsen ist und dadurch eine Faltenbildung und ein Einklemmen der Kapsel verhindert. Weiters sichert die darüber liegende Muskelkappe des Deltamuskels und die durch die Gelenkhöhle und über dem Caput humeri verlaufende Sehne des langen Bizepskopfes.

Für die Sehnenkappe spielen die Gleitlager des Spatium subacromiale und des Spatium subdeltoideum mit den gleichnamigen Gleitbeuteln eine große Rolle (Abb. 6, 7 und 9). Besonders für die Supraspinatussehne sind diese Gleitlager wichtig, da diese Sehne am Austritt aus dem osteofibrösen Raum der Fossa supraspinata zwischen dem Fornix humeri und dem proximalen Humerusende eine Engstelle durchläuft [15, 19, 20, 21].

Krankhafte Veränderungen in diesem Bereich führen zu Schmerzen bei Abduktion

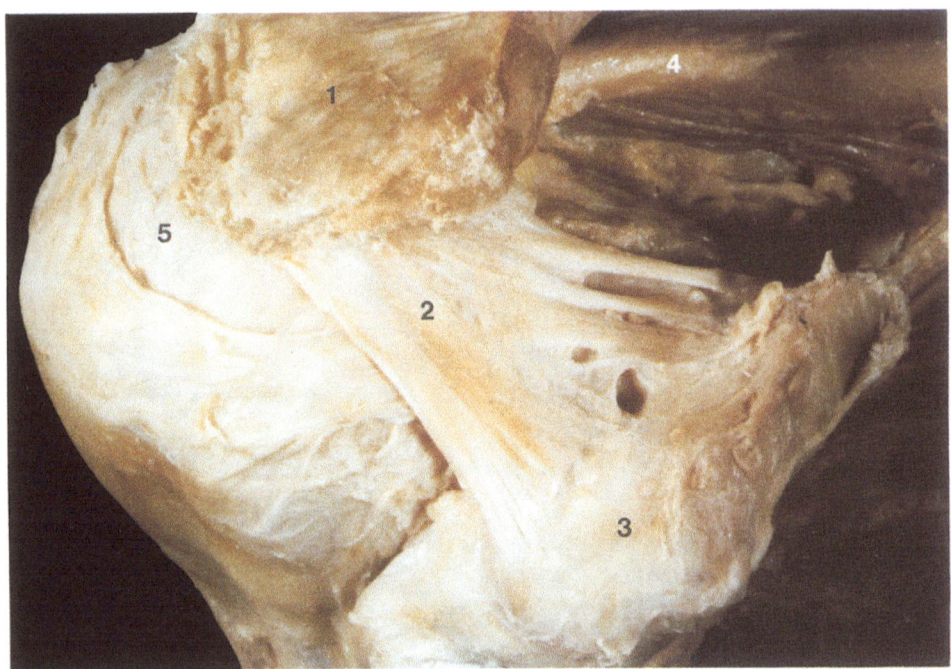

Abb. 8. Subakromialer Gleitraum von kranial. *1* Acromion, *2* Lig. coracoacromiale, *3* Proc. coracoideus, *4* M. supraspinatus, *5* Bursa subacromialis (von kranial eröffnet)

("Schmerzhafter Bogen"). Sehnenrisse führen meist zu Einrissen in der Gelenkkapsel und in den Gleitbeuteln [10].

M. supraspinatus

Der M. supraspinatus (Abb. 3, 5, 6 und 9) wird zur Gänze von anderen Muskeln verdeckt. Sein Ursprung in der Fossa supraspinata und an der Faszie liegt unter dem M. trapezius, seine Sehne zieht unter dem Fornix humeri und dem M. deltoideus, kranial mit der Schultergelenkkapsel verwachsen, zur oberen Facette des Tuberculum majus humeri.

Er ist ein Abduktor, Kapselspanner und ein wichtiger Führungsmuskel im Schultergelenk. Bei Abduktion des Armes zieht er das Tuberculum majus unter den Fornix humeri. Rotation des Humerus führt zu einer Verlagerung der Supraspinatussehne, die bei Außenrotation unter das Acromion und bei Innenrotation unter das Lig. coracoacromiale zu liegen kommt.

Die Innervation des M. supraspinatus erfolgt durch den N. suprascapularis [12, 16].

M. infraspinatus

Sein Ursprung ist in der Fossa infraspinata und an der Faszie, wobei er den Bereich des Collum scapulae als Gefäß-Nervenstraße für den N. suprascapularis und die Vasa suprascapularia frei läßt. Überlagert von der teilweise an der Fascia infraspinata entspringenden Pars

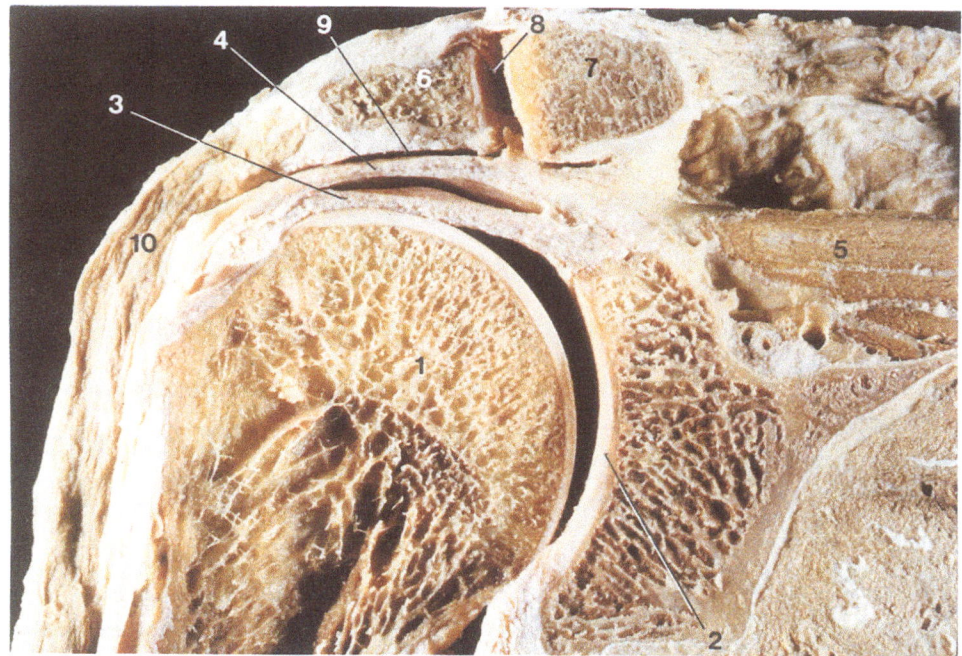

Abb. 9. Frontalschnitt durch das Schultergelenk. *1* Caput humeri, *2* Cavitas glenoidalis, *3* Caput longum m. bicipitis brachii, *4* Gelenkkapsel mit einstrahlender Supraspinatussehne, *5* M. supraspinatus, *6* Acromion, *7* Clavicula, *8* Artic. acromioclavicularis, *9* Bursa subacromialis, *10* Pars acromialis m. deltoidei

spinalis m. deltoidei erreicht die Infraspinatussehne, dorsal mit der Gelenkkapsel verwachsen, die mittlere Facette des Tuberculum majus. Der obere Rand der Sehne liegt noch im subakromialen Gleitraum. Seine Hauptfunktion ist die Außenrotation, mit seinen unteren Fasern unterstützt er die Adduktion. Er wird durch den N. suprascapularis innerviert [12, 16] (Abb. 3, 6 und 7).

M. teres minor

Er entspringt am Margo lateralis scapulae cranial vom Ursprung des M. teres major und zieht, die Foramina axillaria kranial begrenzend, zur unteren Facette des Tuberculum majus humeri. Seine Sehne verstärkt die Schultergelenkkapsel dorsal und kaudal. Der M. teres minor ist ein Außenrotator, unterstützt die Adduktion und wird vom N. axillaris innerviert [12, 16] (Abb. 3 und 6).

M. subscapularis

Aus der Fossa subscapularis kommend erreicht dieser Muskel mit seiner Sehne ventral der Articulatio humeri verlaufend das Tuberculum minus und den proximalen Bereich der Crista tuberculi minoris und überbrückt mit einigen Sehnenfasern den Sulcus intertubercularis und erreicht mit diesen die Crista tuberculi majoris. Die Subscapularissehne ist mit der Vorderfläche der Schultergelenkkapsel verwachsen und verstärkt diese.

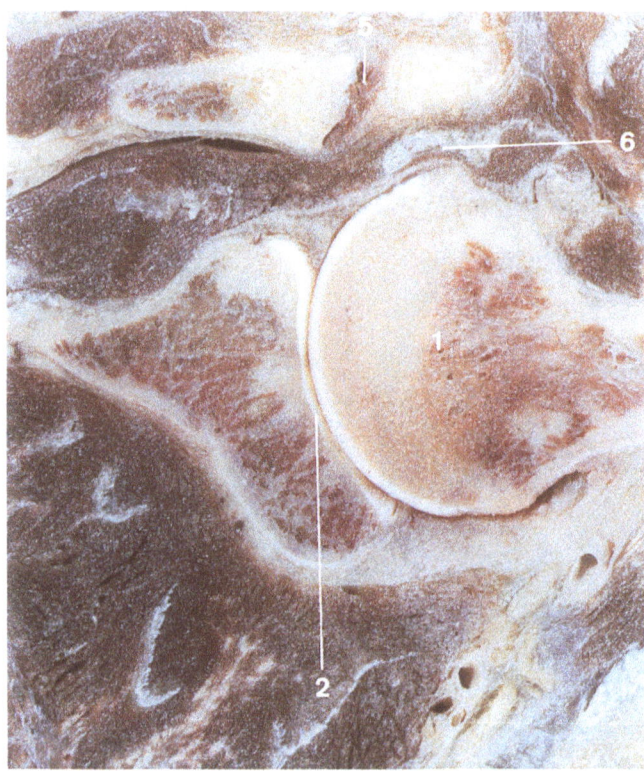

Abb. 10. Frontalschnitt durch das Schultergelenk bei abduziertem Arm. *1* Caput humeri, *2* Cavitas glenoidalis, *3* Clavicula, *4* Acromion, *5* Artic. acromioclavicularis, *6* M. supraspinatus im subakromialen Gleitraum

Zwischen der Subscapularissehne und dem Collum scapulae liegt die mit dem Gelenkraum und meist auch mit der Bursa subcoracoidea kommunizierende Bursa subtendinea m. subscapularis, wobei die Sehne mit ihrem oberen Rand frei in die Bursa hineinragt.

Der M. subscapularis ist ein kräftiger Innenrotator und seine kranialen Fasern helfen bei der Abduktion mit. Er wird vom N. subscapularis innerviert [12, 16] (Abb. 3 und 7).

M. deltoideus

Dieser Muskel entspringt in drei Teilen vom lateralen Drittel des Schlüsselbeines (Pars clavicularis), von der Schulterhöhe (Pars acromialis) und von der Schultergräte (Pars spinalis) und setzt an der Tuberositas deltoidea der Facies lateralis humeri an.

Die Funktion seiner Anteile ist unterschiedlich und von der Stellung des Schultergelenkes und der Lage seiner Muskelfasern zu den Bewegungsachsen abhängig. Mit der Pars acromialis ist der M. deltoideus der wichtigste Abduktor im Schultergelenk und kann bei Ausfall kaum durch die übrigen Abduktoren ersetzt werden. Bei Abduktion über 60° wird die Funktion der Pars acromialis durch die sonst adduktorisch wirkenden Anteile unterstützt. Die Pars clavicularis bewirkt Anteversion und Innenrotation, die Pars spinalis ist an der Retroversion und Außenrotation beteiligt. Insgesamt ist der M. deltoideus ein wichtiger Führungsmuskel bei allen Bewegungen im Schultergelenk und ist dadurch indirekt an der Sicherung des Gelenkes beteiligt. Er wird durch den N. axillaris innerviert [12, 16] (Abb. 3, 6 und 7).

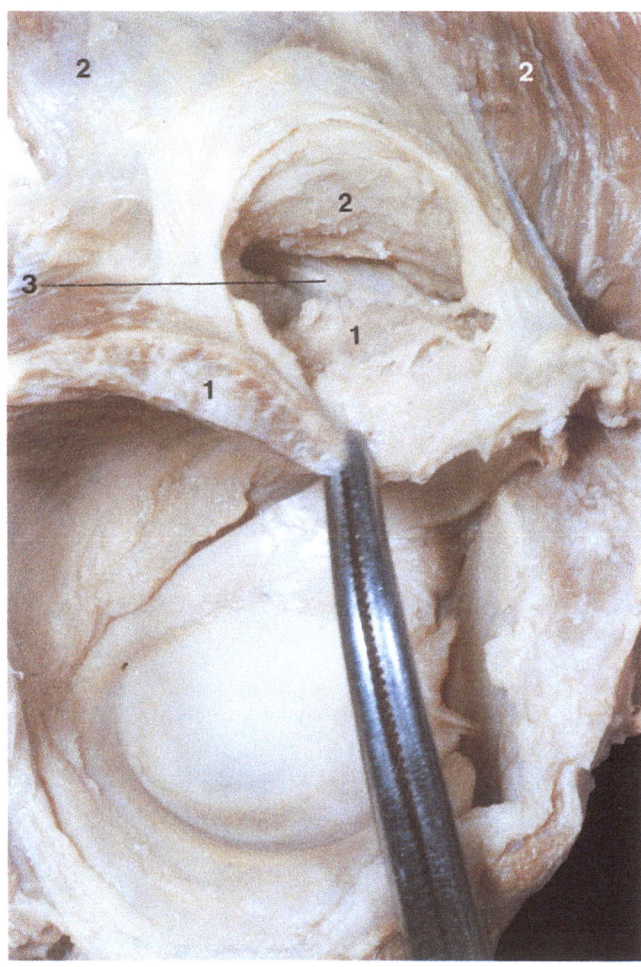

Abb. 11. Bursa subdeltoidea und Bursa subacromialis (kommunizierend) von lateral eröffnet. *1* Tendo m. supraspinati (Boden der Bursa), *2* M. deltoideus (Dach der Bursa), *3* Lig. coracoacromiale (Dach der Bursa)

M. biceps brachii

Sein Caput longum entspringt intrakapsulär am Tuberculum supraglenoidale und mit einigen Fasern vom Labrum glenoidale, vereinigt sich meist in Höhe der Tuberositas deltoidea mit dem vom Procesus coracoideus kommenden Caput breve. Der M. biceps brachii setzt einerseits oberflächlich mit der Aponeurosis m. bicipitis brachii (Lacertus fibrosus) ulnar an der Fascia antebrachii und andererseits tief an der Tuberositas radii an. Mit dem langen Kopf wirkt der M. biceps als Abduktor und Innenrotator im Schultergelenk, der kurze Kopf wirkt bei der Adduktion und Anteversion mit. Im Ellbogengelenk ist seine Funktion eine Flexion und in Beugestellung dieses Gelenkes ist der M. biceps ein kräftiger Supinator. Die Innervation erfolgt durch den N. musculocutaneus [12, 16] (Abb. 3, 4 und 9).

Für die Schulterarthroskopie ist die Sehne des Caput longum durch ihre Lage innerhalb des Gelenkraumes von Bedeutung. Die Sehne zieht von einer Membrana synovialis eingehüllt über das Caput humeri zum Sulcus intertubercularis (Abb. 6 und 7). In diesem verläuft sie von der Vagina synovialis intertubercularis, einer Aussackung der Membrana synovialis,

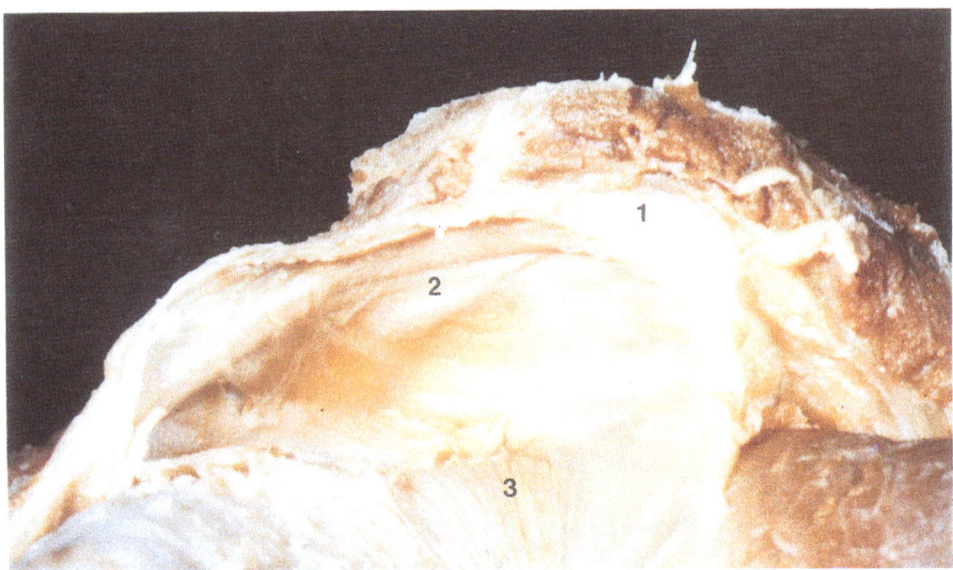

Abb. 12. Bursa subacromialis von lateral (M. deltoideus entfernt). *1* Acromion, *2* Lig. coracoacromiale, *3* Supraspinatussehne

umhüllt nach distal. Bei einwärts rotiertem Oberarm wird die Spannung der Sehne geringer, bei Außenrotation nimmt die Spannung zu [12, 16].

Für die Arthroskopie des Schultergelenkes stellt die Sehne des Caput longum m. bicipitis brachii eine wichtige Orientierungshilfe dar.

Subakromialer Gleitraum

Der enge osteofibröse Raum zwischen dem Fornix humeri und dem Spatium subdeltoideum einerseits und dem proximalen Ende des Humerus sowie der Gelenkkapsel andererseits ist für die Supraspinatussehne und den kranialen Anteil der Infraspinatussehne von Bedeutung [20] (Abb. 3, 5, 6, 8, 9, 11, 12).

Beim Heben des Armes aus der Neutral-0-Stellung wird das Tuberculum majus durch den M. supraspinatus unter das Schultergewölbe hineingezogen, wobei die oben genannten Sehnen durch die Bursa subacromialis und die Bursa subdeltoidea geschützt werden (Abb. 10). Sehr häufig sind diese beiden Gleitbeutel miteinander verbunden [19].

Das Dach der beiden Bursae wird durch den M. deltoideus, durch das Lig. coracoacromiale und durch das Acromion gebildet. Im Boden liegt die obere Fläche der Supraspinatussehne. Krankhafte Veränderungen in diesem Bereich führen zu Schmerzen beim Heben des Armes bis 90°.

Durch die Bursoskopie kann der subakromiale Gleitraum untersucht werden. Dabei sollte der Arm nur leicht abduziert werden, da sonst der Subakromialraum zu sehr eingeengt wird.

Als Folge von Schädigungen kann sich an der Unterfläche des Acromions eine zusätzliche Gelenkfläche ausbilden [9].

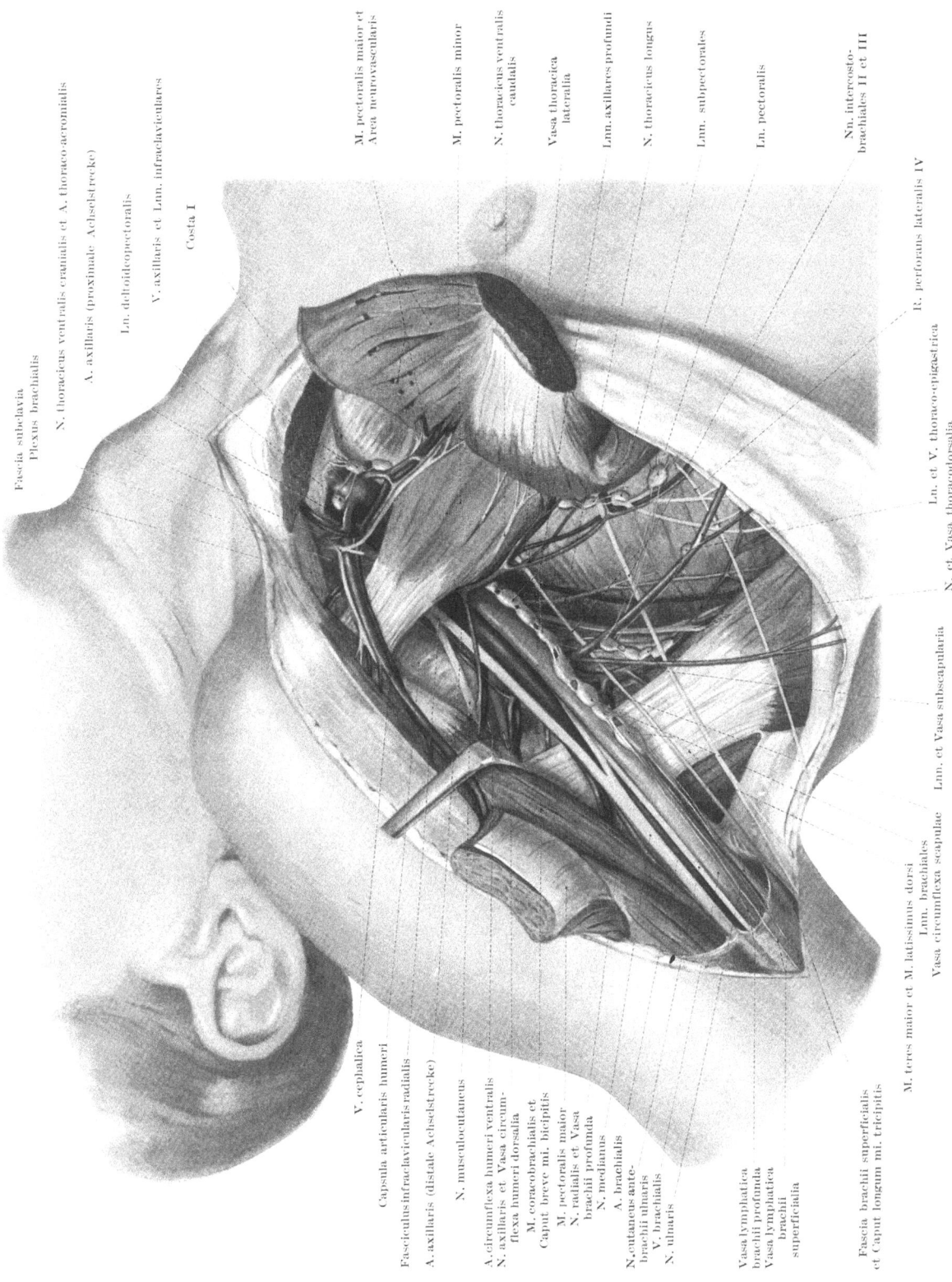

Fascia subclavia
Plexus brachialis
N. thoracicus ventralis cranialis et A. thoraco-acromialis
A. axillaris (proximale Achselstrecke)
Lnn. deltoideopectoralis
V. axillaris et Lnn. infraclaviculares
Costa I

M. pectoralis maior et Area neurovascularis
M. pectoralis minor
N. thoracicus ventralis caudalis
Vasa thoracica lateralia
Lnn. axillares profundi
N. thoracicus longus
Lnn. subpectorales
Ln. pectoralis
Nn. intercosto-brachiales II et III
R. perforans lateralis IV
Lnn. et V. thoraco-epigastrica
N. et Vasa thoracodorsalia

V. cephalica
Capsula articularis humeri
Fasciculus infraclavicularis radialis
A. axillaris (distale Achselstrecke)
N. musculocutaneus
A. circumflexa humeri ventralis
N. axillaris et Vasa circum-flexa humeri dorsalia
M. coracobrachialis et Caput breve m. bicipitis
M. pectoralis maior
N. radialis et Vasa brachii profunda
N. medianus
A. brachialis
N. cutaneus ante-brachii ulnaris
V. brachialis
N. ulnaris
Vasa lymphatica brachii profunda
Vasa lymphatica brachii superficialia
Fascia brachii superficialis et Caput longum m. tricipitis
M. teres maior et M. latissimus dorsi
Lnn. brachiales
Vasa circumflexa scapulae
Lnn. et Vasa subscapularia

Abb. 13. Topographie der Axilla (nach Lanz-Wachsmuth)

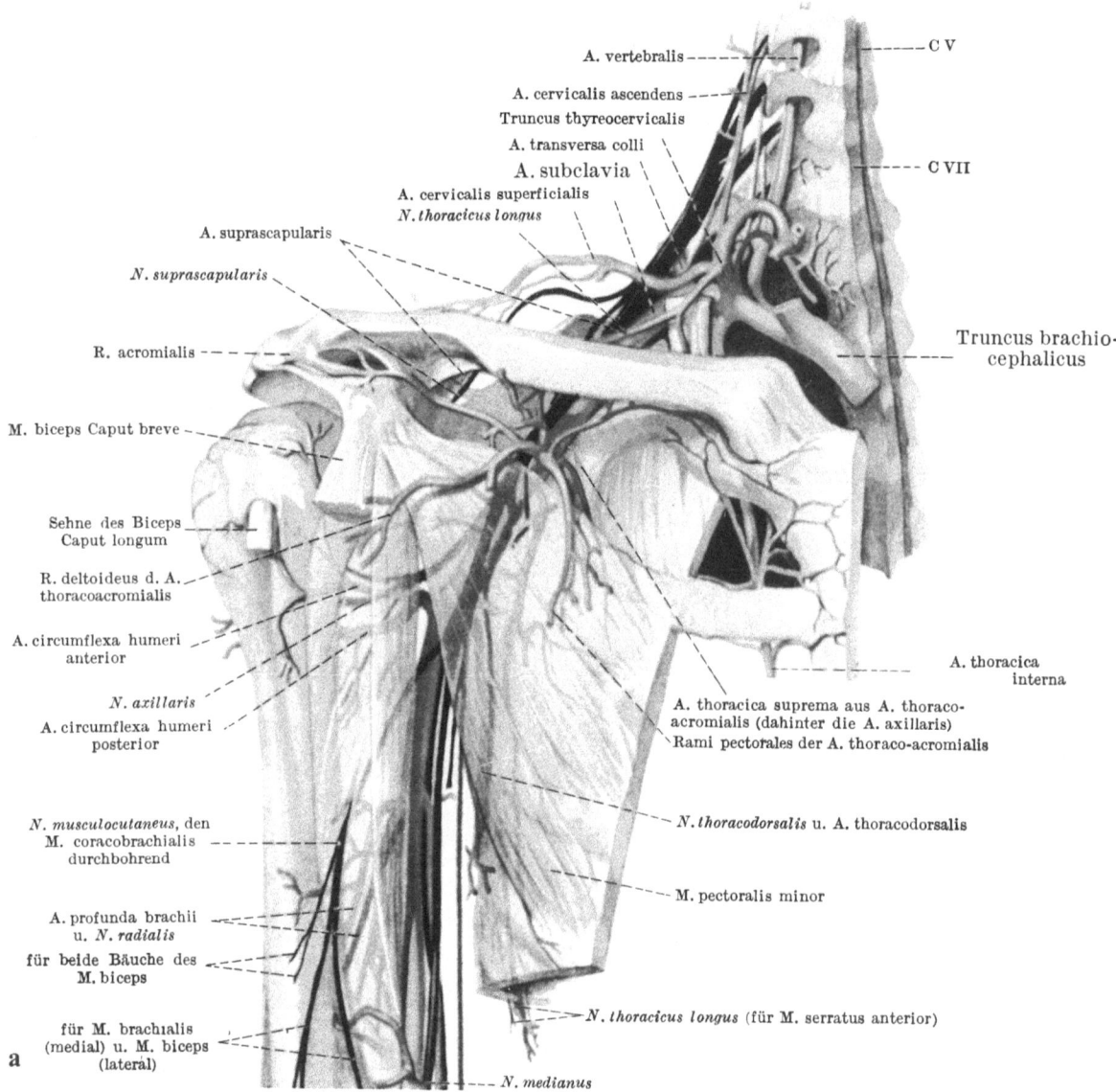

A. vertebralis — — — — — — C V

A. cervicalis ascendens — — — —
Truncus thyreocervicalis
A. transversa colli \
A. subclavia \ — — — — C VII
A. cervicalis superficialis
N. thoracicus longus

A. suprascapularis

N. suprascapularis — —

Truncus brachio-
cephalicus

R. acromialis — — — — —

M. biceps Caput breve — — —

Sehne des Biceps
Caput longum

R. deltoideus d. A.
thoracoacromialis

A. circumflexa humeri
anterior

N. axillaris
A. circumflexa humeri
posterior

A. thoracica
interna

A. thoracica suprema aus A. thoracoacromialis (dahinter die A. axillaris)
\Rami pectorales der A. thoraco-acromialis

N. musculocutaneus, den
M. coracobrachialis
durchbohrend — — —

N. thoracodorsalis u. A. thoracodorsalis

M. pectoralis minor

A. profunda brachii
u. *N. radialis*
für beide Bäuche des
M. biceps

für M. brachialis
(medial) u. M. biceps
(lateral)

N. thoracicus longus (für M. serratus anterior)

a

— — — *N. medianus*

Abb. 14 a, b. Übersicht über die Nerven und Gefäße der Schulter (nach Braus-Elze)

Beziehungen zu Nerven und Gefäßen

Grundsätzlich soll zum Schutz der axillären Gefäß-Nervenstraße der Arm im Schultergelenk nur mäßig angehoben werden.

Bei starker Abduktion werden die Vasa axillaria und die Pars infraclavicularis des Plexus brachialis gespannt und können bei einem zu weit medial und kaudal angelegten ventralen Zugang verletzt werden, wobei der N. musculocutaneus besonders gefährdet ist.

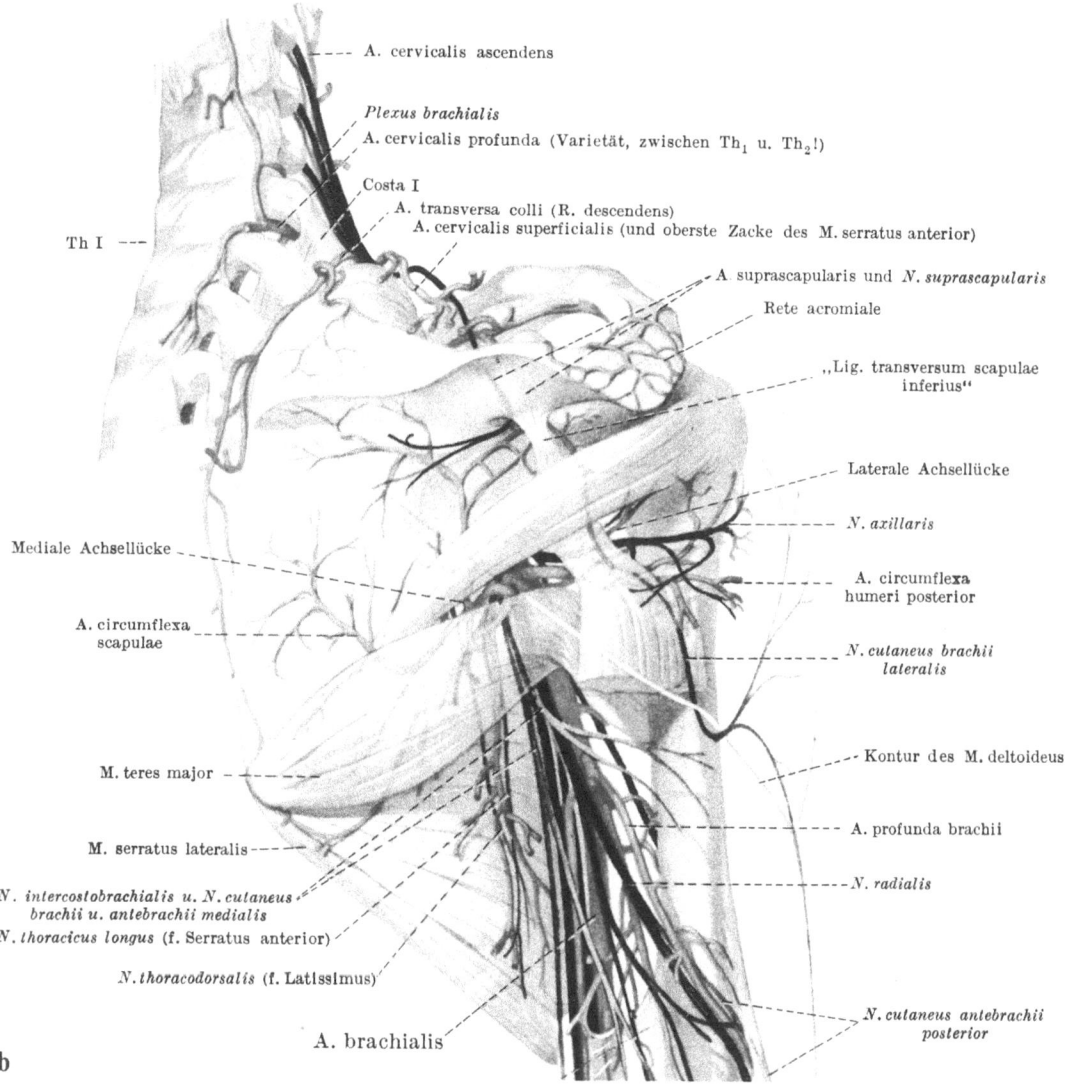

A. cervicalis ascendens

Plexus brachialis
A. cervicalis profunda (Varietät, zwischen Th₁ u. Th₂!)

Costa I
A. transversa colli (R. descendens)
A. cervicalis superficialis (und oberste Zacke des M. serratus anterior)

Th I

A. suprascapularis und *N. suprascapularis*
Rete acromiale

„Lig. transversum scapulae inferius"

Laterale Achsellücke

N. axillaris

Mediale Achsellücke

A. circumflexa humeri posterior

A. circumflexa scapulae

N. cutaneus brachii lateralis

Kontur des M. deltoideus

M. teres major

A. profunda brachii

M. serratus lateralis

N. radialis

N. intercostobrachialis u. N. cutaneus brachii u. antebrachii medialis
N. thoracicus longus (f. Serratus anterior)

N. thoracodorsalis (f. Latissimus)

N. cutaneus antebrachii posterior

A. brachialis

b

Liegt der dorsale Zugang zu weit kaudal, so kann der N. axillaris geschädigt werden. Bei richtiger Lage der Zugänge sind kaum Läsionen von Nerven und Gefäßen zu erwarten [1, 4, 11] (Abb. 13 und 14).

Hautinnervation

Vorne, oben und seitlich wird die Haut der Schulter durch die Nn. supraclaviculares des Plexus cervicalis, lateral durch den Ramus cutaneus lateralis superior des N. axillaris versorgt. Auf der Rückseite kann das Versorgungsgebiet der Rami dorsales der Spinalnerven nach lateral bis in den Bereich des hinteren arthroskopischen Zuganges reichen. Dadurch kann bei einer Leitungsanästhesie des Plexus brachialis (Skalenusblockade) die Schmerzfreiheit im Bereich des von den Nn. supraclaviculares und den Rami dorsales der Spinalnerven versorgten Hautgebietes unzureichend sein.

Literatur

1. Benedetto KP, Glötzer W, Künzel KH (1987) Anatomische Grundlagen für die Arthroskopie des Schultergelenkes. In: Gächter A (Hrsg) Arthroskopie der Schulter. Ferdinand Enke, Stuttgart, S 17–20 [Hofer H, Glinz N (Hrsg) Fortschritte in der Arthroskopie, Bd 3]
2. Braus H (1954) Anatomie des Menschen, 1. Bd, Bewegungsapparat, 3. Aufl. Springer, Berlin Göttingen Heidelberg
3. Fick R (1911) In: Bardeleben K von (Hrsg) Handbuch der Anatomie des Menschen, 2. Bd, 3. Teil, Spezielle Gelenk- und Muskelmechanik. G Fischer, Jena, S 205–283
4. Glötzer W, Benedetto KP, Künzel KH, Gaber O (1987) Technik der arthroskopischen Limbusrefixation. In: Gächter A (Hrsg) Arthroskopie der Schulter. Ferdinand Enke, Stuttgart, S 63–66 [Hofer H, Glinz W (Hrsg) Fortschritte in der Arthroskopie, Bd 3]
5. Hollinshead WH, Jenkins DB (1981) Functional anatomy of the limbs and the back, 5. Aufl. WB Saunders, Philadelphia
6. Kapandji IA (1984) Funktionelle Anatomie der Gelenke, Bd 1, Obere Extremität. Ferdinand Enke, Stuttgart (Bücherei des Orthopäden, Bd 40)
7. Lanz T von, Wachsmuth W (1959) Praktische Anatomie, 2. Aufl., Bd I/3, Arm. Springer, Berlin Göttingen Heidelberg
8. Maurer H (1988) Anatomische Grundlagen. In: Resch H, Beck E (Hrsg) Praktische Chirurgie des Schultergelenkes. Eigenverlag, Innsbruck
9. Maurer H (1989) Deskriptive und funktionelle Anatomie des Schultergelenkes. Hefte Unfallheilkd 204:1–11
10. Müller W (1987) Biomechanik der Schulter. In: Gächter A (Hrsg) Arthroskopie der Schulter. Ferdinand Enke, Stuttgart, S 6–13 [Hofer H, Glinz W (Hrsg) Fortschritte in der Arthroskopie, Bd 3]
11. Platzer W (1982) Atlas der topographischen Anatomie. Georg Thieme, Stuttgart
12. Platzer W (1987) Taschenatlas der Anatomie, Bd 1, Bewegungsapparat, 5. Aufl. Georg Thieme, Stuttgart
13. Putz R, Reichelt A, Liebermann J, Eichhorn M von (1985) Mechanische Beanspruchung des Proc. coracoideus unter verschiedenen Versuchsbedingungen. In: Refior H, Plitz W, Jäger M, Hackenbroch M (1988) Biomechanik der gesunden und kranken Schulter. Georg Thieme, Stuttgart, S 114–117
14. Putz R, Liebermann J, Reichelt A (1988) Funktion des Ligamentum coracoacromiale. Acta Anat 131:140–145
15. Putz R (1986) Biomechanik des Schultergürtels. Manuelle Medizin 24:1–7
16. Rauber A, Kopsch F (1987) Lehrbuch und Atlas der Anatomie des Menschen, Bd 1, Bewegungsapparat. Hrsg. von Leonhard H, Tillmann B, Töndury G, Zilles K. Georg Thieme, Stuttgart
17. Ravelli A (1974) Die sogenannte Rotatorenmanschette. Österr Ärztez 13/14:2
18. Resch H (1989) Die vordere Instabilität des Schultergelenkes. Hefte Unfallheilkd 202:115–163
19. Tichy P, Tillmann B, Schleicher A (1985) Funktionelle Beanspruchung des Fornix humeri. In: Refior H, Plitz W, Jäger M, Hackenbroch M (Hrsg) Biomechanik der gesunden und kranken Schulter. Georg Thieme, Stuttgart, S 88–92
20. Tillmann B, Tichy P (1986) Funktionelle Anatomie der Schulter. Unfallchirurg 89:389–397
21. Wasmer G, Hagena F-W, Bergmann M, Mittlmeier T (1985) Anatomische und biomechanische Untersuchungen des Lig. coracoacromiale am Menschen. In: Refior H, Plitz W, Jäger M, Hackenbroch M (Hrsg) Biomechanik der gesunden und kranken Schulter. Georg Thieme, Stuttgart, S 61–65

2 Anästhesieverfahren bei schulterchirurgischen Eingriffen

I. Braito, R. Habeler und H. Resch

Operative Eingriffe im Schulterbereich stellen besondere Anforderungen an das im Einzelfall zur Anwendung kommende Anästhesieverfahren. Diese Problemstellungen resultieren aus:

- der Nähe des Operationsgebietes zu den freizuhaltenden Atemwegen,
- der speziellen Lagerung und der damit verbundenen Kreislaufinstabilität,
- den besonderen Anforderungen bezüglich Sichtverhältnissen bei arthroskopischen Eingriffen,
- vorbestehenden Begleiterkrankungen des Patienten.

Für schulterchirurgische Eingriffe können je nach Art der Operation für den operativen Eingriff selbst sowohl Allgemeinanästhesieverfahren als auch Techniken der Regionalanästhesie vollwertig zum Einsatz kommen [1]. Besondere Aspekte ergeben sich jedoch über die eigentliche Operation hinaus noch hinsichtlich der postoperativen Analgesie, die für den Patienten heutzutage den gleichen Stellenwert aufweist wie die als selbstverständlich angesehene intraoperative Analgesie. Hier hat eine mittlerweile ausgefeilte Regionalanästhesietechnik deutliche Vorteile gegenüber der gewohnten, konventionellen postoperativen Schmerztherapie mit starken Analgetika und den damit verbundenen unerwünschten Nebenwirkungen aufzuweisen [2].

Allgemeinanästhesie

Grundsätzlich erfolgt die Vorbereitung des Patienten zur Operation in gleicher Art und Weise wie bei anderen elektiven Eingriffen. Die Patienten werden am Tag vor der Operation auf der Station oder bei Terminvergabe auf der Anästhesieambulanz von einem Anästhesisten untersucht und das entsprechende Narkoseverfahren (Allgemeinanästhesie, Regionalanästhesie) unter Beachtung der operationstechnischen und anästhesiologischen Probleme festgelegt. Auch das Verlangen des jeweiligen Patienten nach einem speziellen Anästhesieverfahren sollte unter Beachtung der oben angeführten Probleme möglichst berücksichtigt werden. Eine Stunde vor Operationsbeginn erfolgt die routinemäßige Prämedikation mit einem Opiatpräparat und Atropin i.m. Vor der Lagerung in der erfahrungsgemäß oft kreislaufbelastenden halbsitzenden Position werden 500 ml einer kristalloiden Lösung infundiert, um einem möglichen Blutdruckabfall entgegenzuwirken. Die Anästhesie selbst wird in Form einer „balanced anesthesia" als Intubationsnarkose mit maschineller Beatmung durchgeführt.

Tubus und Überwachungsgeräte sollten aus praktischen Gründen auf der dem Operationsgebiet gegenüberliegenden Seite fixiert werden, um Diskonnektionen oder ein Abknicken des Tubus bei intraoperativ notwendigen Lageveränderungen zu vermeiden. Sowohl für die maschinelle Beatmung als auch für die Lagerung zur Operation ist im Regelfall eine vollständige Relaxierung des Patienten notwendig [1].

Die Beendigung des operativen Eingriffs verlangt vom Anästhesisten besondere Sorgfalt und Aufmerksamkeit. Die Verbandsanlage und evtl. notwendige Korrekturen können beim oberflächlich anästhesierten Patienten zu Husten und unvorhersehbaren Abwehrbewegungen führen. Mehr als bei anderen operativen Eingriffen können diese unerwünschten Bewegungen die Operationswunde belasten und unter Umständen auch den Erfolg des Eingriffs gefährden.

Vorteile:
- zügiger Operationsbeginn,
- 100% Erfolgsquote,
- lange Operationsdauer belastet Patienten wenig.

Nachteile:
- Kreislaufinstabilität durch besondere Lagerung,
- problematische Narkoseausleitungsphase,
- geringe postoperative Analgesiequalität.

Regionalanästhesie

Ist ein Regionalanästhesieverfahren mit dem Patienten vereinbart worden, so kann in den meisten Fällen auf eine Prämedikation verzichtet werden. Bei Operationen im Bereich der Schulter eignet sich besonders die interskalenäre Plexusblockade nach Winnie [3, 5, 6]. Bei diesem Verfahren werden die Nervenfasern des Plexus brachialis bei ihrem Durchtritt durch die Skalenuslücke blockiert. Die Durchtrittstelle findet man in Höhe des Cricoids am Hinterrand des M. sternocleidomastoideus; die Stichrichtung der Nadel ist dabei nach medial-dorsal-kaudal gerichtet (Abb. 15 und 16). Die je nach Körpergewicht verwendeten Volumina an Lokalanästhetikum liegen zwischen 15 und 30 ml. Die Blockadeausbreitung umfaßt meistens die Segmente C4 bis C8, seltener wird auch das Segment Th1 erfaßt. Mit dieser Methode läßt sich prinzipiell für die meisten Eingriffe im Bereich der Schulter eine ausgezeichnete Analgesiequalität erzielen [4]. Die Erfolgsquote ist erfahrungsgemäß hoch (ca. 90%).

Für Operationen am vorderen unteren Pfannenrand (OP nach Bankart), bei denen auch die sensiblen Segmente Th1 und Th2 betroffen sind, ist die Plexusblockade nach Winnie nur mit Einschränkungen geeignet. Diese Problemsegmente (Nn. intercostobrachiales) bedürfen entweder zusätzlich einer Interkostalblockade Th1 und Th2 (cave Pneu!) oder einer zusätzlichen Lokalanästhesie im Randbereich des Operationsgebietes durch den Operateur.

Bei einer Kombination eines schnellanschlagenden (Lidocain 2%) mit einem langwirksamen Lokalanästhetikum (Bupivacain 0,5%) können sowohl gute Operationsbedingungen bezüglich Lagerung, Relaxierung und Verbandsanlage als auch postoperativ eine Schmerz-

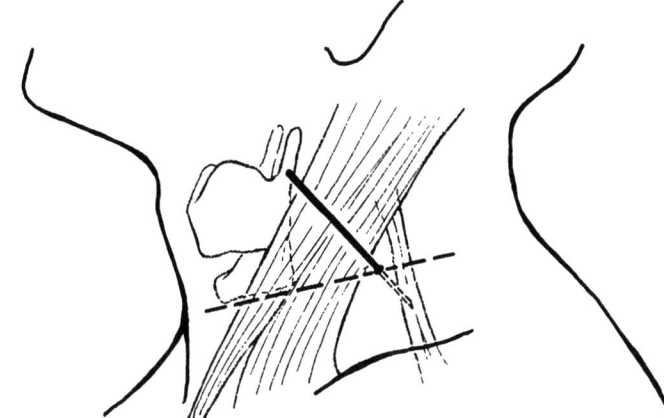

Abb. 15. Interskalenäre Plexusblockade: Einstichstelle am Hinterrand des M. sternocleidomastoideus auf Höhe des Cricoids, Stichrichtung nach dorsal-medial-kaudal

freiheit über ca. 7 Stunden erreicht werden. Ein besonderer Vorteil dieses Verfahrens liegt in der Möglichkeit, die Lokalanästhesie auch postoperativ kontinuierlich mittels Katheter fortzuführen. Aufgrund der hohen Akzeptanz durch die Patienten ist dieses Verfahren sowohl hervorragend zur postoperativen Schmerztherapie als auch zur Frühmobilisation geeignet (Abb. 17). Zu diesem Zweck wird dreimal täglich ein Lokalanästhetikum in geringer Konzentration als Bolus (z. B. 10 bis 15 ml Bupivacain 0,25%) appliziert [3].

Nebenwirkungen und Komplikationen:
- Passagere unbedeutende Nebenwirkungen (z. B. Horner Syndrom) treten in wechselnder Häufigkeit auf. Komplikationen sind selten (Phrenicusparese); im Gegensatz zur supraklavikulären Plexusanästhesie sind auch Pneumothorax oder Nervenläsionen sehr selten.
- Ernste Zwischenfälle (Punktion des Peridural- oder Subarachnoidalraumes) sind zwar als Rarität in der Literatur beschrieben, sie können aber bei korrekter Einhaltung der vorgeschriebenen Stichrichtung zuverlässig vermieden werden [4].

Kontraindikationen:
- kontralaterale Thoraxverletzungen bzw. -operationen, mangelnde Kooperation des Patienten;
- Ablehnung der Methode durch den Patienten.

Vorteile:
- exzellente intra- und postoperative Analgesie,
- keine Kreislaufinstabilität,
- hohe Patientenakzeptanz bei kurzen Eingriffen.

Nachteile:
- zeitaufwendigeres Anästhesieverfahren,
- lange Operationsdauer für Patienten belastend,
- schwierige Anästhesiebedingungen bei ungenügender oder abklingender Blockade.

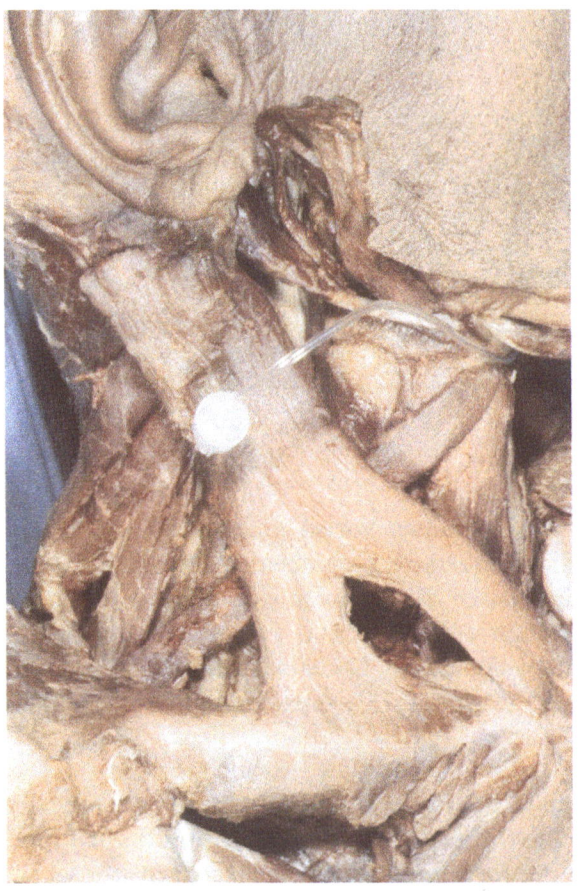

Abb. 16. Anatomisches Präparat: Die Spitze der Punktionskanüle am dorsalen Rand der Skalenuslücke (M. scalenus anterior vom M. omohyoideus überkreuzt)

Anästhesiologische Probleme bei arthroskopischen Eingriffen

Bei arthroskopischen Eingriffen am Schultergelenk sind die Sichtverhältnisse im Operationsgebiet aufgrund flächenhafter Sickerblutungen vor allem bei längerer Operationsdauer oft schlecht und trotz ausgedehnter Spülungen nur schwer zu verbessern.

In dieser Situation, die mitunter sogar den Operationserfolg in Frage stellen kann, gilt es, durch Abfangen von unerwünschten Blutdrucksteigerungen oder, eventuell, sogar durch bewußte Senkung des arteriellen Mitteldruckes (MAP) auf Werte um 70–80 mm Hg die unerwünschte Blutung zu minimieren.

Sind schmerzbedingte Blutdrucksteigerungen oder mangelnde Sedierung des Patienten sicher ausgeschlossen, so kann bei anders nicht beherrschbaren Sickerblutungen in sehr seltenen Fällen auch eine medikamentös induzierte Hypotension (MAP 50–60 mm Hg) notwendig werden. Ein solcherart massiv in die Autoregulationsmechanismen des Patienten eingreifendes Anästhesieverfahren sollte jedoch nur bei Patienten der ASA Gruppe 1, d. h. ohne jede faßbare Organerkrankung, durchgeführt werden. Im Regelfall sollte bei zu erwartenden schwierigen Operationsbedingungen eine eventuell notwendig werdende intraopera-

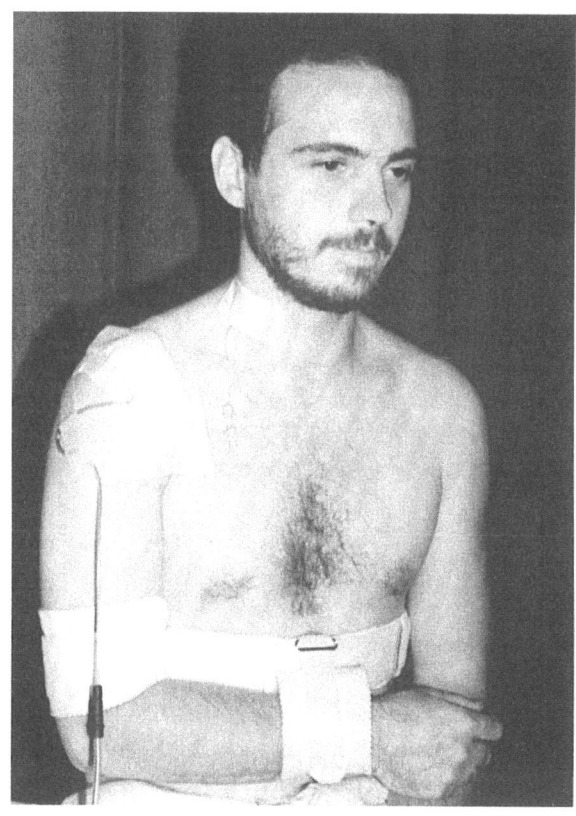

Abb. 17. Patient nach Schulteroperation, Ruhigstellung mit Schultergurt, Verweilkatheter nach interskalenärer Plexusblockade (postoperative Analgesie, Erleichterung der Frühmobilisation)

tive kontrollierte Hypotension bereits präoperativ durch Absprache zwischen Operateur und Anästhesist vorgeplant werden. Damit kann durch eine sorgfältige Untersuchung und Vorbereitung des Patienten sowie eine umfassende Planung des Anästhesieverfahrens ein optimaler Operationserfolg erzielt werden.

Das pharmakologische Prinzip der Methode beruht je nach Art der verwendeten Medikamente auf einer Gefäßweitstellung im venösen bzw. auch arteriellen Schenkel der Endstrombahnen mit nachfolgender Blutdrucksenkung. Das Unterschreiten kritischer Blutdruckwerte kann in gefährdeten Organen (Gehirn, Leber, Niere) zu einer Minderperfusion von Kapillargebieten mit schwerwiegenden Organschäden führen bzw. bereits bestehende Organschäden verstärken. Eine Voruntersuchung ist somit ebenso unerläßlich wie eine aufwendige intraoperative Überwachung von Blutdruck und Nierenfunktion, regelmäßige Kontrollen von Blutgasen und Säure-Basen-Haushalt. Postoperativ ist nach Absetzen der blutdrucksenkenden Medikamente eine intensive Überwachung wegen möglicher hypertoner Kreislaufdysregulationen (cave Nachblutung) erforderlich.

Für eine kontrollierte Hypotension sollten idealerweise kurz wirksame, wenig toxische und gut steuerbare Substanzen verwendet werden. Von den derzeit zur Verfügung stehenden Medikamenten (Natriumnitroprussid, Nitropräparate, Kalziumantagonisten, Alpha- und Betarezeptorenblocker) erfüllt keines alle diese Anforderungen.

Nicht sinnvoll erscheint eine manchmal beobachtete Kombination von lokal zur Anwendung kommenden Vasokonstriktoren (Injektion von Adrenalinlösungen, Vasopressin o. ä.) mit einer kontrollierten Hypotension, da die beiden Verfahren auf einem gegenteiligen pharmakologischen Prinzip beruhen. Durch Überdosierung, verstärkte Resorption oder akzidentelle intravasale Injektion können zudem auch während einer Allgemeinanästhesie systemische Reaktionen wie Blutdruckkrisen, vegetative Phänomene, Hyperperistaltik etc. auftreten.

Sinnvoller erscheint es daher, wenn das Anästhesieverfahren und auch das Management einer eventuell intraoperativ komplizierend auftretenden Blutung bereits präoperativ zwischen Anästhesist und Operateur diskutiert und geplant werden.

Insgesamt gelangt das relativ aufwendige Verfahren einer kontrollierten Hypotension nur sehr selten zur Anwendung, da es durch ausreichende Vertiefung der Anästhesie und die damit verbundene leichte Absenkung des MAP fast immer gelingt, die unerwünschten Sickerblutungen unter Kontrolle zu halten.

Literatur

1. Cadoret J (1984) Anesthesia in surgery of the shoulder. Soins Chir 36:15–18
2. Conn RA, Cofield RH, Byer DE, Linstromberg JW (1987) Interscalene block anesthesia for shoulder surgery. Clin Orthop 216:94–98
3. van Laack W, Hennes A, Refisch A (1987) Mobilization of the partially stiff shoulder under anesthesia (ankylosing humeroscapular periarthritis). Clin Orthop 125:669–673
4. Vester-Andersen T, Christiansen C, Hansen A, Sörensen M, Meisler C (1981) Interscalene brachial plexus block: area of analgesia, complications and blood concentrations of local anesthetics. Acta Anaesth Scand 25:81–85
5. Ward ME (1974) The interscalene approach to brachial plexus. Anesthesia 29:147–151
6. Winnie AP (1970) Interscalene brachial plexus block. Anesth Analg 49:455–458

3 Vorbereitung zur Arthroskopie

K. Golser, H. Resch und M. Lener

Die Arthroskopie des Glenohumeralgelenkes und die Bursoskopie des Subakromialraumes erlangen eine immer wichtigere Stellung in der Diagnostik und vor allem Therapie der Verletzungen und Erkrankungen des Schultergelenkes. Durch eine genaue klinische Untersuchung und technisch-apparative Abklärung ist eine exakte Indikationstellung zur Durchführung des arthroskopischen Eingriffs möglich. Die rein diagnostische Arthroskopie kann, insbesondere in Regionalanästhesie, auch ambulant durchgeführt werden, wobei alle Patienten an der im Hause bestehenden Anästhesieambulanz präoperativ internistisch durchuntersucht werden. Durch diese Maßnahmen können Komplikationen auf ein Minimum reduziert werden. Für die Durchführung der schulterarthroskopischen Eingriffe erschien es uns sinnvoll, die Lagerung, die Abdeckungstechnik und das Instrumentarium zu standardisieren, um einen reibungslosen organisatorischen Ablauf zu gewährleisten.

Indikationen

Grundsätzlich stellt die Schulterarthroskopie eine Bereicherung der diagnostischen Möglichkeiten bei der Abklärung von Schulterschmerzen dar. Sie sollte jedoch nicht als diagnostisches Hilfsmittel der ersten Wahl unkritisch eingesetzt werden. Die Indikation zur Arthroskopie und Bursoskopie ergibt sich erst nach exakter präoperativer Abklärung. Die Indikationen für die Durchführung von arthroskopischen Eingriffen an der Schulter seien an dieser Stelle nur im Überblick zusammengefaßt, sie werden in den folgenden Kapiteln im Zusammenhang genau erläutert.

Indikationen zur Arthroskopie des Glenohumeralgelenkes:
- rezidivierende Schultersubluxation,
- rezidivierende Schulterluxation mit unklarer Luxationsrichtung oder fehlender CT Abklärung,
- multidirektionale Instabilität,
- frische knöcherne Bankartläsion,
- frozen shoulder,
- Verdacht auf S.L.A.P.-Läsion,
- therapieresistenter Schulterschmerz unklarer Genese.

Indikationen zur Bursoskopie und subakromialen Dekompression:
- therapieresistentes Impingementsyndrom,
- Impingementsyndrom mit radiologisch verifizierten subakromialen Osteophyten,
- inkomplette Rotatorenmanschettenrupturen
- therapieresistente Tendinosis calcarea,
- subakromiales Debridement bei ausgedehnten nicht rekonstruierbaren Rotatorenmanschettenrupturen.

Anästhesie

Die Möglichkeiten der Anästhesie seien an dieser Stelle nur kurz wiederholt und aus chirurgischer Sicht erläutert. Arthroskopische Eingriffe an der Schulter können prinzipiell in Allgemein- oder Regionalanästhesie durchgeführt werden. Die im Kap. 2 ausführlich beschriebene Skalenusblockade kann, bei entsprechender Erfahrung des Anästhesisten, bei nahezu allen arthroskopischen Eingriffen im Bereich der Schulter eingesetzt werden. Im Rahmen einer Allgemeinnarkose mit Intubation besteht die Möglichkeit einer kontrollierten systemischen Blutdrucksenkung und damit einer Verminderung der Blutungsneigung, wobei der Druckunterschied (systolischer Blutdruck – Spülflüssigkeitsdruck im SAR) nicht mehr als 50 mm Hg betragen sollte. Ein arterieller Mitteldruck von zirka 80 mm Hg stellt die optimalen Voraussetzungen für gute Sichtverhältnisse im Subakromialraum (siehe Kap. 7).
Im Rahmen einer Regionalanästhesie ist eine kontrollierte Drucksenkung nicht möglich. Aus diesem Grund muß der Subakromialraum, und ganz besonders der Bereich des R. acromialis der Arteria thoracoacromialis am Acromionende, mit ca. 2 ml Por 8 (Ornithin-Vasopressin verdünnt mit 20 ml NaCl) infiltriert werden, um eine lokale Vasokonstriktion zu erreichen. Der größere Teil wird zur Ballonisierung und Vasokonstriktion in den Subakromialraum eingespritzt. Auf Grund der geringen Patientenbelastung, der postoperativ anhaltenden Analgesie und der Vereinfachung der Lagerung, muß die Skalenusblockade, unter Berücksichtigung der o.a. Einschränkungen, außer bei bursoskopischen Eingriffen als Anästhesieverfahren der ersten Wahl für Durchführung von schulterarthroskopischen Eingriffen angesehen werden.

Lagerung

Der Patient kann zur Durchführung einer Schulterarthroskopie liegend in Halbseitenlagerung, oder halbsitzend in der „beach-chair-position" gelagert werden.

Halbseitenlagerung

Der Oberkörper des Patienten wird durch flexible gepolsterte Haltestützen stabilisiert. Zwischen den Beinen des Patienten wird ein Schaumstoffkeilpolster eingelegt, um eine bequeme Lagerung (besonders wichtig bei Regionalanästhesie) zu erreichen und Druckstellen zu verhindern. Der Körper wird 30° nach dorsal geneigt, wodurch sich die Pfanne des Schultergelenks annähernd parallel zur Horizontalebene einstellt [7] (Abb. 18). Diese Lagerung er-

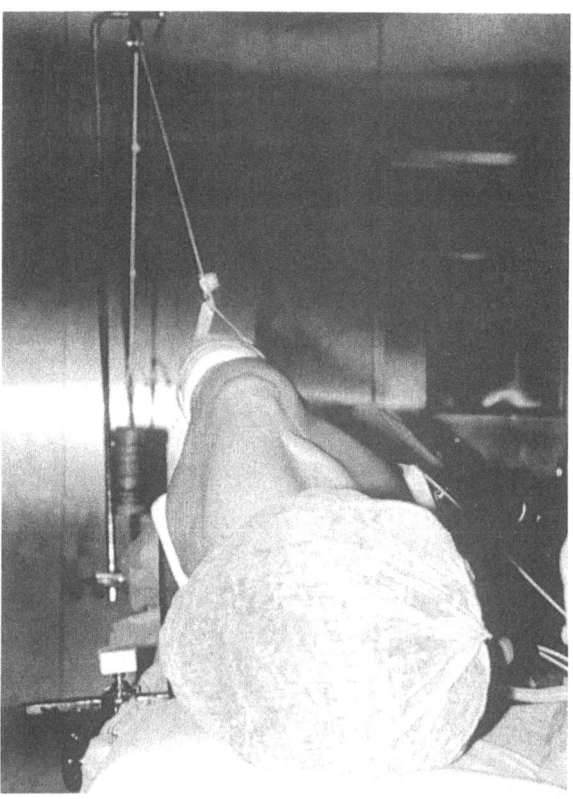

Abb. 18. Halbseitenlage – Oberkörper des Patienten 30° nach dorsal geneigt

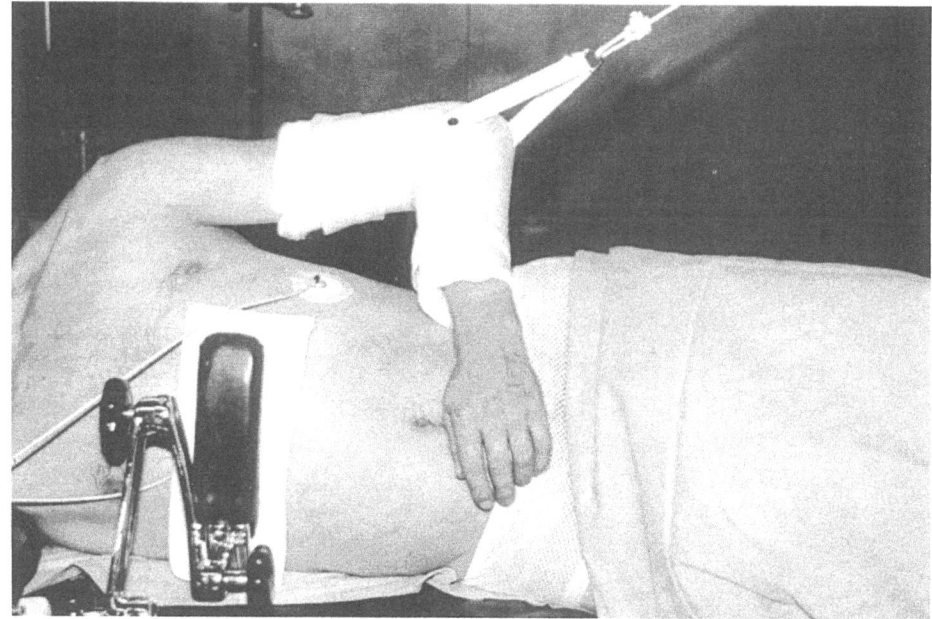

Abb. 19. Angelegte Ellbogenhalterung mit Zugvorrichtung. Oberkörper durch flexible, gepolsterte Haltestütze stabilisiert

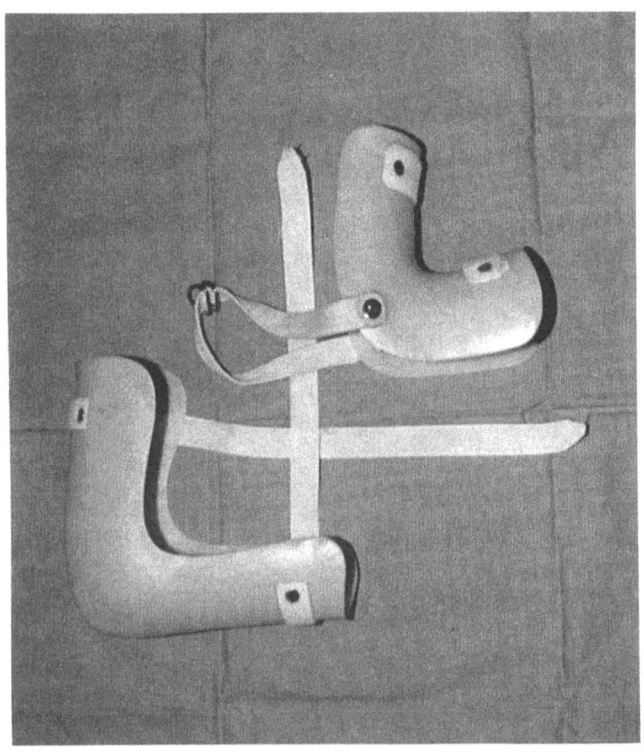

Abb. 20. Ellbogenhalterung nach Resch

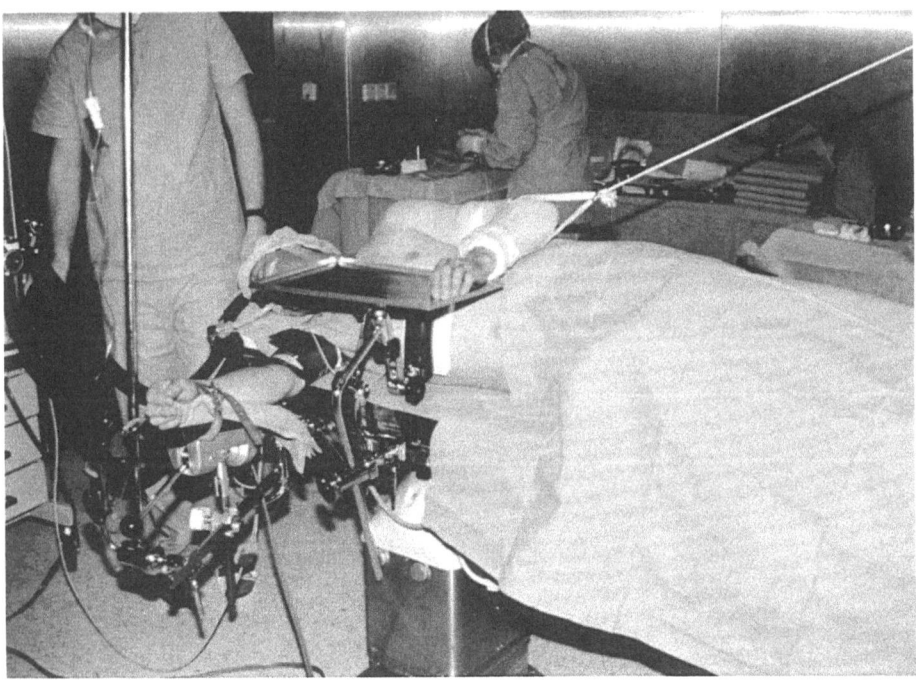

Abb. 21. Patient in Halbseitenlage mit montiertem schwenkbaren Instrumententisch

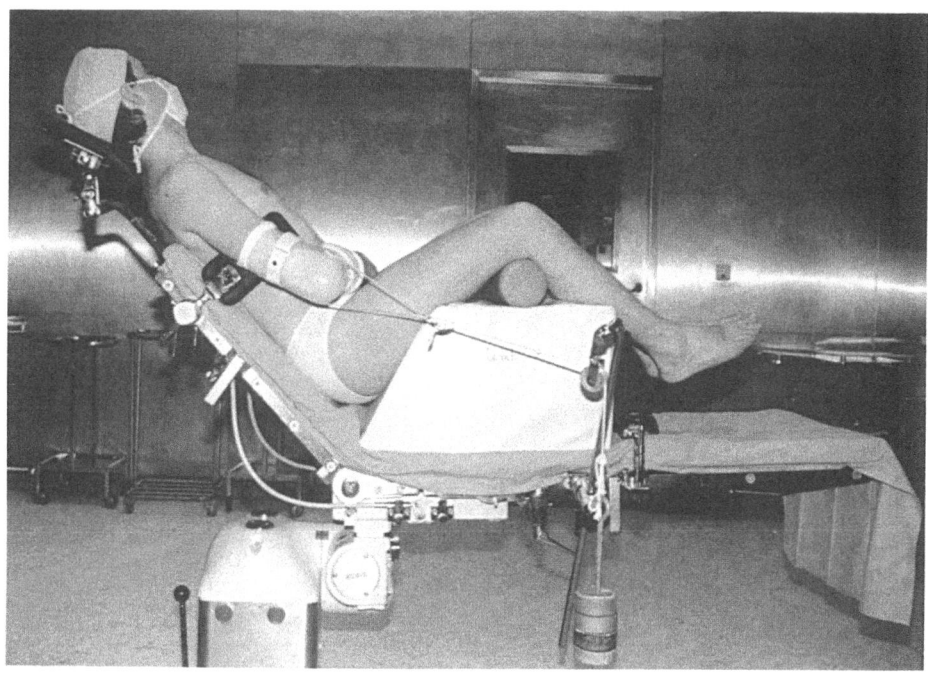

Abb. 22. Halbsitzende Lagerung („beach-chair position")

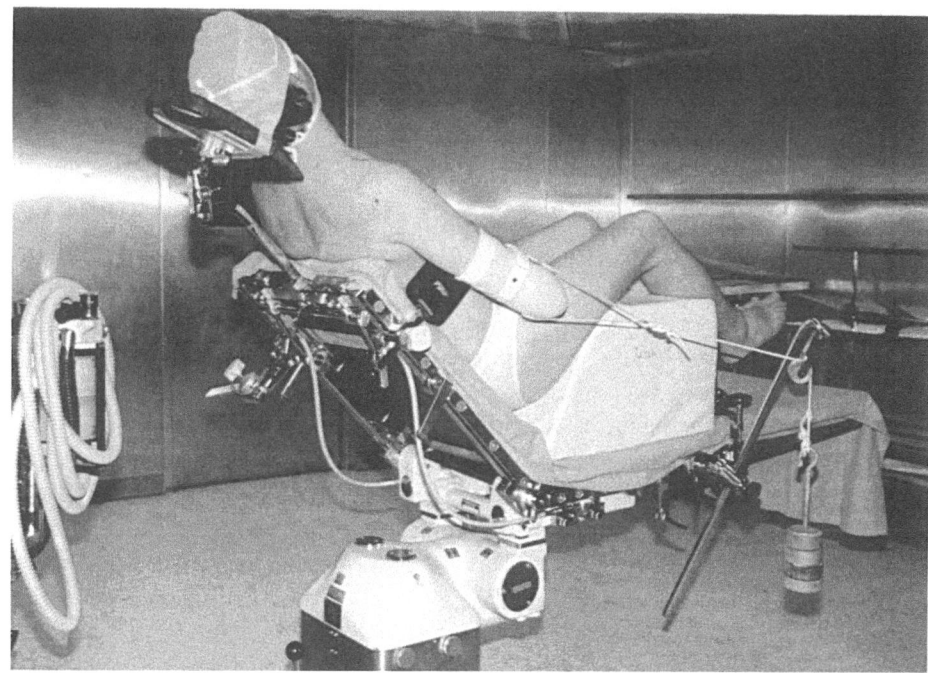

Abb. 23. Halbsitzende Lagerung, Ansicht von dorsal. Die gesamte Schulter mit Scapula frei zugänglich

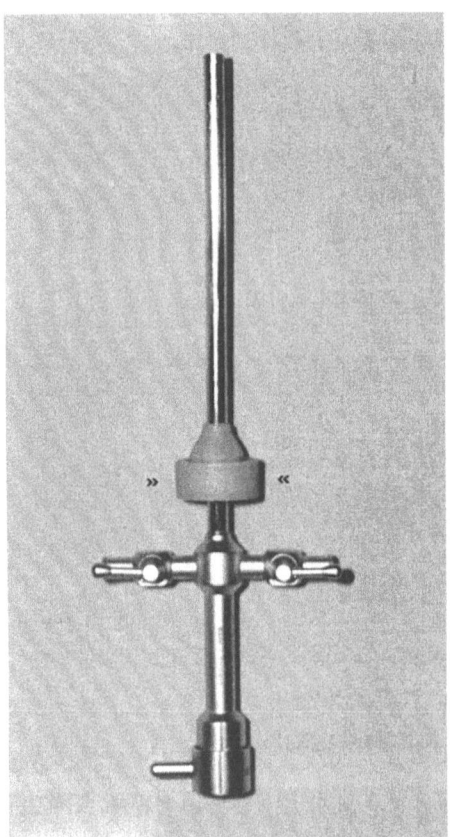

Abb. 24. Optikschaft mit „Gummidiaphragma" zur Abdichtung gegen zurückfließende Spülflüssigkeit

leichtert die Instrumentenhandhabung und vor allem die Winkeleinstellung bei einer eventuellen Labrumrefixation. Der Arm des Patienten wird im Ellbogengelenk in 90° Stellung in einer speziell angefertigten arthroskopischen Ellbogenhalterung (Gell, Innsbruck) fixiert (Abb. 19). Diese Haltevorrichtung besteht aus zwei Kunststoffhalbschalen, welche 90° abgewinkelt sind und mit Klettverschlüssen fixiert werden können (Abb. 20). Auf eine gute Polsterung der Weichteile, besonders aber der dorsalen Ulnakante, mit Verbandswatte ist zu achten, um Druckstellen zu vermeiden. Vor der Brust des Patienten kann ein über ein Kugelgelenk in alle Richtungen schwenkbares Tischchen zur Instrumentenablage montiert werden (Abb. 21). In Verlängerung der Humerusschaftachse ist über die Kunststoffhalterung eine Zugvorrichtung angebracht. Über einen Rollenzug wird die Extremität mit 3–4 kg bei der Arthroskopie und mit 5–6 kg bei bursoskopischen Eingriffen extendiert, wobei der Humerusschaft 30°–40° abduziert ist (weibliche Patienten jeweils mit dem geringeren Zuggewicht). Durch diese spezielle Armhalterung ist es möglich, den Humeruskopf kontrolliert zu rotieren, wodurch die Kapsel-Bandstrukturen selektiv angespannt werden können. Dies ermöglicht eine genaue Inspektion und funktionelle Prüfung dieser Strukturen im Rahmen

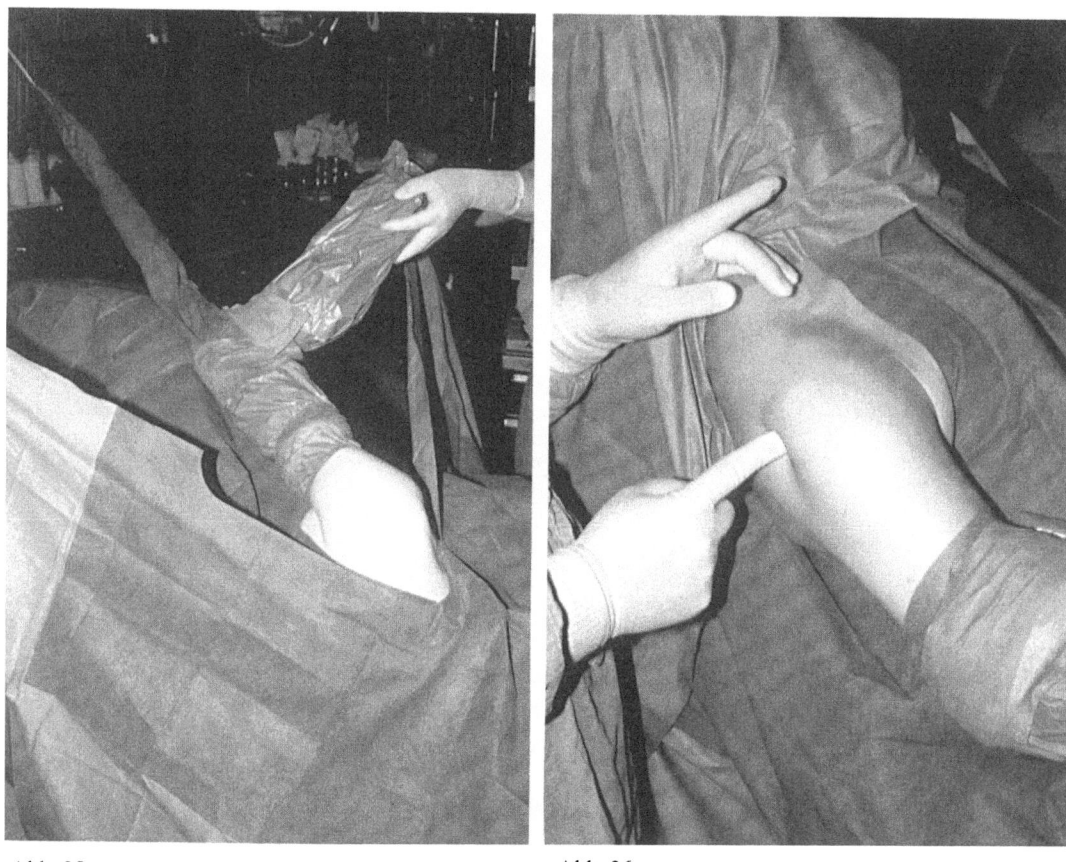

Abb. 25   Abb. 26

Abb. 25. Wasserdichte, sterile Abdeckung bei frei beweglichem Arm

Abb. 26. Halbsitzende Lagerung. Patient wasserdicht abgedeckt, Palpation des dorsalen Zuganges

der Arthroskopie. Auch die Inspektion und Austastung der Rotatorenmanschette im Rahmen der Bursoskopie gelingt besser als mit anderen Armhaltevorrichtungen. Die größte Bedeutung kommt jedoch der exakten Armpositionierung bei einer arthroskopischen Limbusrefixation zu. Ohne eine genaue Einstellung der Außenrotation, wie sie mit der oben erwähnten Armhalterung möglich ist, besteht die Gefahr der zu starken Einschränkung der Beweglichkeit.

Halbsitzende Lagerung (beach-chair-position)

Diese Lagerung [9] stellt eine Alternative zur Halbseitenlagerung dar, ausschließlich sie wird seit etwa einem Jahr an unserer Klinik verwendet. Der Patient sitzt auf einem 30 cm dicken Schaumstoffpolster, womit sich die gesamte Schulter mit Schulterblatt oberhalb der lateralen

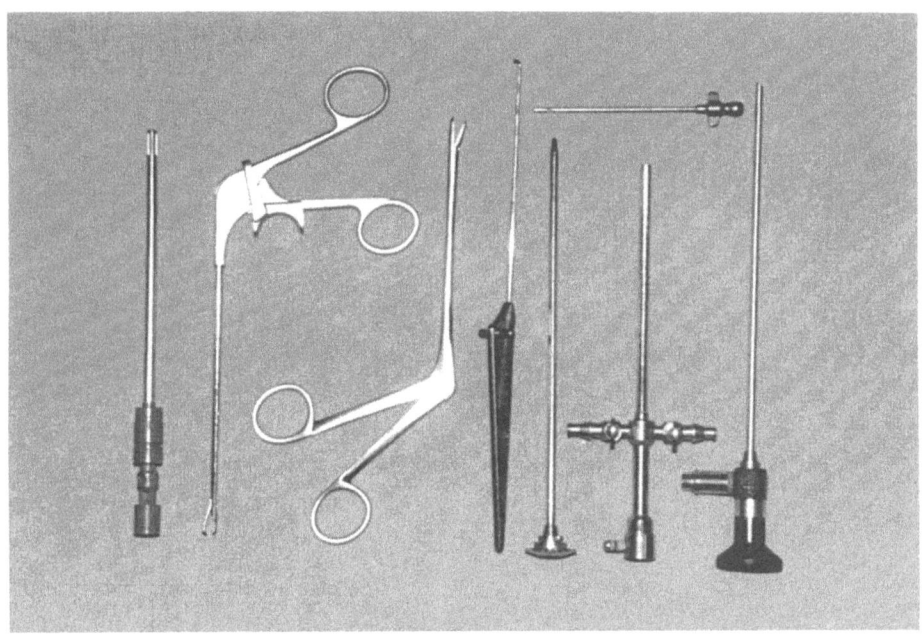

Abb. 27. Standardinstrumentarium. Von links nach rechts: Synovial Resector, Pit Bull, Weilzange, Tasthäkchen, stumpfer Troikar, Optikschaft, 30° Weitwinkeloptik, Cushing Kanüle (querliegend)

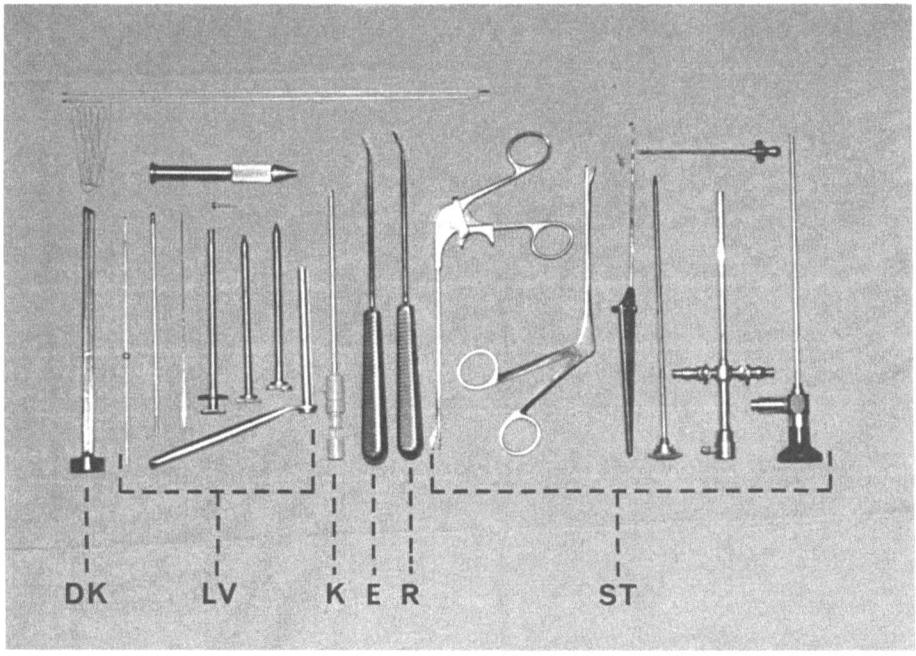

Abb. 28. *DK* Doppelläufige Kanüle, *LV* Labrumverschraubungsset (Handstück querliegend), *K* Kugelkopffräse (arthroplasty burr), *E* shoulder elevator, *R* Bankart rasp, *ST* Standardinstrumentarium

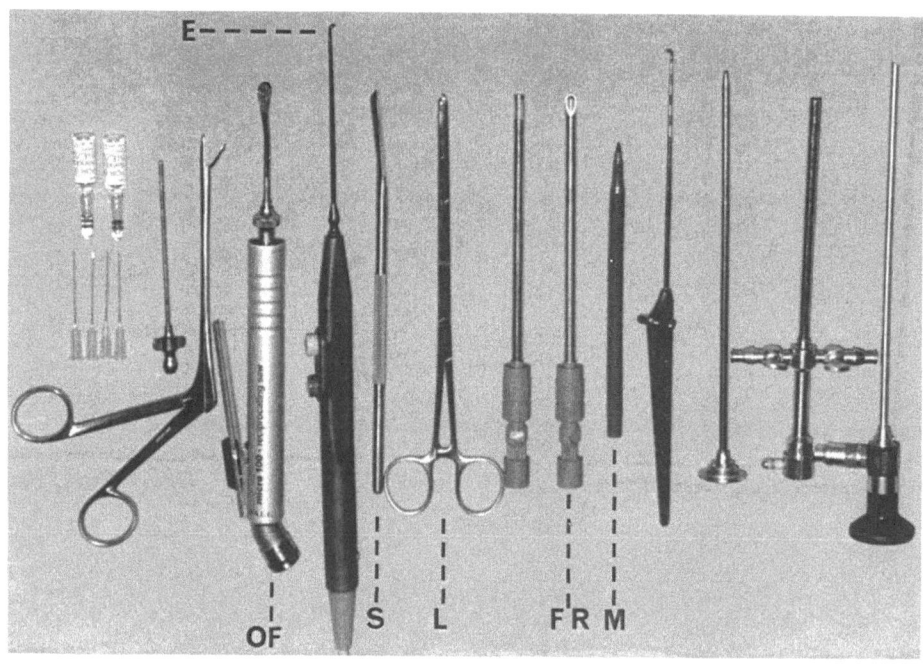

Abb. 29. *OF* Oszillierende Feile, *E* Elektromesser, *S* Schlittenmesser, *L* Ligamentfaßzange, *FR* full radius resector, *M* Markierungsstift

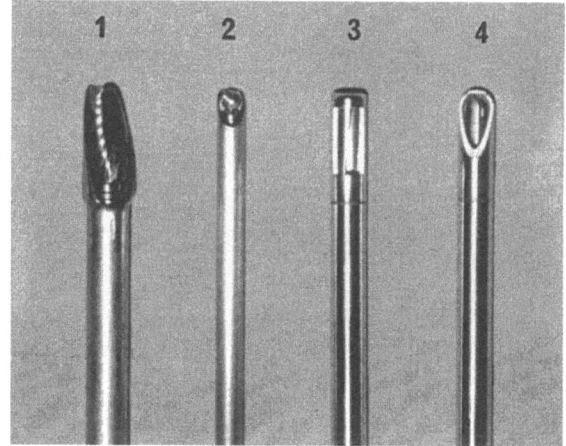

Abb. 30. Shaveraufsätze. *1* Acromionizer, *2* arthroplasty burr, *3* synovial resector, *4* full radius resector

Operationstischkante befindet (Abb. 22 und 23). Diese erhöhte Sitzposition ist notwendig, da bei einer Limbusnaht das gesamte Schulterblatt frei zugänglich sein muß. Der Oberkörper ist um 50°–60° aus der Horizontalen aufgerichtet und wird mit einer gepolsterten flexiblen Stütze knapp unterhalb der Axilla seitlich fixiert und über einen Rollenzug in 30°–40° Abduktionstellung extendiert. Das Zuggewicht kann im Vergleich zur Halbseitenlagerung um 1–2 kg reduziert werden, da kein Zug gegen die Schwerkraft notwendig ist. Diese Lagerung

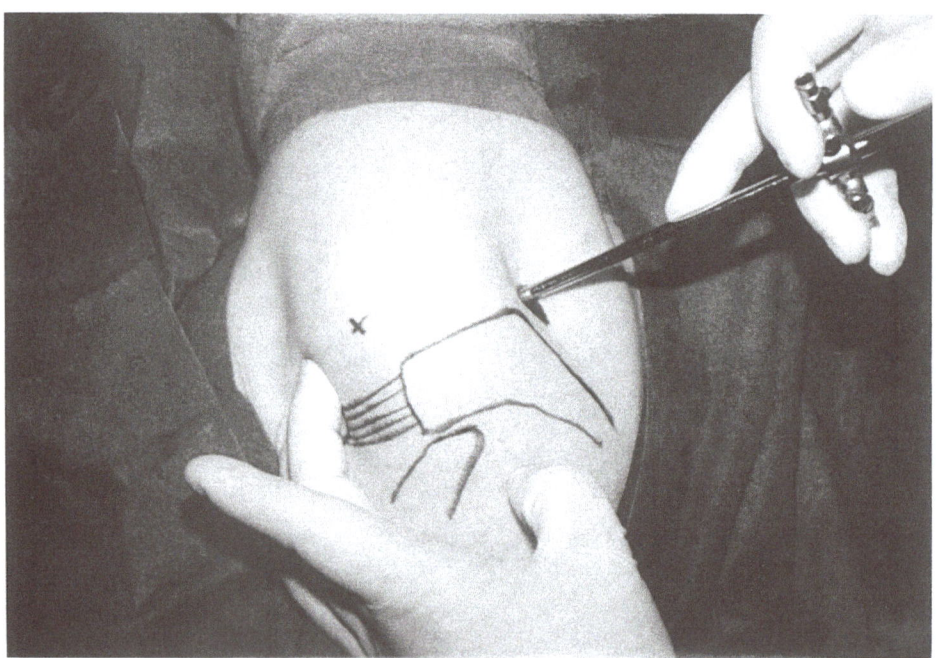

Abb. 31. Eingehen mit dem Optikschaft über den dorsalen Zugang. Sicht von kranial, Patient in Halbseitenlage

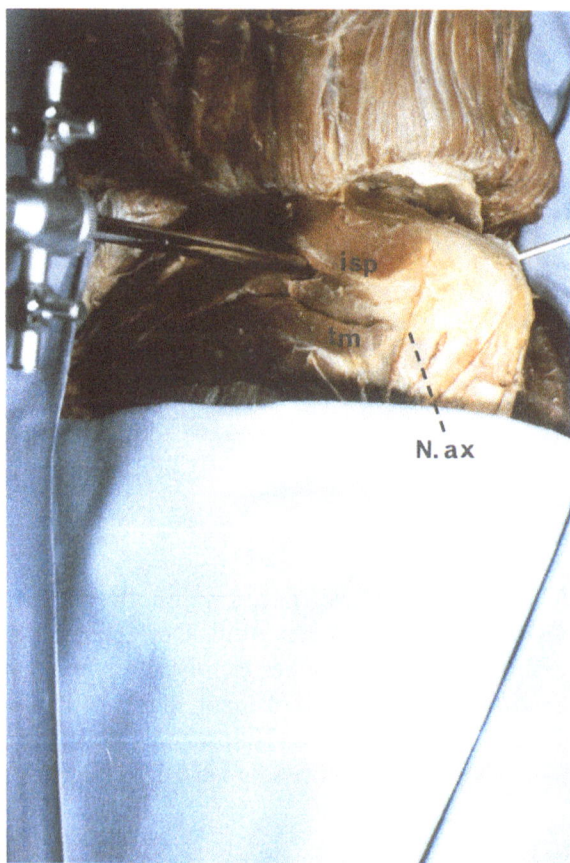

Abb. 32. Anatomisches Präparat. Korrekte Lage
der Optik im unteren Anteil des M. infraspinatus.
N. ax Äste des Nervus axillaris aus dem Musculus
deltoideus freipräpariert, *tm* M. teres minor,
isp M. infraspinatus

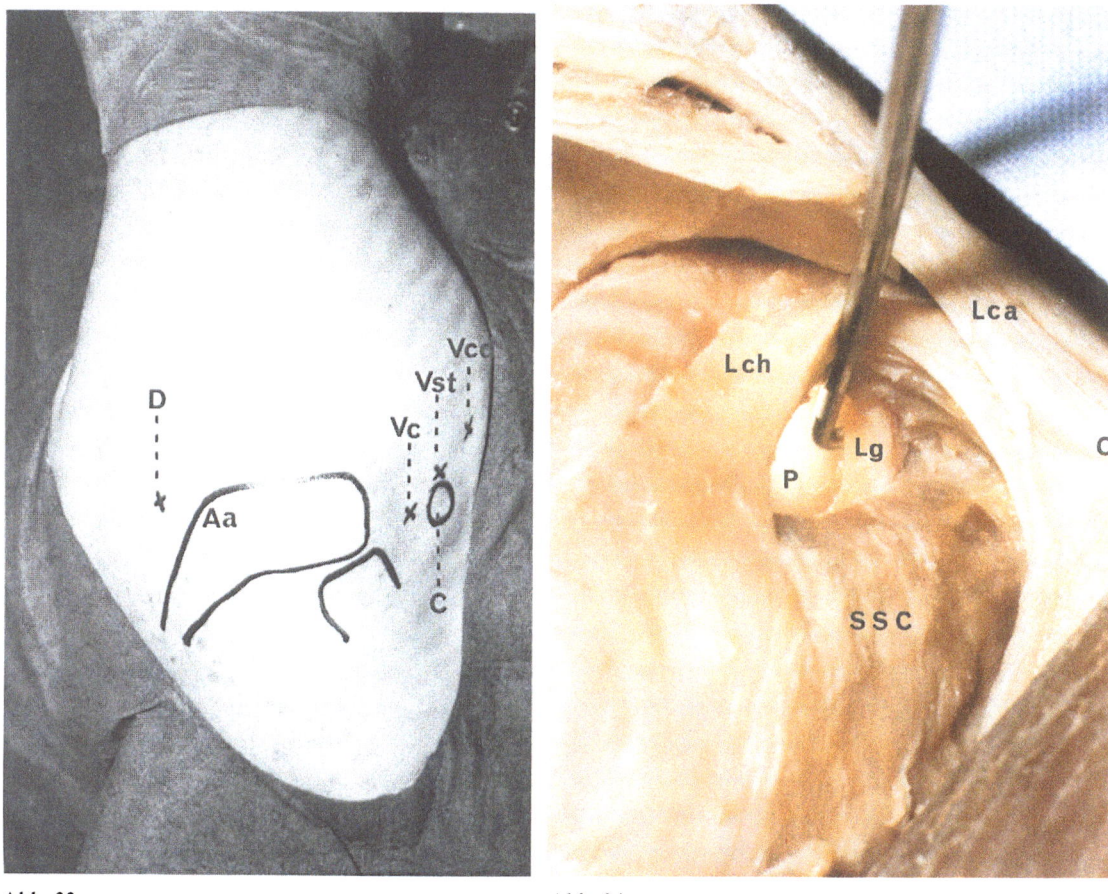

Abb. 33   Abb. 34

Abb. 33. Zugänge zum GH-Gelenk. *D* Dorsaler Zugang, *Vc* vorderer kranialer Zugang, *Vst* vorderer Standard-zugang, *Vcd* vorderer kaudaler Zugang, *Aa* Angulus acromialis, *C* Coracoidspitze. Sicht von kranial, Patient in Halbseitenlage

Abb. 34. Anatomisches Präparat. Tasthäkchen über den Standardzugang im Gelenk, das Coracohumeralband zum besseren Überblick leicht nach kranial verdrängt. *P* Facies glenoidalis, *Lg* Labrum glenoidale, *SSC* Musculus subscapularis, *Lch* Ligamentum coracohumerale, *Lca* Ligamentum coracoacromiale, *C* Coracoidspitze

wird von den Patienten, welche in Regionalanästhesie operiert wurden, als überaus bequem beurteilt. Auch für den Operateur bietet die „beach-chair position" einige Vorteile, weshalb sie als sehr gute Alternative zur Halbseitenlagerung angewendet werden kann:

- Offene Operation kann, bei Bedarf, ohne Umlagerung angeschlossen werden;
- Orientierung für die Instrumentenhandhabung erleichtert (besonders vorteilhaft für die Einstellung der Bohrrichtung bei Limbusrefixationen);
- keine Beeinträchtigung des Patienten durch die Spülflüssigkeit, wenn die Abdeckung undicht werden sollte.

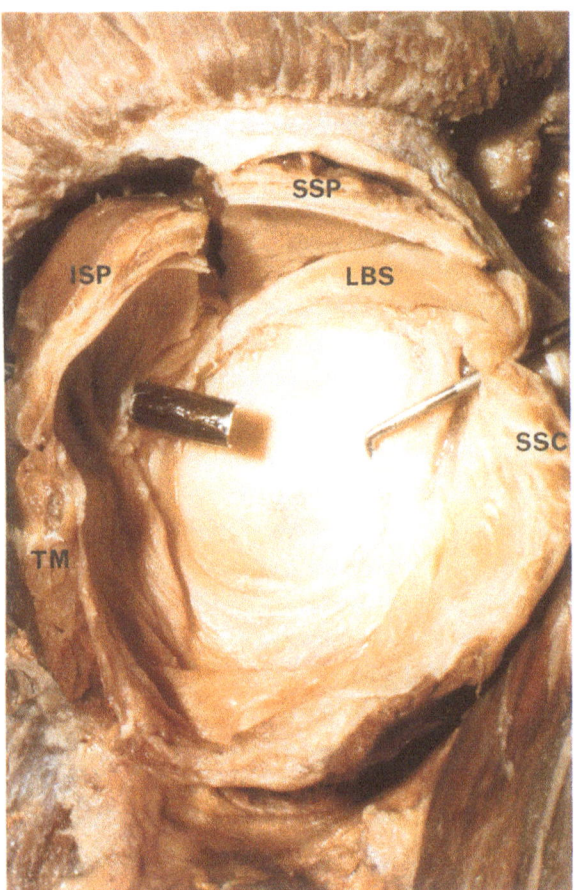

Abb. 35. Anatomisches Präparat. Schultergelenkspfanne mit umgebenden Weichteilen, der Humeruskopf exartikuliert. Optik über den dorsalen Zugang.
Tasthäkchen über den vorderen Standardzugang eingebracht. *SSC* Subscapularissehne, *LBS* lange
Bizepssehne, *SSP* Supraspinatussehne, *ISP* Infraspinatussehne, *TM* M. teres minor

Durch diese Lagerung ist der Optikschaft stark nach unten geneigt, wodurch es zum Wasser-
eintritt in die Kamera kommen kann. Dadurch wird die Bildqualität massiv beeinträchtigt.
Gegen diese technische Komplikation sollte vorbeugend ein „Gummidiaphragma", entnommen von einer „Universal Cannula" (Acufex), zur Abdichtung auf den Optikschaft aufge-
steckt werden (Abb. 24).

   Die Schulterarthroskopie wird von uns ausnahmslos in flüssigem Medium durchgeführt.
Als Spülflüssigkeit wird normalerweise Ringerlactatlösung verwendet. Ist eine bursoskopi-
sche Operation geplant, muß wegen des Einsatzes des Elektromessers eine elektrolytfreie
Zuckerlösung (Resectal) verwendet werden. Besteht keine Möglichkeit zur systemischen
Blutdrucksenkung, so ist eine kontrollierte Drucksteigerung der Spülflüssigkeit unerläßlich.
Dies kann durch extremes Hochhängen des Flüssigkeitsbeutels (Deckenhalterung) oder
durch ein druckgesteuertes Pumpsystem erreicht werden.

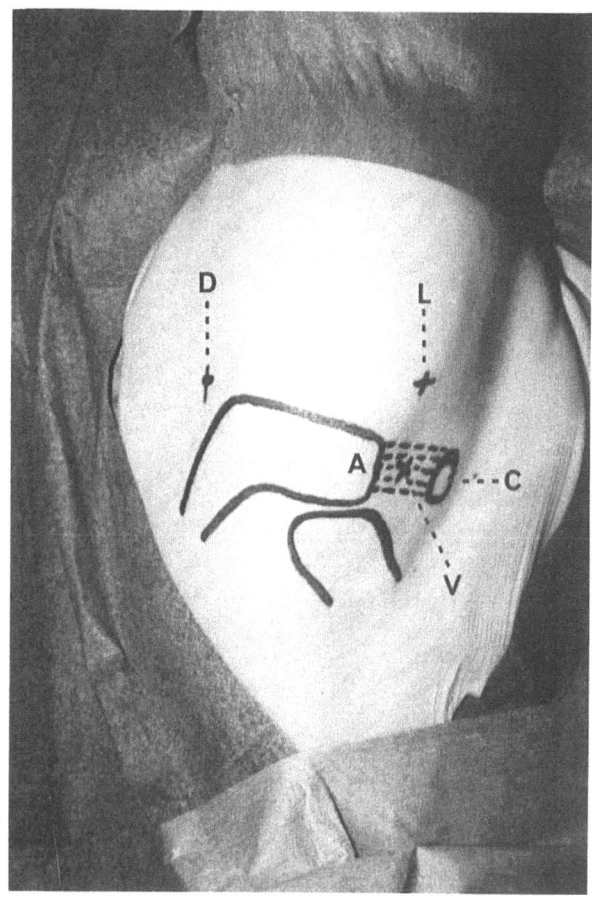

Abb. 36. Zugänge zum Subakromialraum. Sicht von kranial, Patient in Halbseitenlage. *D* Dorsaler Zugang (Optik), *L* lateraler Zugang, *V* ventraler Zugang, *A* Acromionspitze, *C* Coracoidspitze

Abdeckung

Die Abdeckung des Operationsfeldes zur Durchführung von arthroskopischen Operationen am Schultergelenk ist technisch und zeitlich aufwendiger als an anderen Gelenken. Nach dreimaligem Waschen des Operationsfeldes erfolgt die schrittweise Abdeckung. Man verwendet sterile orthopädische Hüfttücher (Johnson & Johnson), welche selbstklebend sind. Es muß die Haut an den Klebestellen sauber getrocknet werden, nur dann ist ein wasserdichter Abschluß zum Patienten möglich. Der Schutz des Patienten vor den doch manchmal erheblichen Mengen der kühlen Spülflüssigkeit ist unbedingt zu fordern. Das erste Tuch wird von kaudal her aufgeklebt und mit den freien Enden in der lateralen Halsregion überlappt. Anschließend erfolgt das Einpacken des Armes samt Ellbogenhalterung mit einem sterilen Oberschenkelstrumpf (Stockinette large, Mölnlycke). Der Strumpf muß wegen der Zugvorrichtung längs eingeschnitten und anschließend mit mehreren Klebestreifen und zwei kleinen Klebetüchern so fixiert werden, daß der Arm steril völlig frei bewegt werden kann. Von kranial wird abschließend das zweite orthopädische Hüfttuch aufgeklebt und mit den freien

Enden zum Arbeitsplatz des Anästhesisten hin aufgespannt. Die Abdeckung erfolgt in Halbseitenlage und in „beach-chair position" in gleicher Weise (Abb. 25 und 26).

Instrumentarium

Wir verwenden ein Standardset für die diagnostische Arthroskopie und Bursoskopie, sowie
zwei spezielle Instrumentensets für therapeutisch arthroskopische Eingriffe im Glenohumeralgelenk und im Subakromialraum.

Standardinstrumentarium (Abb. 27)

- Optik. Sie besteht aus einem 5 mm Optikschaft mit stumpfem Troikar und einer 30° und
  70° Weitwinkeloptik. Normalerweise findet man mit der 30° Optik das Auslangen. Für
  die Einsicht in die Bursa subscapularis und die Beurteilung des hinteren Limbus vom
  klassischen dorsalen Optikzugang aus, ist die 70° Optik jedoch hilfreich. Deshalb soll sie
  als Reserveinstrument griffbereit sein.
- Tasthäkchen. Die Austastung des Gelenkes und des Subakromialraumes ist unerläßlich.
  Besonders Labrumablösungen können durch reine Inspektion des Gelenkes oft nicht
  diagnostiziert werden. Erst durch die Manipulation mit dem Häkchen wird die Läsion
  sichtbar. Dies gilt besonders auch für die S.L.A.P.-Läsion, welche in vielen Fällen erst
  nach Anspannen der langen Bizepssehne mit dem Tasthäkchen erkannt werden kann.
  Zum Austasten der Rotatorenmanschette kann es notwendig werden, ein gebogenes
  Häkchen zu verwenden, da besonders die ansatznahen Sehnenanteile sonst schwer erreicht werden können.
- Weilzange (Rangeure). Dieses arthroskopische Universalinstrument eignet sich sehr gut
  zur Knorpelglättung und zum Gewebsdebridement am Limbus und an der Rotatorenmanschette.
- Pit Bull (Acufex). Arretierbare spitze Faßzange, welche zur Entfernung freier Gelenkskörper oder größerer resezierter Labrumanteile verwendet wird.
- Cushing-Kanüle. Stumpfe Flügelkanüle, welche bei schlechter Sicht eingebracht werden
  kann, um die Ausflußmenge der Spülflüssigkeit zu erhöhen.
- Full Radius Resector 5.5 mm (Concept). Für die zusätzliche Durchführung einer Bursoskopie kann der Einsatz eines Shavers notwendig werden. Um in der Bursa subdeltoidea
  gute Sichtverhältnisse zu erreichen, ist die Entfernung des spinnennetzartigen Bursagewebes häufig unerläßlich.

*Instrumentarium für Eingriffe im Glenohumeralgelenk
(Arthroskopische Limbusverschraubung, arthroskopische Limbusnaht)*

Zur Durchführung dieser speziellen Operationsverfahren ist eine Reihe zusätzlicher Instrumente notwendig (Abb. 28). Die genaue Beschreibung der einzelnen Operationstechniken
erfolgt in Kap. 6.1 bis 3.

- Shoulder Elevator (Acufex). Man verwendet dieses schmale raspatoriumähnliche Instrument zur Mobilisierung des Labrums und des Periosts am Pfannenrand bei der rezidivierenden oder habituellen Schulterluxation
- Bankart Rasp (Acufex). Es unterscheidet sich vom shoulder elevator durch das Endstück, welches an der unteren Fläche wie eine grobe Feile geschliffen ist. Es wird zum Anfrischen des Pfannenrandes unterhalb der Labrumläsion verwendet
- Arthroplasty Burr 3.2 mm (Concept). Führt man eine arthroskopische Bankartoperation durch, so ist das Ausfräsen eines knöchernen Sulkus am Pfannenrand mit der Kugelkopffräse notwendig. Da der Kopf einen sehr scharfen Schliff aufweist, besteht bei falscher Drehrichtung die Gefahr der Knorpelschädigung.
- Labrumverschraubungsset nach Resch (Leibinger). Dieses Set besteht aus einer gezackten Troikarhülse mit Handstück, in welche ein an der Spitze konischer Troikar mit einer zentralen 1 mm Bohrung eingebracht wird. Mit einem 1 mm Bohrdraht werden Kapsel und Labrum aufgefädelt, und der Stift im Abstand von 3–4 mm zum Pfannenrand eingebohrt. Über den Bohrdraht werden die kanülierten Titanschrauben mit Unterlagscheibe eingebracht. Dieses Instrumentarium ermöglicht die extraartikuläre Limbusverschraubung bei rezidivierender Schulterluxation, die intraartikuläre Verschraubung einer S.L.A.P.-Läsion, sowie die extra- oder intraartikuläre Verschraubung einer knöchernen Pfannenrandabsprengung (Kap. 6.3).
- Limbusnahtset nach Glötzer. Es besteht aus einer doppelläufigen Kanüle mit kommunizierenden Kanälen, durch welche zwei Bankartstifte durch den Pfannenrand gebohrt werden. Durch die Öse an den hinteren Enden der Stifte wird ein resorbierbarer Faden gezogen. Die Stifte zieht man nach dorsal durch, und die Fäden werden anschließend subkutan geknüpft. Diese Methode entspricht somit einer transossär geführten U-Naht (s. Kap. 6.1).

Instrumentarium zur Durchführung einer arthroskopischen subakromialen Dekompression

Zur Durchführung der arthroskopischen Acromioplastik verwenden wir ein weiteres standardisiertes Instrumentenset (Abb. 29). Zur genauen Erläuterung der Technik siehe Kap. 7.1.

- Steriler Markierungsstift. Das Einzeichnen der wichtigsten Landmarken hat sich als Orientierungshilfe als sehr günstig erwiesen, um auch nach dem Anschwellen des Schultergelenkes eine Orientierung vorzufinden.
- Full Radius Resector 5.5 mm (Concept). Dieser Shaveraufsatz hat sich zur Entfernung der Weichteile von der Acromionunterfläche als am günstigsten erwiesen.
- Injektionsnadeln. Herkömmliche Spritzenkanülen dienen der perkutanen Markierung der wichtigsten anatomischen Strukturen.
- Ligamentfaßzange und Schlittenmesser nach Resch (Leibinger). Diese beiden Instrumente dienen der Durchtrennung und gleichzeitigen Resektion des Lig. coracoacromiale. Die Besonderheit dieser arretierbaren Faßzange besteht in zwei unterschiedlich langen Branchen, wodurch das Einführen der kürzeren oberen Branche auf die Oberseite des Bandes erleichtert wird. Das Schlittenmesser zeigt im Querschnitt ein U-Profil, die scharfe Spitze ist abgeschrägt. Es wird über die Faßzange geschoben, so daß das Liga-

ment durch die beiden seitlichen Messer durchtrennt und gleichzeitig teilreseziert wird. (Diese beiden Instrumente werden heute auf Grund einer geänderten Vorgangsweise nur noch wenig verwendet; siehe Kap. 7.1)

● Elektromesser. Es dient zur Blutstillung und zur Koagulation der Weichteile an der Acromionunterfläche, was die Entfernung derselben erleichtert.

● Oszillierende Feile (Reciprocating Saw, Hall/Zimmer). Wir verwenden diese mit Druckluft betriebene Feile zum Abtragen der Knochenschuppe von der Acromionunterfläche alternativ zum sogenannten „Acromionizer". Auch Osteophyten an der Unterseite der lateralen Clavicula können entfernt werden. Es stehen mehrere verschiedene Feilen mit unterschiedlichem Schliff zur Verfügung, womit das Ausmaß der Knochenabtragung dosiert werden kann (Kap. 7).

● Tapered Burr oder Oval Burr, 6 mm „Acromionizer" (Concept). Es handelt sich dabei um einen speziell für die Acromioplastik entwickelten Shaveraufsatz mit einem etwa 1 cm langen längsovalären Fräskopf (Abb. 30).

Zugänge

Um die Zugänge bei der Durchführung von arthroskopischen Eingriffen am Schultergelenk zu standardisieren, ist es vorteilhaft, vor Beginn der Operation mit einem sterilisierten Buntstift die wichtigsten anatomischen Orientierungspunkte einzuzeichnen. Es sind dies:

– das Acromion,
– die laterale Clavicula,
– das Acromioclaviculargelenk,
– die Coracoidspitze.

Von diesen Punkten aus werden die Inzisionsstellen der verschiedenen Zugänge mit Kreuzen markiert. Die Zugänge zum Glenohumeralgelenk und zum Subakromialraum werden getrennt besprochen.

Zugänge zum Glenohumeralgelenk

● Dorsaler Zugang (Optikzugang). Es handelt sich um den Standardzugang für die Optik. Üblicherweise erfolgt vorher eine Gelenkspunktion. Die Einstichstelle liegt 1 cm kaudal und 1,5 cm medial des Angulus acromialis, die Nadel wird in Richtung Coracoidspitze vorgeschoben. Nach Perforation der Kapsel erfolgt das Auffüllen des Gelenkes mit Ringerlactatlösung. Der Austritt der klaren Injektionsflüssigkeit durch die Nadel nach Abnahme der Spritze bestätigt die korrekte intraartikuläre Lage der Kanüle. Die Auffüllung des Gelenkes erleichtert das Eingehen mit dem Troikar, diese Maßnahme ist jedoch bei entsprechender Erfahrung nicht unbedingt erforderlich.

Die Hautinzision wird ebenfalls 1,5 cm medial und 1 cm kaudal des Angulus acromialis der Scapula gewählt. Üblicherweise würde man 2 cm kaudal eingehen, was jedoch den Zugang zum Subakromialraum von der gleichen Inzision aus erschweren würde. Durch diesen etwas höheren Zugang zum Gelenk ergeben sich keinerlei Nachteile für die Arthroskopie des Glenohumeralgelenkes. Die Inzision erfolgt nur bis zur Subcutis. Anschließend wird der Arthroskopieschaft mit dem stumpfen Troikar vorsichtig in Richtung Humeruskopf vorgeschoben. Die zweite Hand des Operateurs umgreift den Oberarmkopf so, daß mit den Fingerspitzen die Auslenkung des Kopfes palpiert werden kann, wenn der Troikar auf dem Humeruskopf auftrifft (Abb. 31). Anschließend tastet man sich durch langsames Abgleiten entlang des Kopfes bis zum Pfannenrand nach medial vor. Die Assistenz hebt dann den Humeruskopf durch Umfassen des proximalen Oberarmschaftes so gut als möglich aus der Pfanne. Durch dieses Manöver entsteht Platz für den Eintritt des Troikars, zugleich wird die Gelenkskapsel angespannt. Nun wird der Optikschaft in Richtung der Coracoidspitze nach medial geschwenkt, um in das Dreieck zwischen Kopf, Pfanne und Rotatorenmanschette zu gelangen. Erst dann erfolgt die Perforation der Kapsel. Der Vorschub des Schaftes muß mit Gefühl und dosiert erfolgen.

Die korrekte Eintrittstelle liegt also im oberen Drittel der Pfanne im oben angeführten Dreieck (Pfanne – Kopf – Rotatorenmanschette), und führt durch den Musculus infraspinatus. Die anatomische Präparation zeigt, daß das Instrument an dieser Stelle keine wichtigen Gefäß- oder Nervenstränge verletzen kann (Abb. 32).

- Ventraler Zugang (Instrumentenzugang) [6, 8, 10]. Wir unterscheiden 3 vordere Zugänge zum GH-Gelenk:

    - vorderer mittlerer Zugang (Standardzugang),
    - vorderer oberer Zugang,
    - vorderer unterer Zugang (Abb. 33).

Standardzugang. Die Hautinzision liegt knapp lateral und genau in Höhe der Coracoidspitze. Das Skalpell sollte nur die Haut durchschneiden, um nicht Äste der Vena cephalica zu perforieren. Die Inzision soll so klein als möglich gehalten werden, da primär nur das Tasthäkchen verwendet wird. Dieses wird durch die Muskulatur vorgeschoben und trifft zwischen Oberrand der Subscapularissehne und dem Ligamentum coracohumerale auf die ventrale Gelenkskapsel (Abb. 33 und 34). Vor der Perforation der Kapsel, wird die Optik bis zum vorderen Pfannenrand vorgeschoben, um den korrekten Eintritt des Instruments in das Gelenk zu kontrollieren. Die Perforation der Kapsel erfolgt unter Drehbewegungen. Über diesen Zugang können folgende Eingriffe am GH-Gelenk vorgenommen werden:

- diagnostische Arthroskopie,
- Labrumresektionen und Labrumshaving,
- Entfernung freier Gelenkskörper,
- Limbusrefixation im vorderen oberen und mittleren Bereich des Pfannenrandes.

Der vordere untere Limbusanteil kann über diesen Zugang durch Verdrängen der Subscapularissehne nach kaudal wohl erreicht werden, eine arthroskopische Limbusverschraubung oder Naht ist aber nicht möglich.

Um den Standardzugang an der gewünschten Stelle zu plazieren, kann als Hilfsmittel der sogenannte „Wissinger rod" oder Schultereingangsstange verwendet werden. Nachdem die Optik an den Oberrand der Subscapularissehne herangeführt wurde, wird diese durch den Wissinger rod ersetzt, welcher anschließend bis unter die Haut vorgeschoben wird. An der Vorwölbung erfolgt die Hautinzision, durch welche dann der 4 mm Führungstroikar und die

7 mm Arbeitskanüle über den Wissinger rod unter Drehbewegungen in das Gelenk eingebracht wird. Zuletzt wird die Schultereingangsstange wieder durch die Optik ersetzt.

Vorderer unterer Zugang. Die Inzisionstelle befindet sich 1,5 cm kaudal und knapp lateral der Coracoidspitze. Dieser Zugang verläuft transmuskulär durch den M. subscapularis. Wir wenden diesen Zugang selektiv für die extraartikuläre arthroskopische Limbusverschraubung und extraartikuläre Limbusnaht an (s. Kap. 6.1 und 3).

Vorderer oberer Zugang. Die Hautinzision erfolgt 1 cm kranial der Coracoidspitze. Der Eintritt ins Gelenk erfolgt knapp ventral der langen Bizepssehne. Dieser Zugang wird als zusätzlicher Instrumentenzugang bei der Durchführung von arthroskopischen Operationen am vorderen Pfannenrand verwendet (z.B. zusätzliches Einbringen des Tasthäckchens zur Reposition eines Pfannenrandfragmentes im Rahmen einer arthroskopischen Verschraubung; der Abstand zwischen den beiden gleichzeitig von ventral eingeführten Instrumenten ist vergrößert) (Kap. 6.3).

Ist eine genaue Beurteilung des vorderen Pfannenrandes mit Einsicht in die Kapseltasche am Scapulahals notwendig, so wird die Optik von ventral über eine Arbeitskanüle eingebracht. Auch hierfür eignet sich der vordere obere Zugang ausgezeichnet.

Zugänge zum Subakromialraum (Bursoskopie) (Abb. 36)

- Dorsaler Zugang (Optikzugang). Dieser Zugang entspricht dem Optikzugang bei der Arthroskopie, da eine Bursoskopie nie ohne vorherige Inspektion des GH-Gelenkes durchgeführt wird. Nachdem die Optik durch den stumpfen Troikar ersetzt wurde, wird der Schaft unter leichtem Abkippen nach kaudal langsam zurückgezogen. Beim Passieren der Rotatorenmanschette ist ein leichtes Schnappen spürbar. Anschließend wird der Schaft unter das Acromion vorgeschoben. (Achtung: vorheriges Auffüllen der Bursa subdeltoidea mit Kochsalz-Por 8-Mischung sehr hilfreich beim Eingehen!)
- Lateraler Zugang (Instrumentenzugang). Die Hautinzision erfolgt ca. 2 cm lateral des vorderen Acromionendes. Über diesen Zugang werden folgende Instrumente für die Durchführung bursoskopischer Eingriffe eingebracht:
  - Tasthäckchen,
  - Shaver,
  - Ligamentfaßzange mit Schlittenmesser,
  - Weilzange,
  - Elektromesser,
  - Acromionizer.

Falls keine Arbeitskanüle verwendet wird, ist das schonende Einbringen der Instrumente besonders zu beachten, da bei mehrfachem Wechsel derselben der Musculus deltoideus erheblich in Mitleidenschaft gezogen werden kann.
- Ventraler Zugang (oszillierende Feile). Die Hautinzision liegt 1 cm ventral der Mitte des vorderen Acromionrandes. Diese Einstichstelle liegt meist genau in der gleichen sagittalen Ebene wie der dorsale Zugang. Dieser Umstand kann als Orientierungshilfe brauchbar sein. Über diesen Zugang wird die oszillierende Feile eingebracht. Wichtig ist es, die Haut nur soweit zu inzidieren, daß der Kopf der Feile gerade durchgeschoben werden

kann. Ansonsten tritt bei zu groß gewählter Inzision zu viel Spülflüssigkeit bei Betätigung der Feile aus, was die Sicht stark beeinträchtigen kann (Druckabfall im Subakromialraum) (s. Kap. 7).

Literatur

1. Andrews JR, Carson WG, Ortega K (1984) Arthroscopy of the shoulder: technique and normal anatomy. Am J Sports Med 12:1–7

2. Blachut PA, Day B (1989) Arthroscopic anatomy of the shoulder. J Arthrosc Related Surg 5:1–10

3. Cofield RH (1983) Arthroscopy of the shoulder. Mayo Clin Proc 58:501–508

4. Johnson LL (1980) Arthroscopy of the shoulder. Orthop Clin N Am 11:197–204

5. Johnson LL (1987) The shoulder joint. An arthroscopist's perspective of anatomy and pathology. Clin Orthop 223:113–125

6. Matthews LS, Terry G, Vetter WL (1985) Shoulder anatomy for the arthroscopist. Arthroscopy 1:83–91

7. Ogilvie-Harris DJ, Wiley AM (1986) Arthroscopic surgery of the shoulder. A general appraisal. J Bone Joint Surg [Br] 68:201–207

8. Seiler H (1990) Diagnostische Arthroskopie. In: Habermeyer P (Hrsg) Schulterchirurgie. Urban & Schwarzenberg, München, S 128–135

9. Skyhar MJ, Altchek DW, Warren RF, Wickiewicz TL, O'Brien SJ (1988) Shoulder arthroscopy with the patient in the beach-chair position. Arthroscopy 4:256–259

10. Wolf EM (1989) Anterior portals in shoulder arthroscopy. Arthroscopy 5:201–208

4 Diagnostische Arthroskopie

H. Thöni, H. Resch und G. Sperner

Die anatomische Beschaffenheit des Schultergelenkes prädestiniert es für die arthroskopische Untersuchung. Das Gelenksinnere ist geräumig, die Kapsel schlaff; so hätte nach Fick ein zweiter Humeruskopf im Gelenk Platz [10, 25]. Die arthroskopischen Zugänge sind wohl anatomisch etwas diffiziler als am Kniegelenk, jedoch ebensowenig traumatisierend und bei Beachtung weniger, klarer Regeln ungefährlich [6].

Doch erst die Fortschritte der offenen Schultergelenkschirurgie und die damit verbundene Verfeinerung und Innovation in der Diagnostik (CT, NMR, Sonographie) brachten neue Erkenntnisse und damit neue Fragen. Fragen, die den Einsatz der Arthroskopie mit der Möglichkeit der synoptischen Wertung anatomischer und funktioneller Parameter forderten. Daneben bestand das Bestreben, Morbidität und Rehabilitationszeit nach Eingriffen zu reduzieren [8].

So ist die Arthroskopie des Schultergelenkes in ausgewählten Fällen ein ausgezeichnetes Diagnostikum, vornehmlich jedoch der erste Schritt zur arthroskopischen Chirurgie.

Indikationen

Für die Abklärung von Verletzungen und Erkrankungen des Schultergelenkes steht uns eine Vielzahl von Untersuchungsmöglichkeiten zur Verfügung, wobei die Arthroskopie als invasive, mit beträchtlichem Aufwand verbundene Maßnahme die letzte Stufe der Diagnostik darstellt [5].

Standardröntgen, Anamnese und klinische Untersuchung ergeben eine Verdachtsdiagnose und induzieren weitere Schritte der Abklärung. Spezielle Röntgeneinstellungen präzisieren Frakturen und sekundäre Veränderungen am knöchernen Skelett, während die Sonographie der Untersuchung von Rotatorenmanschette und Bizepssehne dient. Die genauere Lokalisation von Frakturen, insbesondere der Skapula, das Ausmaß von arthrotischen Veränderungen lassen sich im Nativ-Computertomogramm erkennen. Für Instabilitäten bietet sich der Einsatz der Doppelkontrast-Computertomographie an, um die adäquate offene Operationsmethode zu wählen und die Frage nach der arthroskopischen Sanierbarkeit zu beantworten.

Die Arthrographie identifiziert Läsionen der Rotatorenmanschette, die der Sonographie verborgen bleiben, nämlich kleine oder inkomplette synovialseitige Rupturen und bestätigt die Verdachtsdiagnose der frozen shoulder.

Die Kernspintomographie stellt Muskeln und Sehnen des Schultergelenkes ausgezeichnet dar. Aus ökonomischen Gründen und wegen der langen Untersuchungsdauer ist der routinemäßige Einsatz derzeit noch nicht möglich.

Verbleiben noch wesentliche offene Fragen, so ergibt sich die Indikation zur diagnostischen Arthroskopie, die jedoch bei zunehmender klinischer Erfahrung und exakter Abklärung immer mehr der Bestätigung und Graduierung der Diagnose dient. Bei entsprechendem Befund, ausreichender technischer Qualifikation und Ausrüstung läßt sich die arthroskopische Operation anschließen.

Indikationen zur Arthroskopie des Schultergelenkes:
- vordere Subluxation,
- traumatische Erstluxation,
- multidirektionale Instabilität,
- unklare Luxationsrichtung,
- freie Gelenkskörper,
- frozen shoulder,
- Gelenksinfekt,
- Impingementsyndrom,
- therapieresistente, unklare Schmerzzustände.

- Rezidivierende Subluxation nach vorne. Der Patient klagt über einschießende Schmerzen (dead arm syndrome) und Instabilitätsgefühl bei der Außenrotation des abduzierten Armes (Tennisaufschlag). Die klinische Untersuchung zeigt einen hochpositiven Apprehensiontest bei negativen Impingementtests [20].
- Traumatische Erstluxation. Kommt es bei einem Patienten, der eine Sportart wie Klettern oder Wildwasserpaddeln ausübt, zu einer erstmaligen Schulterverrenkung, so wäre dieser Sportler durch eine Reluxation unter Umständen vital gefährdet. Daher scheint in diesem Fall die arthroskopische Abklärung des strukturellen Schadens und eine Behebung desselben angezeigt [16, 25].
- Multidirektionale Instabilität. Arthroskopisch festgestellte sekundäre Läsionen an Kopf oder Pfanne verbessern die Prognose eines eventuellen operativen Eingriffs.
- Unklare Luxationsrichtung. Ist bei einer rezidivierenden oder habituellen Schulterverrenkung die Richtung derselben auch im Computertomogramm nicht feststellbar, so kann die Arthroskopie mit gleichzeitiger funktionell-dynamischer Prüfung Klarheit verschaffen [11].
- Verdacht auf freie Gelenkskörper. Rezidivierende Einklemmungen oder intraartikuläres Schnappen, eventuell mit positivem Röntgenbefund, indizieren die Gelenksspiegelung. Diese kann Auskunft geben über Herkunftsort und Genese, die arthroskopische Entfernung gelingt mühelos.
- Frozen shoulder. Eine idiopathische adhäsive Capsulitis, die durch eine sogenannte Distensionsarthroskopie unter forcierter Füllung des Gelenkes schonend mobilisiert werden kann [21].
- Infektes Schultergelenk. Das Schultergelenk wird arthroskopisch gespült und das Ausmaß des Infektes beurteilt [11]. Bei Bedarf läßt sich mit dem Shaver eine Teilsynovektomie durchführen und eine Saugspüldrainage einlegen.

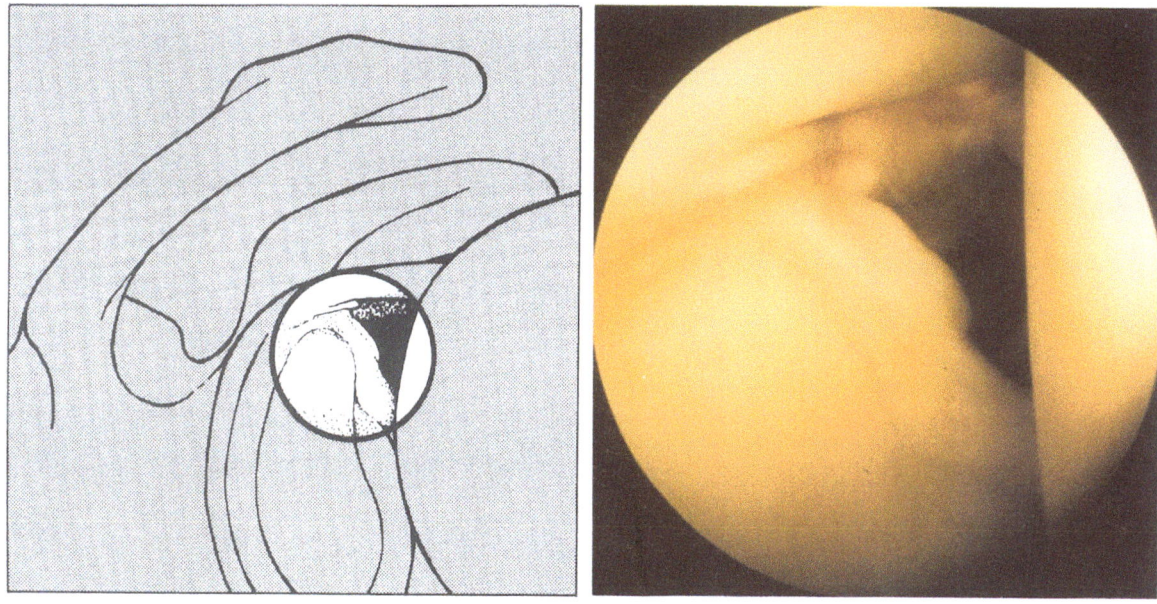

Abb. 37. Intaktes ventrokraniales Labrum, der Ursprung der langen Bizepssehne ist mit kranialem Labrumanteil ident

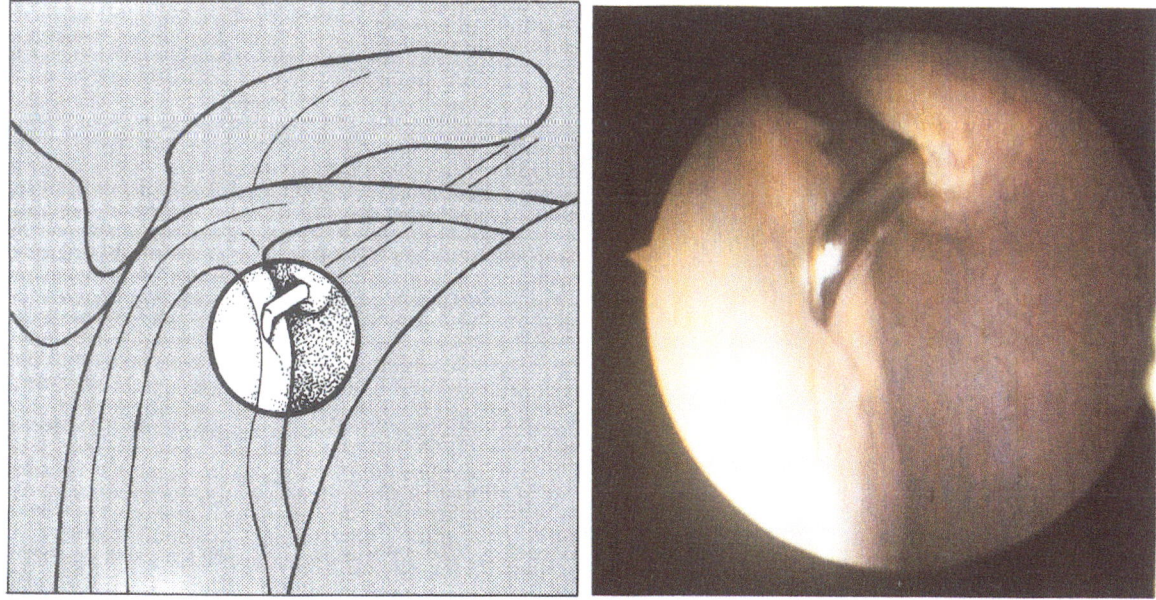

Abb. 38. Palpatorische Untersuchung des ventralen Labrum auf seine Festigkeit: es zeigt sich intakt; das Häkchen tritt kranial der Subscapularissehne ins Gelenk

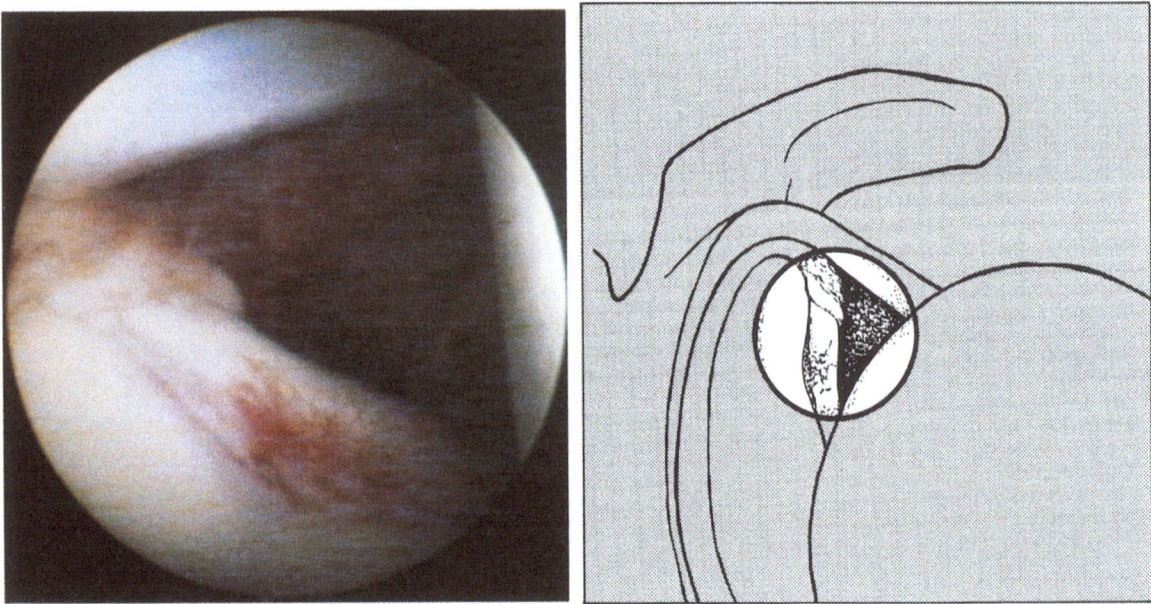

Abb. 39. Synovitische Rötung des kranialen ventralen Labrum und der angrenzenden Schultervorderwand: Instabilitätsimpingement?

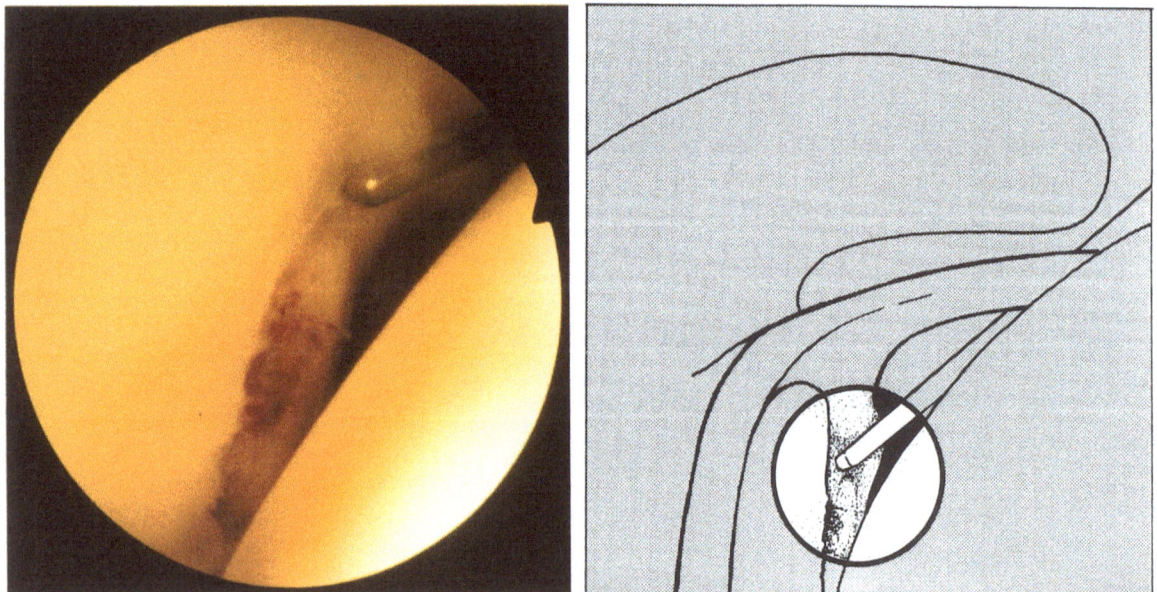

Abb. 40. Traumatische Ablösung des ventralen Labrum glenoidale im Bereich der Incisura glenoidalis („Pfannenkerbe"), durch anhaftende Blutpunkte als frisch erkennbar

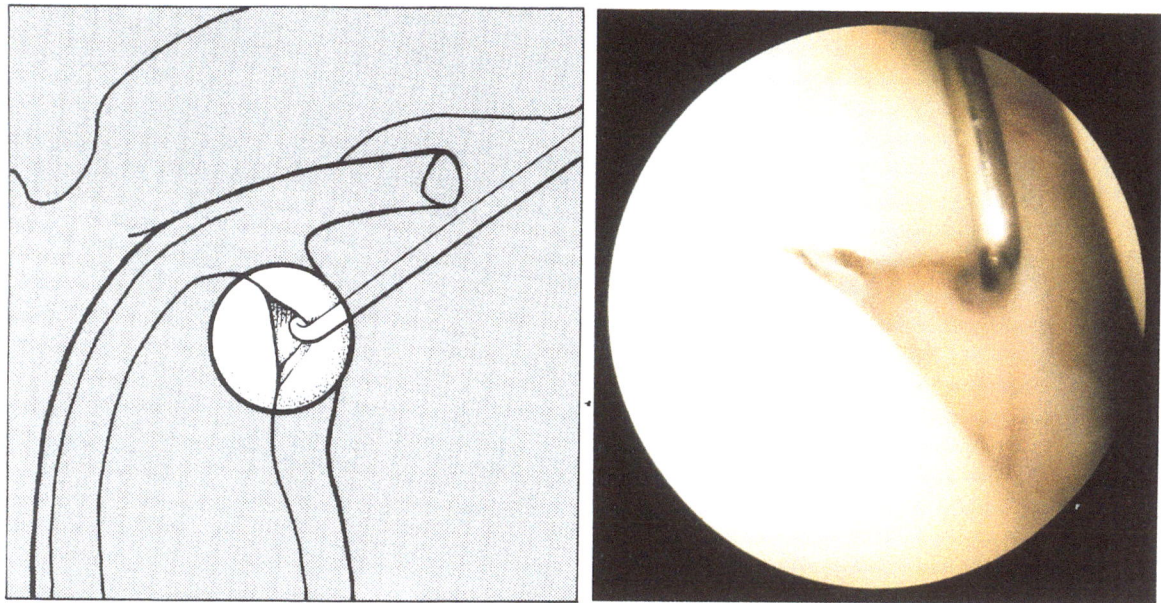

Abb. 41. Ablösung des Labrum glenoidale am Pfannenrand vorne oben: Andrews-Läsion

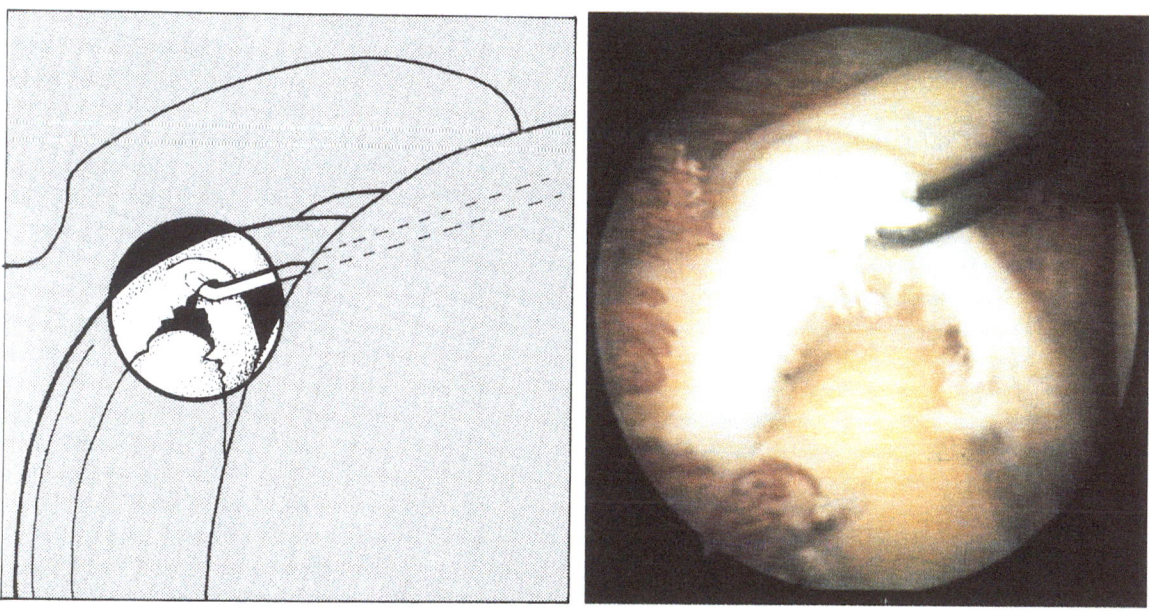

Abb. 42. Kappenförmige Ablösung des Labrum glenoidale am oberen Pfannenpol samt Bizepssehnenansatz: S.L.A.P.-Läsion. Die Umgebung synovitisch verändert

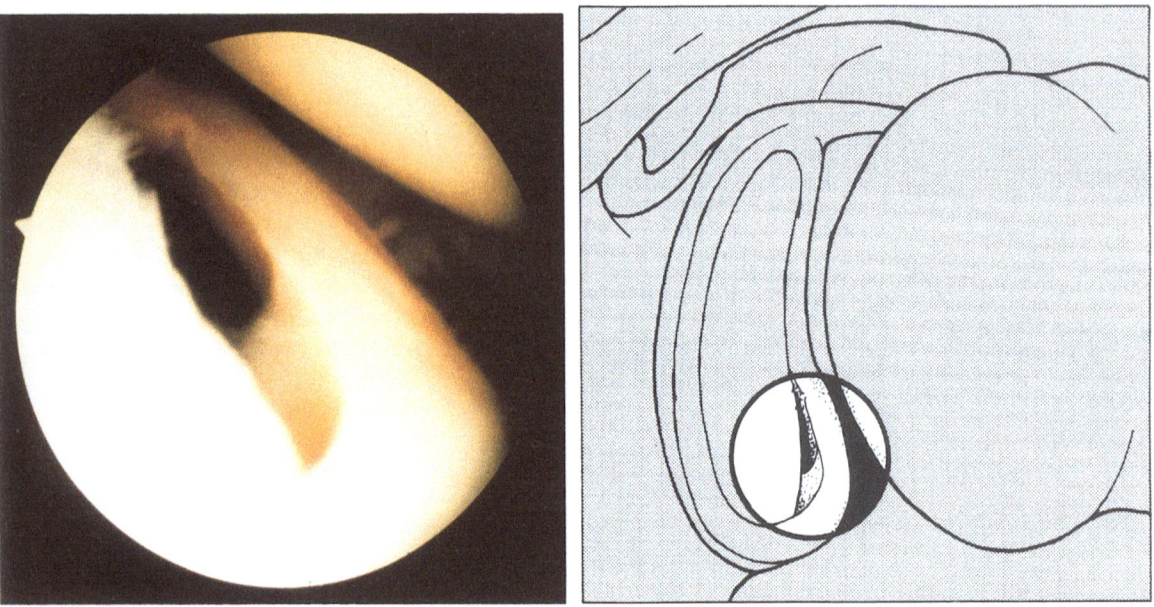

Abb. 43. Ablösung des Labrum glenoidale vorne unten: Bankart-Läsion

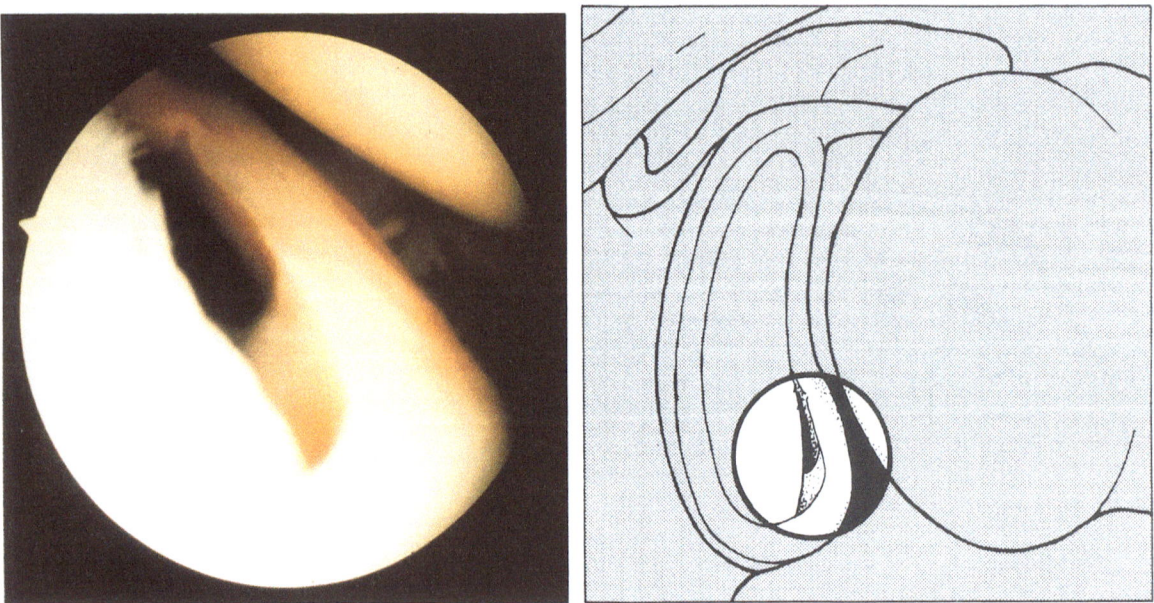

Abb. 44. Labrumablösung am Pfannenrand vorne oben, damit verbundene Insuffizienz der mittleren Glenohume-
ralbänder

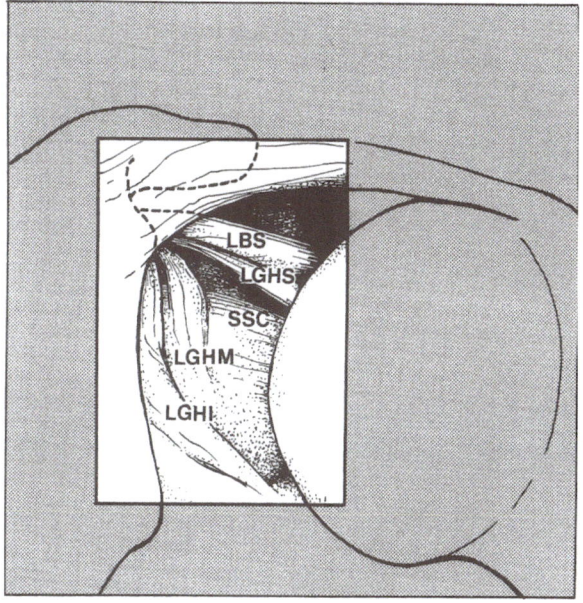
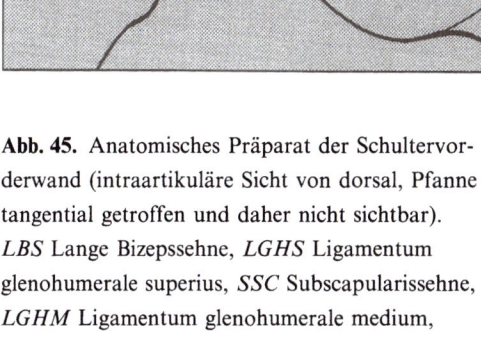
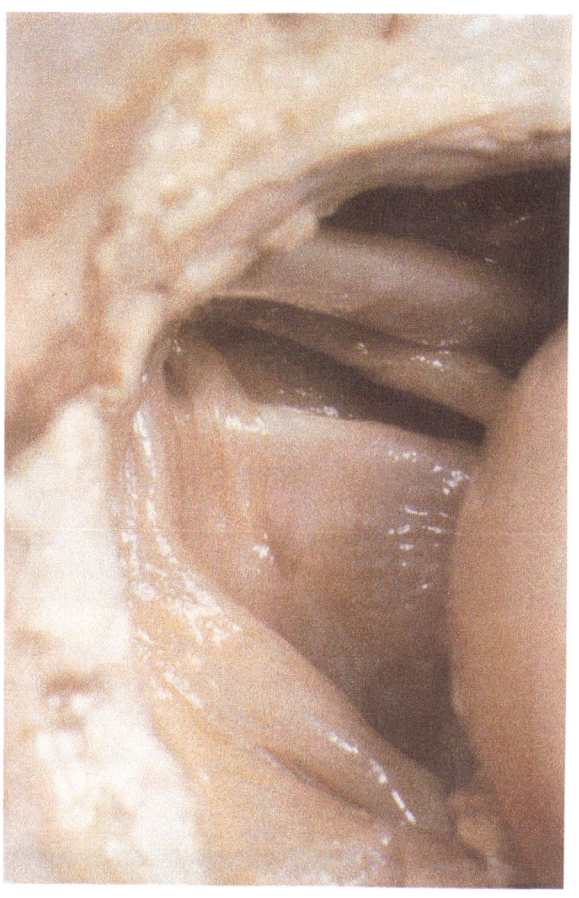

Abb. 45. Anatomisches Präparat der Schultervorderwand (intraartikuläre Sicht von dorsal, Pfanne tangential getroffen und daher nicht sichtbar). *LBS* Lange Bizepssehne, *LGHS* Ligamentum glenohumerale superius, *SSC* Subscapularissehne, *LGHM* Ligamentum glenohumerale medium, *LGHI* Ligamentum glenohumerale inferius

- Impingementsyndrom. Bei sonographisch und arthrographisch intakter Rotatorenmanschette sowie positivem LA-Test ergibt sich bei konservativer Therapieresistenz von einem halben Jahr die Indikation zur Acromioplastik. Vorher sollte arthroskopisch ein sogenanntes sekundäres Impingement bei einem Limbusschaden am vorderen oberen Pfannenrand ausgeschlossen werden (s. Kap. 6.3).
- Therapieresistenter, unklarer Schulterschmerz. Dieser ist eine der wenigen Indikationen zur primär rein diagnostischen Arthroskopie.

Technische Durchführung

Anästhesie

Die Regionalanästhesie in Form der Skalenusblockade ist wohl mittlerweile die anästhesiologische Methode der Wahl für die Durchführung einer diagnostischen Schulterarthroskopie.

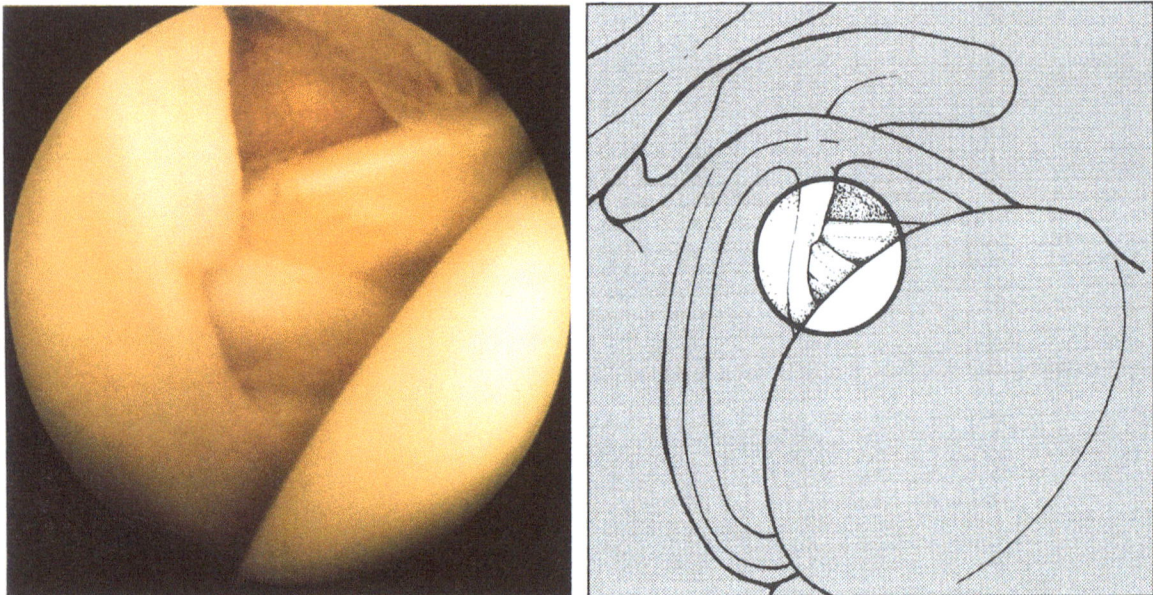

Abb. 46. Ausschnitt der Schultervorderwand einer gesunden rechten Schulter: ventrales, intaktes Labrum glenoidale; freier, prominenter Oberrand der Subscapularissehne (Leitstruktur!); spitzwinkelig dazu das nach kaudolateral verlaufene Ligamentum glenohumerale medium

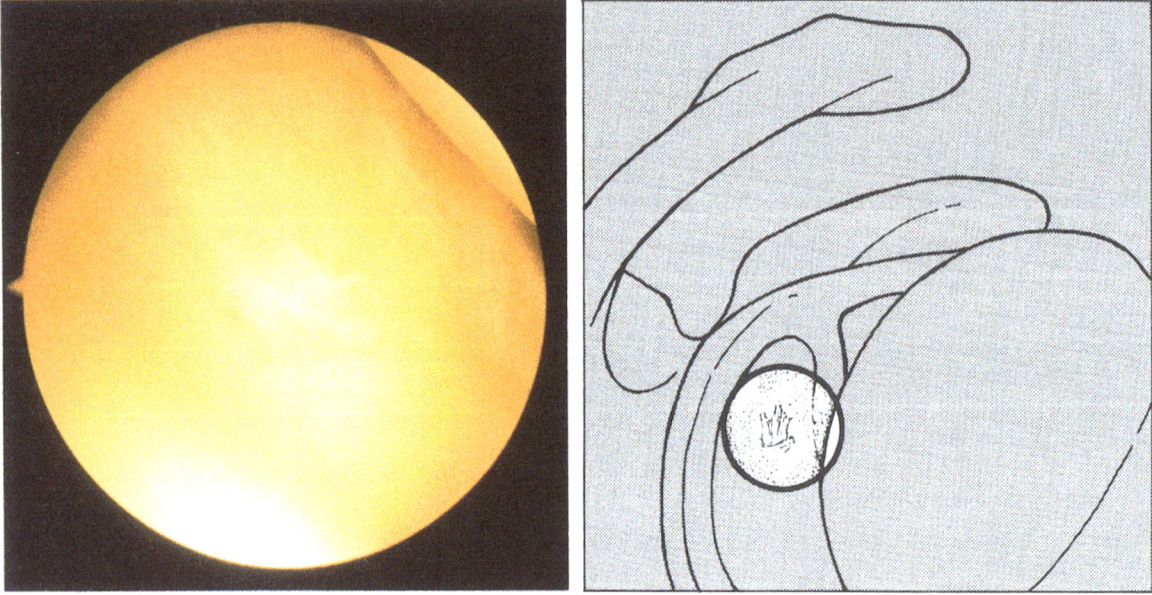

Abb. 47. Facies glenoidalis mit zentralem Knorpelschaden (der Knorpelbelag ist hier am dünnsten); das im Bereich der Inzisur sichtbare Labrum glenoidale ist intakt

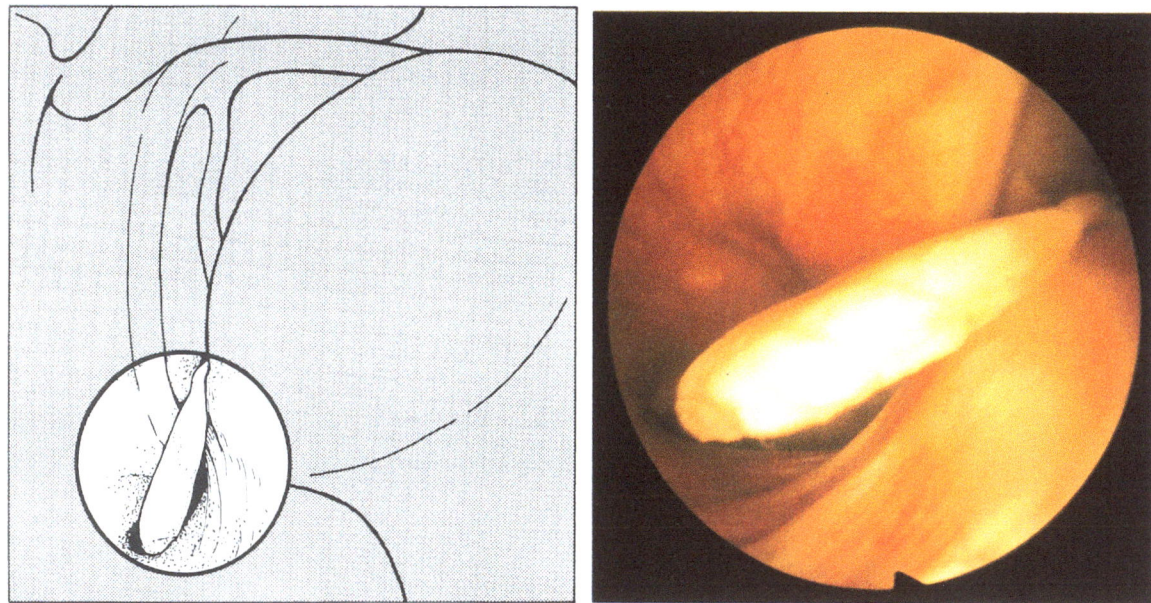

Abb. 48. Freier Gelenkskörper im Recessus axillaris (Prädilektionsstelle), der dorsokaudale Anteil des Pfannenrandes ist zu erkennen

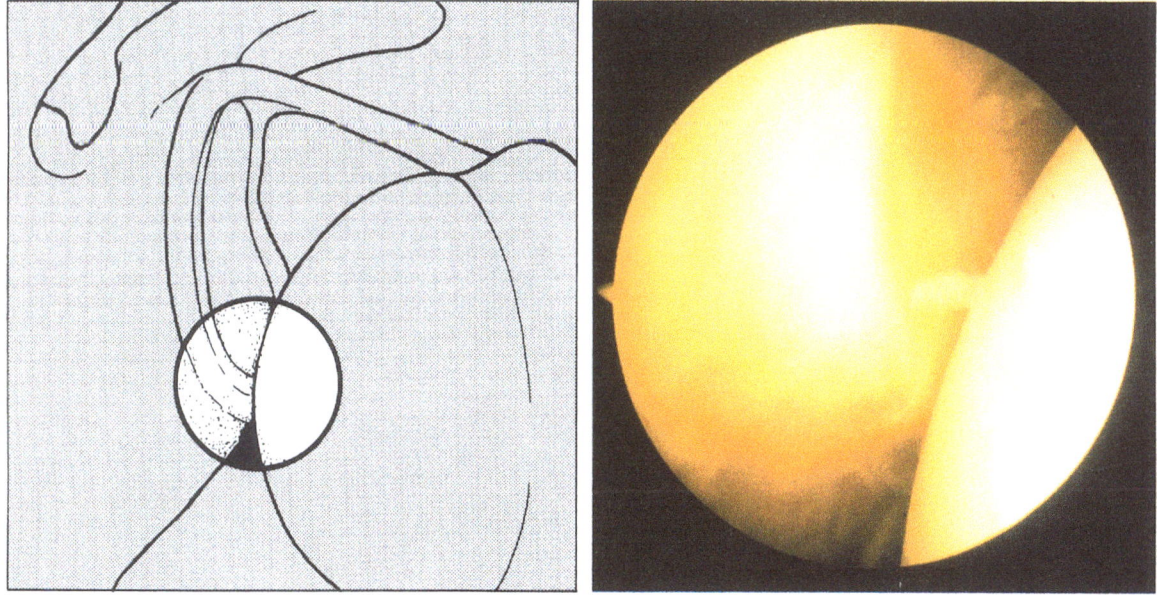

Abb. 49. Dorsokaudaler Pfannenrand mit intaktem, flachem Labrum glenoidale, zentraler Knorpelschaden der Facies glenoidalis

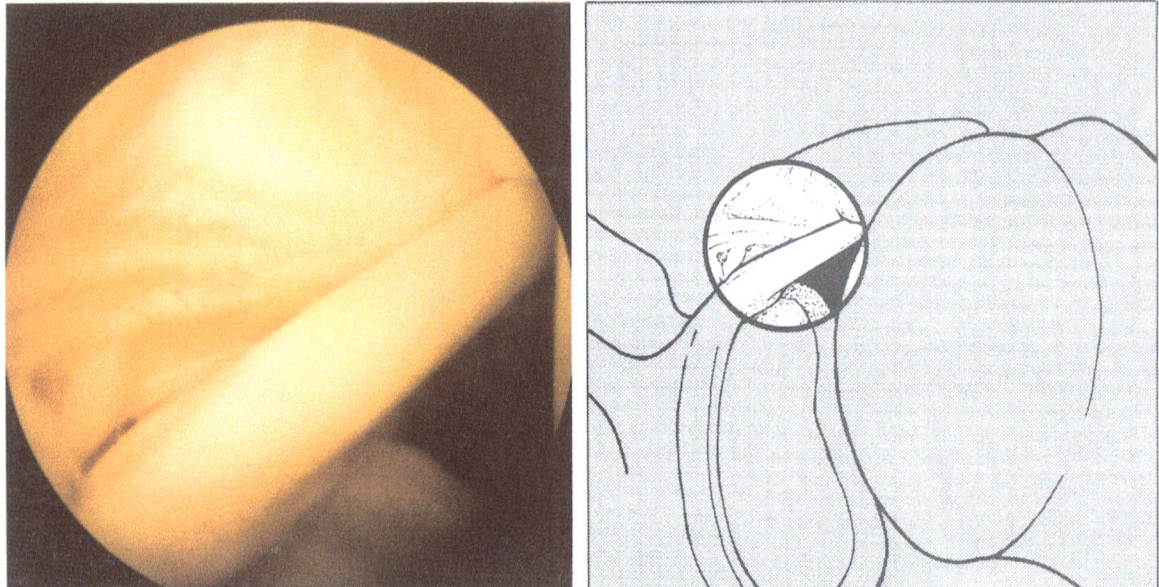

Abb. 50. Bizepssehne, vom kranialen Pfannenpol schräg nach vorne über dem Humeruskopf wegziehend, Bizepssehne und sichtbarer Anteil der Rotatorenmanschette sind unauffällig

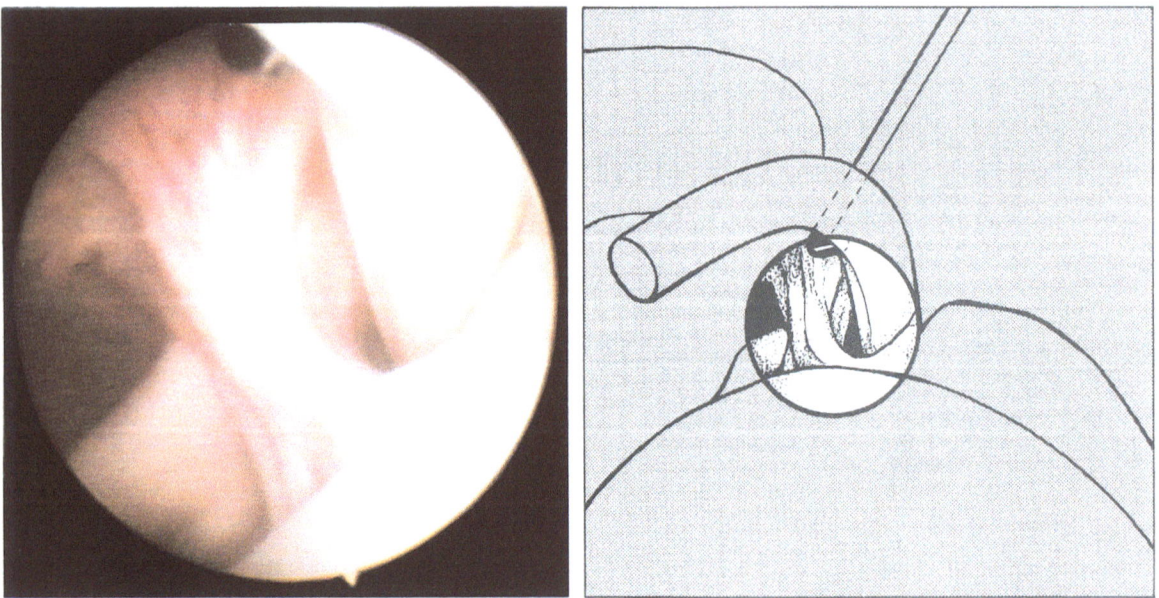

Abb. 51. Detailsicht des Eintritts der Bizepssehne in den Sulcus intertubercularis; dorsalseitig umschlungen von
einem Ausläufer des Ligamentum glenohumerale superius, medial ist der Oberrand der Subscapularissehne noch
sichtbar

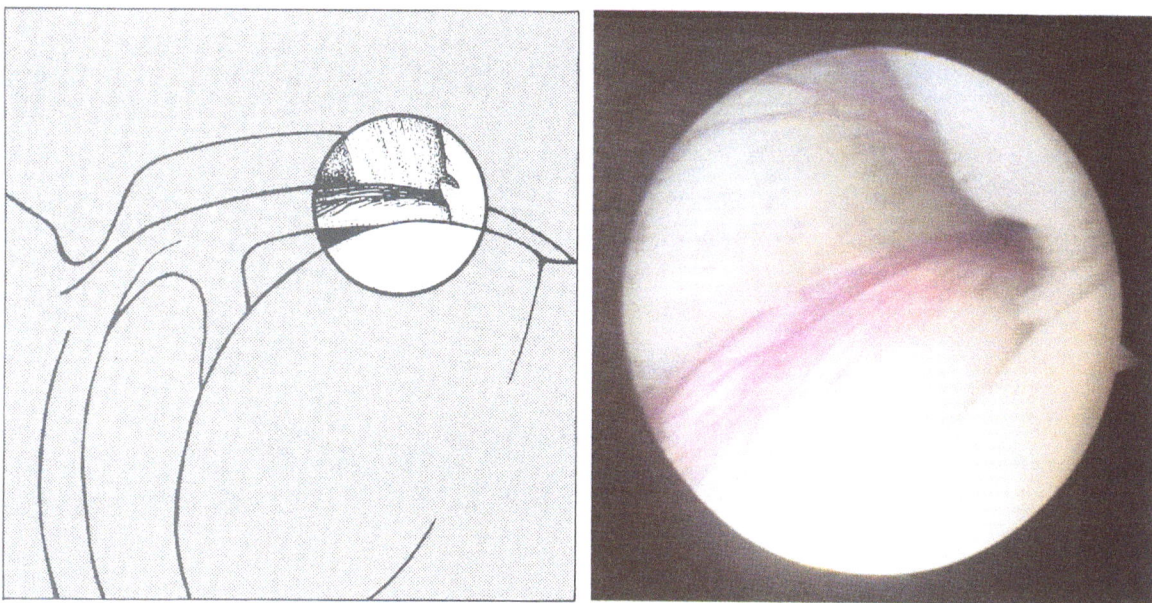

Abb. 52. Synovitis der langen Bizepssehne am Eintritt in den Sulcus intertubercularis, angrenzende Rotatorenmanschette inkomplett rupturiert

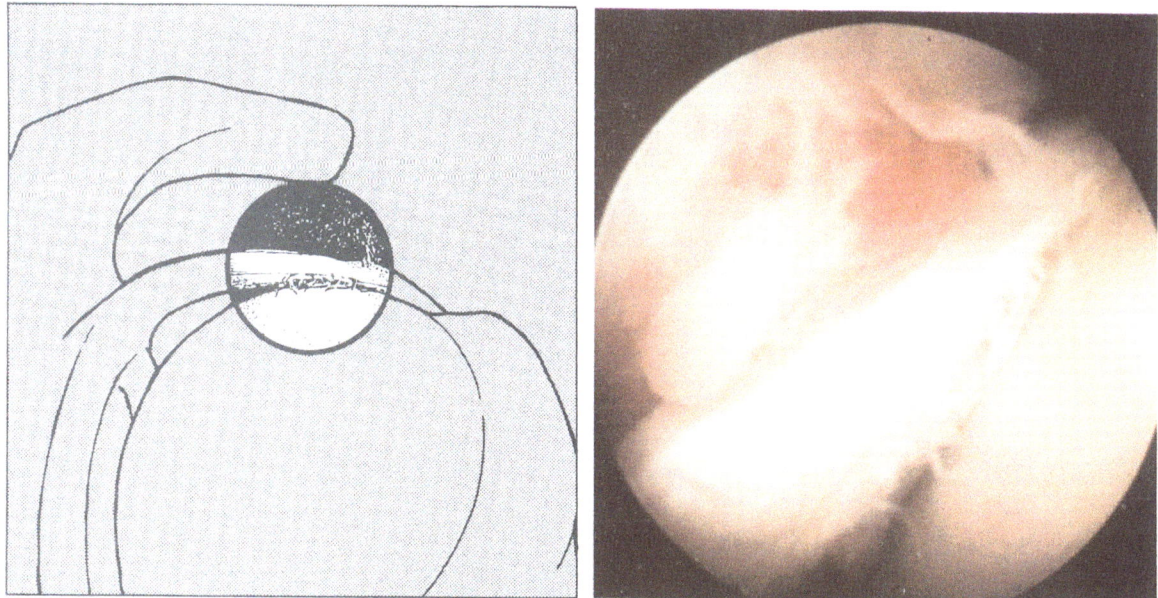

Abb. 53. Fasrig degenerierte, ausgedünnte Bizepssehne, benachbarte Rotatorenmanschette von synovitischem Pannus bedeckt (kausaler Zusammenhang?, Läsion der Rotatorenmanschette?)

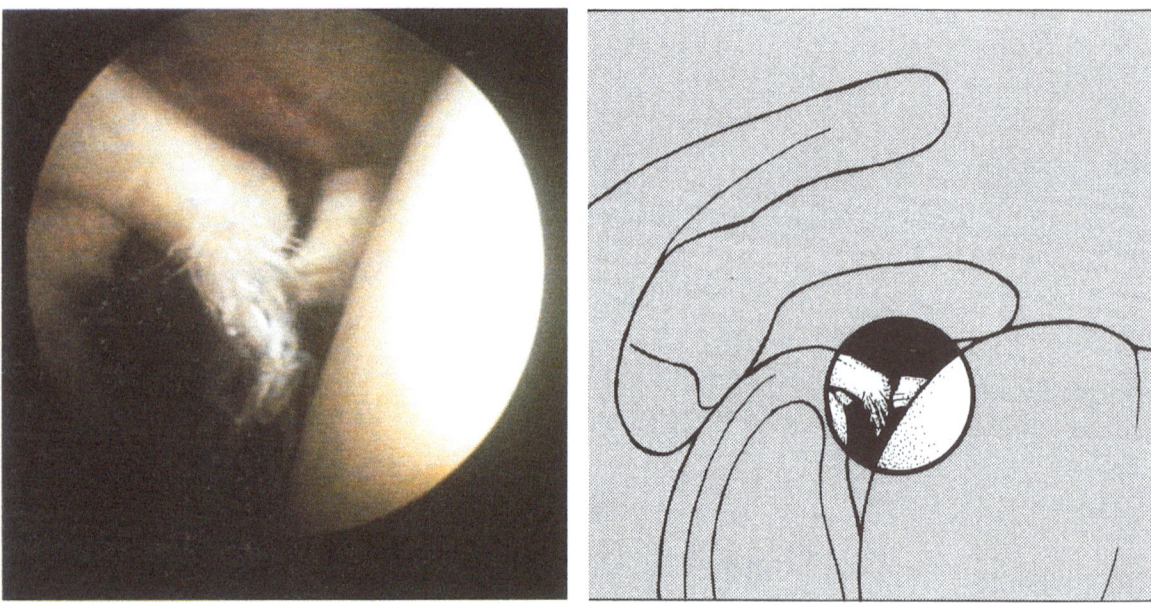

Abb. 54. Teilruptur bei Degeneration der langen Bizepssehne, im Hintergrund Synovitis der Rotatorenmanschette

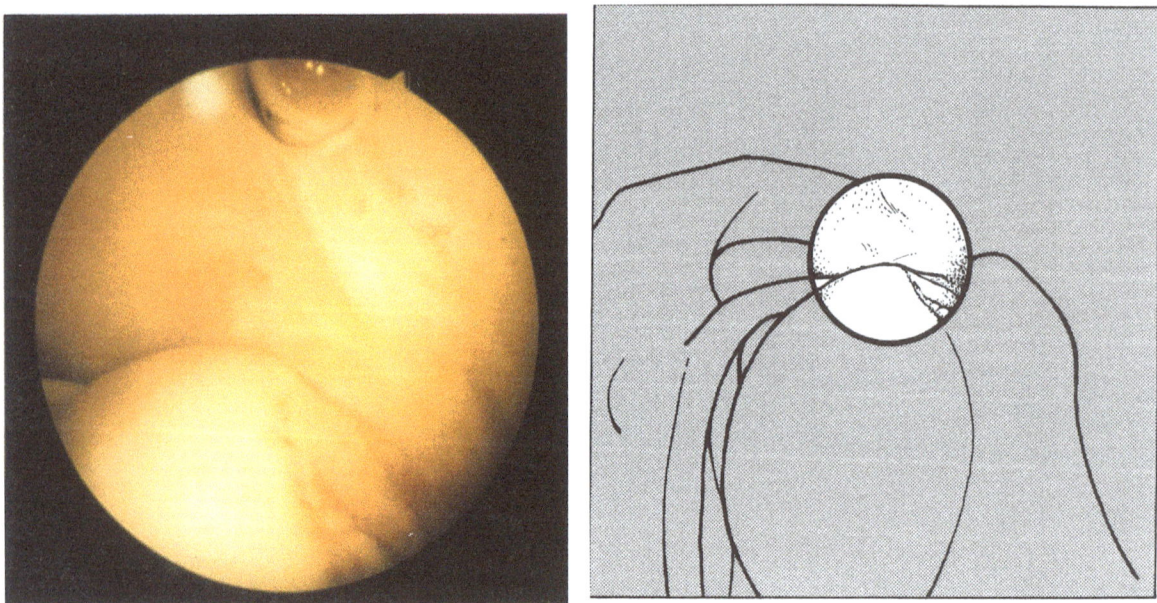

Abb. 55. Ansatznahe Rotatorenmanschette (Infraspinatussehne) mit dorsolateral am Humeruskopf gelegener knorpelfreier Zone („Sulcus" nach DePalma)

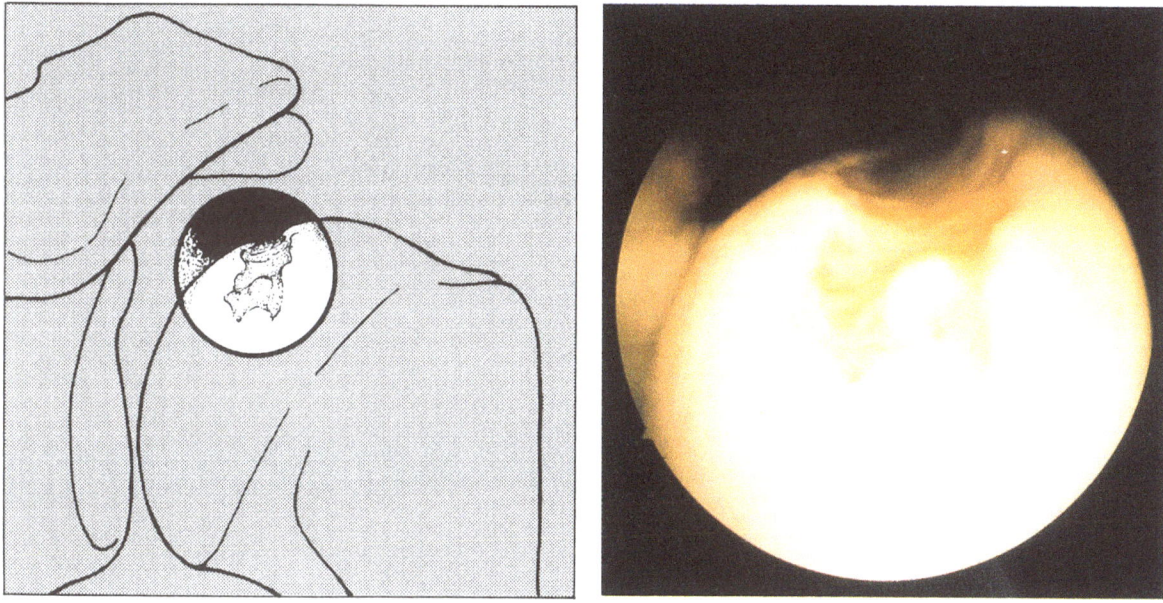

Abb. 56. Hill-Sachs-Läsion dorsolateral am Humeruskopf; osteochondrale Impressionsfraktur bereits abgerundet und geglättet, also alt

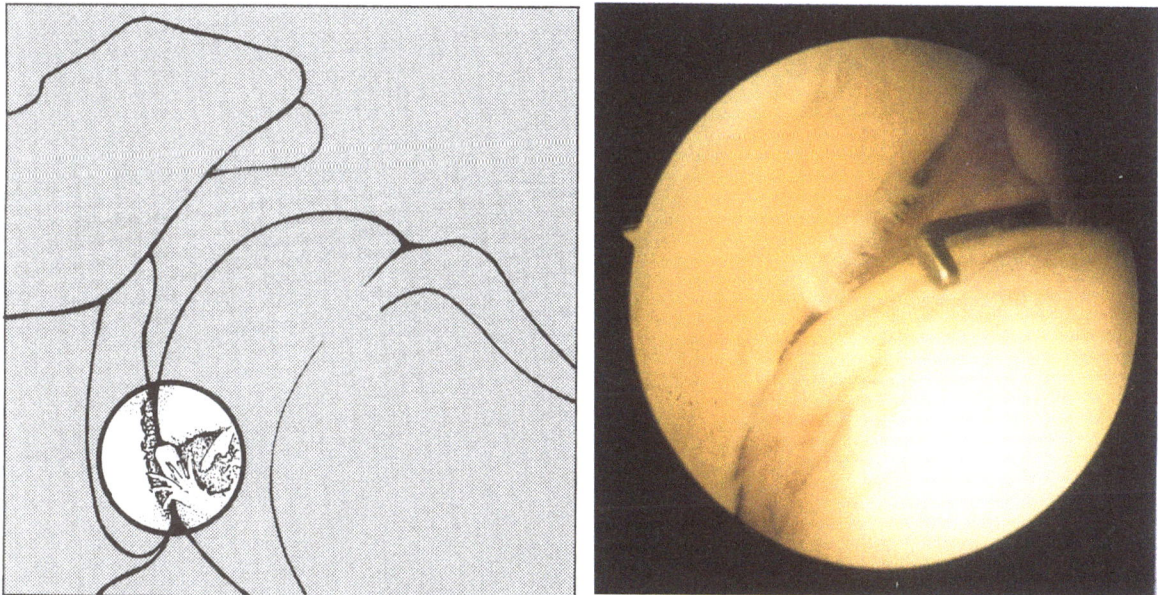

Abb. 57. Rein chondraler Schaden am Humeruskopf bei rezidivierender Subluxation, korrespondierende Knorpelläsion am ventralen Rand der Facies glenoidalis

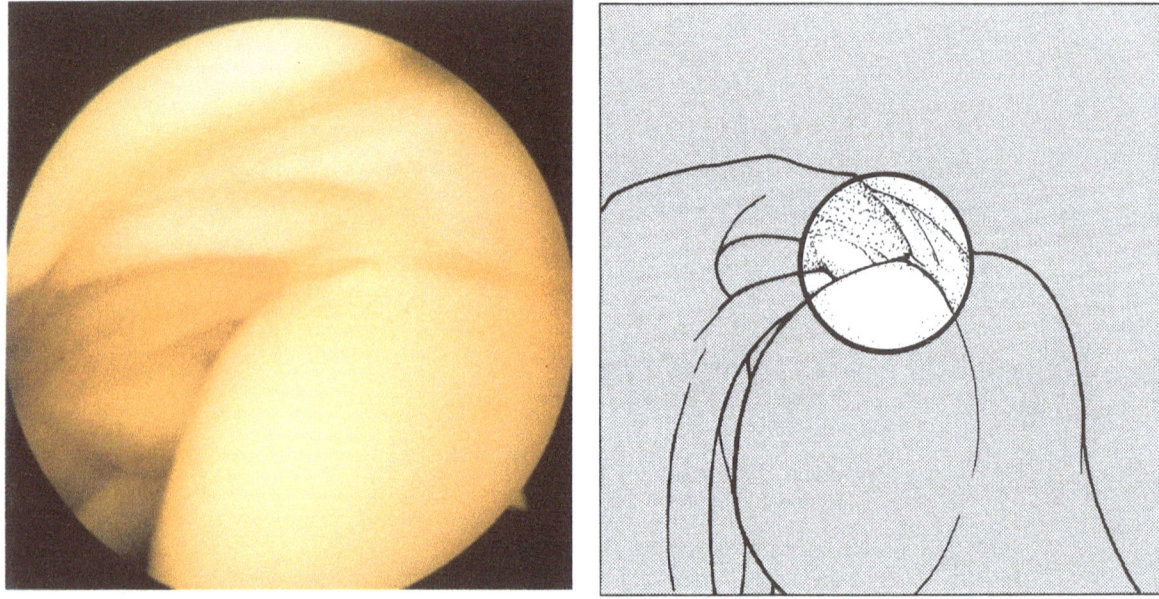

Abb. 58. Rotatorenmanschettenansatz am Rand des kopfbedeckenden Knorpels (Fältelung nahe der Umschlagfalte)

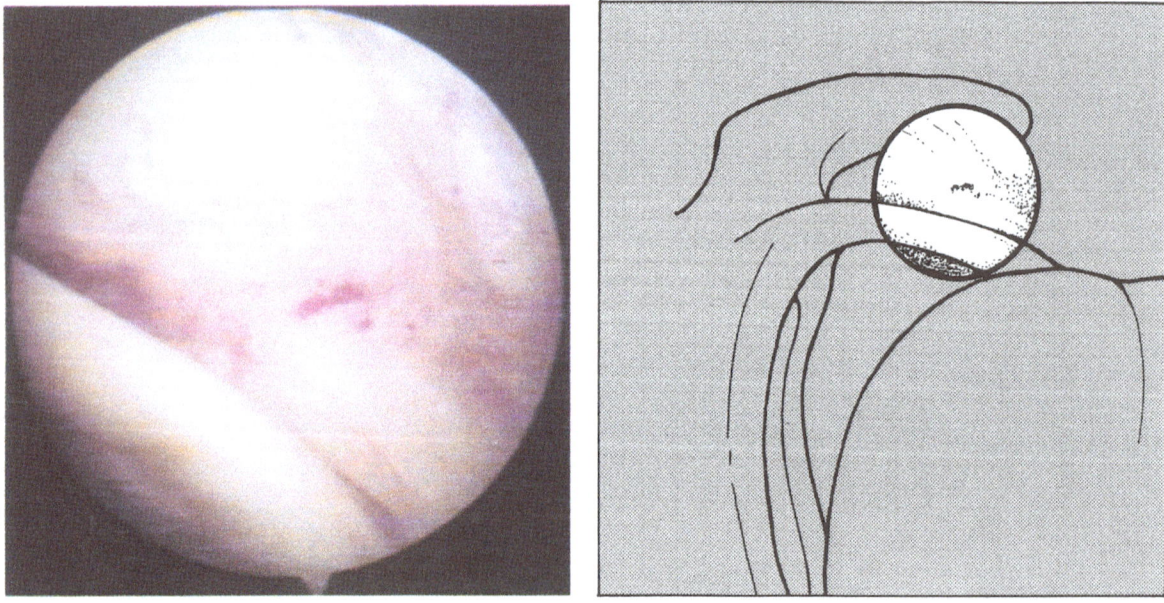

Abb. 59. Lokale Synovitis der Rotatorenmanschette: exakte palpatorische Untersuchung, eventuell Bursoskopie indiziert

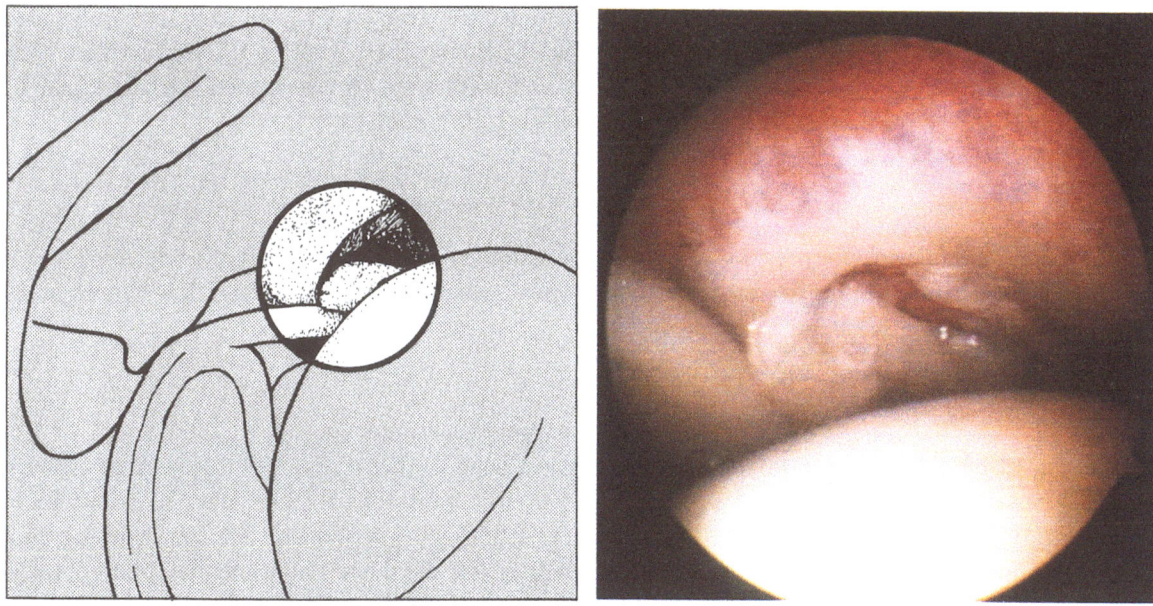

Abb. 60. Ruptur der Rotatorenmanschette im ansatznahen Supraspinatusbereich, Umgebung synovitisch verändert

Ein eventuell notwendiger Eingriff im Subakromialraum und der eine Regionalanästhesie ablehnende Patient erfordern die Allgemeinnarkose. Letztere ermöglicht die Reduzierung der Blutungsneigung durch systemische Blutdrucksenkung, wobei die Blutungsneigung im Glenohumeralgelenk nur selten behindernde Ausmaße annimmt (Kap. 2).

Lagerung

Die Halbseitenlage des Patienten mit Neigung des Oberkörpers nach dorsal erfordert beim Umstieg auf ein offenes Operationsverfahren die Umlagerung, neuerliche Hautdesinfektion und Abdeckung. Allein die offene Acromioplastik ist auch in unveränderter Position gut möglich [18].

Alternativ kann bei halbsitzender Lagerung (beach-chair-position) arthroskopiert werden: bei hochgeklapptem Oberteil des Operationstisches sitzt der Patient auf einem dicken Schaumstoffpolster. Somit überragt die zu arthroskopierende Schulter die Oberkante des Operationstisches und ist frei zugänglich, der Kopf des Patienten ist auf einer entsprechenden Stütze gelagert. Für diese Position spricht die Möglichkeit, nach der Arthroskopie alle schulterchirurgischen Eingriffe ohne Umlagerung durchführen zu können [12, 26].

Die Verwendung einer speziellen Ellbogenhalterung in Rechtwinkelstellung des Gelenkes ermöglicht neben dem Anbringen der Extensionsschnur kontrollierte Rotationsbewegungen durch die Assistenz. Diese sind notwendig zur vollständigen Inspektion von Rotatorenmanschette und Humeruskopf sowie zur funktionellen Prüfung der ventralen Stabilisatoren [20].

Zur reinen diagnostischen Untersuchung genügen als Zuggewicht 3 bis 5 kg bei Halbseitenlagerung und 2 bis 3 kg bei Rückenlagerung. Arthroskopiert wird im flüssigen Milieu (Ringer- oder Zuckerlösung), die Füllung des Gelenkes wird durch starkes Hochhängen des Flüssigkeitsbeutels oder durch eine Pumpe konstant gehalten.

Abdeckung

Nach dreifacher Desinfektion des Operationsfeldes empfiehlt sich die Abdeckung durch selbstklebende Einmalpapiertücher, die steriles Arbeiten garantieren und den Patienten vor Durchnässung schützen.

Ausrüstung

Das Standardinstrumentarium für die diagnostische Arthroskopie des Glenohumeralgelenkes besteht aus einem Arthroskopieschaft 5 mm mit stumpfem Troikar, einer 30° Weitwinkeloptik und einer 70° Weitwinkeloptik, die nur selten gebraucht wird. Die Verwendung eines Tasthäkchens ist obligat und besonders wichtig für die Labrumdiagnostik; das gebogene Häkchen dient der Austastung der Rotatorenmanschette [19]. Darüber hinaus werden eine Weilzange (Rangeur), eine Faßzange und eine Hakenschere aufgelegt. Der ebenfalls bereitstehende Shaver ermöglicht uns die erweiternde diagnostische Bursoskopie.

Zugänge

Nach dem Konturieren der Landmarken zeichnet man die eventuell notwendigen Zugänge ein. Dies sind für die diagnostische Arthroskopie des Glenohumeralgelenkes der dorsale Zugang und der ventrale Standardzugang. Die dorsale Inzision liegt 1,5 cm medial und 1 cm kaudal des Angulus acromialis und ist der obligate Eintritt für die Optik. Die Inzision für den vorderen Standardzugang setzt man unmittelbar lateral der Coracoidspitze, das Häkchen soll kranial der Subscapularissehne in das Gelenk eintreten.

Arthroskopischer Untersuchungsgang

Die vielfach empfohlene primäre Punktion und Auffüllung des Gelenkes mit Ringerlösung (30 ml) empfiehlt sich für den weniger Routinierten, um mit der dünnen Punktionsnadel die Eintrittsebene in das Gelenk festzulegen, sich durch Aspiration aus dem Gelenk von der richtigen Lage der Kanüle zu überzeugen und die Gefahr von intraartikulären Verletzungen bei Eintritt des Arthroskopieschaftes in das Gelenk zu minimieren [11, 13].

Bei alleiniger Verwendung des stumpfen Troikars und entsprechender Erfahrung kann auf die primäre Gelenkspunktion auch verzichtet werden. Nach Inzision der Cutis werden alle tieferen Strukturen durch drehende Bewegungen des Arthroskopieschaftes beiseite gedrängt. Die zweite Hand des Operateurs liegt der Schultervorderseite an, der Mittelfinger am Humeruskopf, der Zeigefinger am Coracoid. Auf diese Weise kann während des Vorschiebens des Arthroskopieschaftes in Richtung Coracoid beim Auftreten eines knöchernen Widerstandes sehr gut am Druck auf Zeige- oder Mittelfinger unterschieden werden, ob es sich dabei um den Oberarmkopf oder den dorsalen Pfannenrand handelt. Der dorsale Pfannenrand ist mit der stumpfen Troikarspitze gut tastbar, lateral davon ist die Kapsel als feste, aber elastische Struktur zu identifizieren. Wird nun der Oberarmkopf durch den Assistenten durch Seilzug in der Axilla aus der Pfanne gehebelt und die Kapsel dabei angespannt, so kann sie durch erheblichen, aber kontrollierten Kraftaufwand perforiert werden.

Bei exakt intraartikulärer Lage kann der Arthroskopieschaft in der Pfannenebene geschwenkt werden. In die Axilla wird eine fest gewickelte Tuchrolle als Hypomochlion eingelegt, welche den Gelenkraum zusätzlich erweitert.

Nun wechselt man Troikar gegen Optik und füllt das Gelenk mit Ringerlösung. Meist ist man mit dem Arthroskop zu tief in das Gelenk eingedrungen, die unmittelbar vor der Optik befindliche Schultervorderwand erschwert die Orientierung. Nach kontrolliertem Zurückziehen des Arthroskops lassen sich lange Bizepssehne und Humeruskopf unschwer identifizieren. Bei Verwendung eines Videosystems empfiehlt es sich, die Kamera so an der Optik zu justieren, daß die Pfannenebene der Senkrechten am Bildschirm entspricht.

Das Einführen des obligat zu verwendenden Häkchens erfolgt über den ventralen Standardzugang, die Inzision liegt unmittelbar lateral der Coracoidspitze. Das Tastinstrument wird unter ständigem Drehen vorgeschoben und soll am Oberrand der Subscapularissehne in das Schultergelenk eintreten. Im speziellen notwendig ist die optisch kontrollierte Palpation für die Beurteilung von Labrum glenoidale und Rotatorenmanschette (Abb. 38).

Die Inspektion des Glenohumeralgelenkes sollte in vollständiger und standardisierter Weise erfolgen: ausgehend von der Bizepssehne als Leitstruktur schwenkt man zu deren Ursprung am oberen Pfannenpol, folgt dem Verlauf des ventralen Labrum glenoidale und beurteilt dabei auch Glenoid und Schultervorderwand. Nach Einsicht in den Recessus axillaris geht der Weg über das dorsale Labrum zum Bizepssehnenursprung zurück (Abb. 49). Nur selten ist dabei die Verwendung einer 70° Optik notwendig. Nun verfolgt man die Bizepssehne nach distal bis zum Eintritt in den Sulcus intertubercularis, dreht die Optik über den Oberarmkopf in Richtung Rotatorenmanschettenansatz und identifiziert dabei die knorpelfreie Zone des Caput humeri oder eine eventuell vorhandene Hill-Sachs-Läsion. Durch Drehen des Arthroskops, Schwenken desselben in der Horizontalebene (auf den Patienten bezogen) und gleichzeitige Rotation des Oberarms durch den Assistenten ist die Rotatorenmanschette vollständig übersehbar.

Ist eine arthroskopische Operation oder diagnostische Bursoskopie nicht vorgesehen, so beendet man die Arthroskopie nach Spülung des Gelenks. Restliche Spülflüssigkeit wird abgesaugt, nur bei intraartikulärer Blutung eine Redondrainage durch den Schaft eingelegt und das Arthroskop herausgezogen. Der Verschluß der Hautinzisionen erfolgt durch Einzelknopfnähte und der Arm wird durch eine Mitella ruhiggestellt. Eine manchmal vorhandene Schwellung der Schulterregion durch Flüssigkeitsansammlung in den Weichteilen ist harmlos und resorbiert sich innerhalb von 24 Stunden. Die Arbeitsfähigkeit des Patienten ist in Abhängigkeit vom Grundleiden nach spätestens 10 Tagen gegeben.

Labrum glenoidale

Die Knorpelfläche des Humeruskopfes steht in einem Verhältnis von 3–4:1 zur Cavitas glenoidalis. Dieses Mißverhältnis zwischen den Gelenksflächen wird durch das Labrum glenoidale teilweise ausgeglichen. Diese Gelenkslippe umfaßt das Glenoid ringförmig und ist im Querschnitt dreieckig. Das Labrum sitzt mit seiner Basis dem Glenoid auf, die mediale Fläche ist vornehmlich anterokaudal, kaudal und dorsal mit der Gelenkskapsel verwachsen, die freie Facette weist Richtung Gelenk (Abb. 36). Im Gegensatz zur arthroskopischen Situation legt es sich bei intraartikulärem Normaldruck durch den Zug der Rotatorenmanschette dem Humeruskopf an.

Fälschlicherweise als knorpelig bezeichnet, besteht das Labrum überwiegend aus kollagenem Bindegewebe: einem innenliegenden zirkulären Faserring mit Einstrahlungen aus der Bizepssehne und radiär angeordneten äußeren Fasern. Histologisch handelt es sich um Kollagenfasern, die auf einer Basis von Faserknorpel mittels Faserknochen (Bündelknochen) am Glenoid fixiert sind [15].

Untersuchungen von Reeves haben gezeigt, daß beim jungen Menschen diese Befestigungsschicht die Schwachstelle des anterioren Gelenkskomplexes bei der forcierten Außenrotation darstellt, was die Wertigkeit von Labrumablösungen insbesondere am vorderen Glenoidrand untermauert [22] (Abb. 44).

Auffaserungen des Labrums finden sich bei der vorderen Subluxation kombiniert mit einer Lockerung der basalen Verankerung, bei längerem Bestehen der Instabilität zeigt auch der randständige Knorpelbelag der Fossa glenoidalis Schliffspuren. Meist jedoch hat bereits das Beschwerdebild der Subluxation seine Ursache in einer Labrumablösung bei erhaltener Kontinuität des Faserringes. Abhängig von der Richtung des initialen Traumas, d. h. je nach der Abduktionsstellung des forciert außenrotierten Armes kann die Ablösung vorne oben, im Bereich der Inzisur oder vorne unten liegen, bzw. eine totale sein.

Gerade bei vorangegangener vollständiger Luxation sieht man eine komplette Loslösung oder eine Zerstörung des Labrums. Beim Fehlen des Labrums liegt es meist am ventralen Pfannenhals und ist damit funktionslos. Bei wiederholten Luxationen ist dann meist auch der vordere knöcherne Pfannenrand abgerundet oder erodiert.

In Abhängigkeit von der Lokalisation lassen sich verschiedene Arten der Labrumablösung unterscheiden. Pathogenese, Beschwerdebild und klinische Relevanz sind jeweils verschieden. So entsteht eine Labrumablösung vorne unten durch das typische Luxationsmanöver der Abduktion-Außenrotation und entspricht einer nicht knöchernen Bankartläsion (Abb. 43). Die Ablösung des Labrum glenoidale vorne oben wurde von Andrews vor allem bei Wurfsportlern gefunden (Abb. 40). Er macht den extremen Zug der langen Bizepssehnen der dritten Phase der Wurfbewegung, der Bremsung der forcierten Ellbogenextension, dafür verantwortlich [3]. Schreitet diese vordere obere Läsion fort und bezieht den kranialen Pfannenpol und damit die Einstrahlung der langen Bizepssehne in das Labrum glenoidale mit ein, so liegt eine S.L.A.P.-Läsion vor (Superior Labrum Anterior to Posterior [26]). Die Gelenkslippe ist dann haubenartig abgelöst und wird durch den Sehnenzug korbhenkelartig nach kranial ausgezogen [27] (Abb. 42).

Die Beurteilung des Alters all dieser Schäden ist schwierig und nur indirekt möglich. Blutpunkte an den Rupturstellen weisen auf eine frische Läsion hin (Abb. 40), ausgefranste oder abgerundete Strukturen auf einen chronischen Schaden.

Zeigt sich bei einem Patienten mit Impingementsymptomatik arthroskopisch eine Rötung und basale Lockerung des kranialen Labrum glenoidale, eine vermehrte Gefäßinjektion oder gar Synovitis der benachbarten Bizepssehne und Rotatorenmanschette, so sprechen wir vom sogenannten sekundären Impingement (Paulos) (Abb. 39). Es ist zu vermuten, daß bei oben beschriebenem Labrumschaden der dadurch höher tretende Kopf ein Impingement verursacht (s. Kap. 6.3).

Vorderwand

Als Vorderwand des Schultergelenkes bezeichnen wir den anterioren Anteil der Gelenkskapsel mit seinen Verstärkungen durch Bänder und Sehnen, wobei sich aus arthroskopischer Sicht Strukturen darstellen, die bei offener Schultergelenkschirurgie kaum identifiziert werden können [18] (Abb. 45). Anatomie und funktionelle Bedeutung werden bei der Gelenksspiegelung manifest. Dem bei der Arthroskopie erhöhten intraartikulären Druck setzt die Kapsel mit Stratum synoviale und Stratum fibrosum wenig Widerstand entgegen und wird ausgebaucht, straffere Strukturen springen vor und werden so sichtbar.

Orientierungspunkt für die Untersuchung der Schultervorderwand ist der markante Oberrand der Subscapularissehne (Abb. 46). Rechtwinklig zum Vorderrand der Gelenkspfanne ins Blickfeld tretend, verläuft die nur durch die hier dünne Kapsel vom Gelenksinneren getrennte Sehne horizontal zum Tuberculum minus.

Die sogenannten Verstärkungsbänder der ventralen Schultergelenkskapsel sind in ihrem Vorkommen, Verlauf und Ausprägung variabel, die Identifizierung und Beurteilung jedoch wichtig für die Durchführung von arthroskopischen ventralen Stabilisierungsoperationen.

Das Ligamentum glenohumerale superius entspringt mit großer Variabilität am kranialen Skapulahals, verläuft als schmaler synovialisüberzogener Strang spitzwinklig zur Bizepssehne bis zu seinem Ansatz am anatomischen Hals proximal des Tuberculum minus. Ein Ausläufer umschlingt noch die Bizepssehne von dorsal an ihrem Eintritt in den Sulcus intertubercularis. Das Band ist immer vorhanden, dürfte funktionell jedoch nur geringe Bedeutung haben.

Das Ligamentum glenohumerale medium, inkonstant in Vorkommen und Form, hat seinen Ursprung am vorderen oberen Pfannenrand, überkreuzt nach kaudal-lateral laufend im stumpfen Winkel die Subscapularissehne und inseriert am Collum anatomicum des Humeruskopfes. In seinem distalen Anteil verschmilzt das Band mit der identisch ansetzenden Subscapularissehne.

Das Ligamentum glenohumerale inferius, am vorderen unteren Pfannenrand aus dem Labrum glenoidale entspringend, imponiert als Faserplatte mit wulstiger kranialer Begrenzung und setzt am Collum anatomicum an.

Die beiden letztgenannten Bänder hemmen die Außenrotation bei verschiedenen Abduktionsstellungen des Oberarms.

Zwischen dem Ligamentum glenohumerale superius und dem Ligamentum glenohumerale medium liegt, die Subscapularissehne beinhaltend, der sogenannte vordere obere Recessus. Der Eingang in diesen Recessus, in dem häufig freie Gelenkkörper zu finden sind, wird auch als Foramen Weitbrecht bezeichnet. Der vordere untere Recessus wird kranial vom Ligamentum glenohumerale medium und kaudal vom Ligamentum glenohumerale inferius begrenzt. Das Ligamentum glenohumerale medium fehlt mit einer Wahrscheinlichkeit von sieben Prozent; dann sprechen wir vom (großen) vorderen Recessus. Detaillierter über die

Varianten der Schultervorderwand und ihre Beziehungen zu benachbarten Bursen des Schultergelenkes berichten DePalma, Hempfling und Resch [9, 13, 14, 24].

Schwenken wir das Arthroskop über den kaudalen Pfannenanteil nach unten, so stellt sich uns der kugelig nach distal vorgewölbte, beim Gesunden weite Recessus axillaris dar (Abb. 48). Er ist eine Prädilektionsstelle für freie Gelenkskörper. Kaudal liegen ihm die Arteria circumflexa humeri posterior und der Nervus axillaris an. Bei der chronisch bewegungseingeschränkten Schulter ist der axilläre Recessus klein, die ihn bildende Kapsel straff. Durch Zurückziehen und Drehen der Optik sehen wir die dorsalen Labrumanteile und beurteilen ihre Beschaffenheit und Festigkeit mit dem Häkchen (Abb. 49). Nur in Ausnahmefällen wird die Inspektion der dorsalen Gelenksstrukturen einen ventralen Zugang für die Optik notwendig machen.

Cavitas glenoidalis

Die Schultergelenkspfanne ist eine flache Grube von der Form eines auf den Kopf gestellten Kommas. Der Längsdurchmesser läuft also parallel zur Körperachse, der quere Durchmesser ist im kaudalen Anteil größer als im kranialen, der vordere Rand etwas eingekerbt. Letztere Struktur wird als Pfannenkerbe oder Incisura glenoidalis bezeichnet.

Der Knorpelbelag ist zentral am dünnsten, was im arthroskopischen Bild jedoch meist nicht zu erkennen ist. Reine Kontusionen des Glenohumeralgelenkes führen zu Unterblutungen des Knorpels oder Knorpelfrakturen, die nach längerem Bestehen von Knorpelerweichungen oder -defekten rein degenerativer Genese nicht mehr zu unterscheiden sind (Abb. 47).

Deutlich davon abzugrenzen sind jedoch Schliffspuren und Erosionen des Knorpels am ventralen Pfannenrand, meist kombiniert mit Schäden am Labrum glenoidale als Folge (wiederholter) glenohumeraler (Sub-)Luxationen [20] (Abb. 57).

Bizepssehne

Die Sehne des langen Bizepskopfes, hier vereinfachend „lange Bizepssehne" genannt, ist Blickfang nach dem Einführen der Optik in das Glenohumeralgelenk und damit Orientierungshilfe und Ausgangspunkt bei der arthroskopischen Untersuchung. Entspringend am Tuberculum supraglenoidale der Skapula, ist die Bizepssehne nicht nur makroskopisch, sondern auch histologisch mit dem kranialen Anteil des Labrum glenoidale eng verbunden [15], läuft schräg nach vorne oben durch das Gelenk und verschwindet in der trichterförmigen Öffnung des Sulcus intertubercularis. Dabei wird die Bizepssehne dorsalseitig von einem Ausläufer des Ligamentum glenohumerale superius umschlungen [13] (Abb. 51).

Bei physiologischem intraartikulärem Druck liegt der Bizepssehne die Rotatorenmanschette an, bei der Arthroskopie ist letztere durch die Füllung des Gelenkes mit Ringer- oder Zuckerlösung bei gleichzeitiger Muskelerschlaffung bauchig abgehoben.

Intraartikulär, aber extrasynovial verlaufend, also von Synovialis überzogen, zeigt die Bizepssehne physiologischerweise keine oder kaum Gefäßinjektionen (Abb. 50). So sind vermehrte Gefäßzeichnung bis hin zur villonodulären Synovitis kaum jemals isolierte Erscheinungen im Sinne einer „Bizepssehnentendinitis", sondern meist Hinweis auf andere pathologische Vorgänge oder Substrate im Rahmen eines Impingementsyndroms (Abb. 52).

Die Läsion der Rotatorenmanschette, besonders nach längerem Bestehen, aber auch die wiederholte glenohumerale Subluxation alterieren die benachbarte Bizepssehne.

Die Degeneration der langen Bizepssehne, gemeint ist damit die Auffaserung und Kaliberverdünnung, ist nahezu immer Folge einer Läsion der Rotatorenmanschette oder auch eines Impingementsyndroms bei intakter Sehnenplatte (Abb. 53 und 54).

Der Endzustand all dieser Veränderungen, die Ruptur der Bizepssehne ist isoliert ebenfalls selten, meist jedoch die Folge eines monate- oder gar jahrelang bestehenden Risses der Rotatorenmanschette [4]. In diesem Falle ist das Rißereignis oft undramatisch und schmerzlos, die Bizepssehne durch ihren Synovialisüberzug manchmal entzündlich im Sulcus fixiert, so daß es nicht immer zum sonst charakteristischen Tiefertreten des Muskelbauches kommt. Die Rißstelle liegt bevorzugt im Bereich der stärksten Krümmung der Sehne, d. h. bereits im Sulcus intertubercularis, kann jedoch grundsätzlich auch ansatznahe oder im intraartikulären Verlauf sein.

Bei ansatznahen Teilrupturen der Subscapularissehne kann die Bizepssehne auch im Sinne einer Subluxation oder Luxation nach medial aus dem Sulcus disloziert sein. Auch in diesem Fall droht die Ruptur der Sehne.

Humeruskopf

Der Humeruskopf hat die Form einer Halbkugel, nach Eintritt des Arthroskops ins Gelenk ist er neben der Bizepssehne dominierender Aspekt.

Arthroskopisch läßt sich der knorpelbedeckte Teil des Oberarmkopfes immer nur zu maximal einem Drittel übersehen, eine vollständige Inspektion ist durch Rotation des Oberarms möglich (s. Kap. 3). Knorpelverletzungen durch reine Kontusionstraumen sind ebenso wie degenerative Veränderungen analog zum Glenoid möglich (Abb. 57).

Das anatomische Spezifikum der knorpelfreien Zone mit den diversen degenerativen Veränderungen dorsolateral am Rotatorenansatz wird im nächsten Abschnitt beschrieben (Abb. 55).

Die davon zu differenzierende Hill-Sachs-Läsion ist eine der sogenannten sekundären Läsionen bei der Schulterluxation und entsteht durch das Einrasten des Humeruskopfes am anterokaudalen Pfannenrand. Der röntgendiagnostische Begriff der Hill-Sachs-Läsion meint nur die dorsolateral gelegene radiologisch erkennbare Impressionsfraktur am Humeruskopf. Mit Hilfe der Arthroskopie können Äquivalente der Hill-Sachs-Läsion identifiziert werden. Der Ausprägungsgrad derselben reicht von der Knorpelkontusion über die rein chondrale Fraktur bis zum tiefen osteochondralen Defekt, wobei sich all diese Läsionen nach längerem Bestehen abrunden und glätten (Abb. 56). Die arthroskopische Einstellung dieses Areals gelingt durch Zurückziehen des Arthroskops und gleichzeitige Außenrotation des Oberarms durch die Assistenz. Dabei kann auch im Sinne einer dynamischen Prüfung das eventuelle Einhaken der Hill-Sachs-Läsion am vorderen Pfannenrand und damit die Wahrscheinlichkeit der Reluxation beurteilt werden [11]. Dazu in Relation gesetzt müssen die sekundären Veränderungen am vorderen Pfannenrand (Limbus, ev. knöcherne Bankartläsion) und der Zustand der Kapselvorderwand werden.

Rotatorenmanschette

Rotatorenmanschette im arthroskopischen Sinn sind die Sehnen des Musculus supraspinatus, Musculus infraspinatus und des Musculus teres minor. Die Sehne des Musculus subscapularis ist Bestandteil der Schultervorderwand und wurde dort beschrieben. Das Ligamentum coracohumerale, das von der Basis des Coracoids zu den beiden Tubercula zieht und die Lücke zwischen Musculus supraspinatus und Musculus subscapularis schließt, ist arthroskopisch meist nicht zu sehen.

Für die arthroskopische Beurteilung der Rotatorenmanschette wird die in der Axilla befindliche Tuchrolle zur Entspannung der Sehnen entfernt. Nach Inspektion der langen Bizepssehne dreht man die Optik langsam in Richtung Humeruskopf und identifiziert dann die Rotatorenmanschette in ihrem lateralen, ansatznahen Verlauf. Durch Schwenken des Arthroskops in der Horizontalebene (auf den Körper des Patienten bezogen) und gleichzeitige Rotation des Oberarmkopfes durch die Assistenz (Ellbogenhalterung) übersehen wir die Sehnenplatte in ihrer gesamten Ausdehnung.

Von intraartikulär betrachtet, ist die Rotatorenmanschette nur von der kranial dünnen, makroskopisch gefäßfreien Gelenkskapsel überzogen und von dieser präparatorisch nicht zu trennen. Die Rotatorenmanschette ist silbrig-weiß glänzend, ihre Längsstruktur gut erkennbar (Abb. 58). Jede Veränderung der Synovialis, sei es die lokalisierte vermehrte Gefäßinjektion bis hin zur villonodulären Synovialitis ist immer Hinweis auf einen Schaden an der Sehne und muß Anlaß sein für eine exakte Palpation mittels Tasthäkchen, bei negativem Befund für eine Bursoskopie (Abb. 59). Die Rotatorenmanschette setzt am Collum anatomicum des Humeruskopfes an und zwar im Bereich der beiden Tubercula am Rand des kopfbedeckenden Knorpels, dorsolateral jedoch weicht der Ansatz bis zu 10 mm vom Knorpelrand zurück. Dadurch entsteht eine knorpelfreie Zone, von DePalma „sulcus" genannt. Dieses Areal ist normalerweise von Stratum synoviale überzogen, das am Sehnenansatz eine Umschlagfalte bildet, bis zum Knorpelrand reicht und ein längsgefälteltes Aussehen zeigt. Im Lauf des Lebens kommt es hier zu degenerativen Veränderungen, beginnend bei Synovialisdefekten bis hin zu arthrotischen Randzacken. Die Verwechslung mit einer Hill-Sachs-Läsion muß vermieden werden [18] (Abb. 55).

Zeigt die Rotatorenmanschette die bereits erwähnten Synovialisveränderungen, so finden wir bei Austastung oft synovialseitige inkomplette Rupturen, die, weil sie eben gedeckt sind, arthrographisch nicht diagnostiziert werden können und somit eine Domäne der Arthroskopie darstellen. Aber auch intratendinöse Kalkherde können synoviale Reaktionen auslösen (s. Kap. 5). Nicht gedeckte Teilrupturen der Rotatorenmanschette zeigen je nach Alter der Läsion fasrige, degenerativ-ausgefranste oder abgerundet-aufgequollene Ränder [19]. Dies gilt auch für die komplette Ruptur, die darüber hinaus den Blick auf die Bursa subacromialis oder die Acromionunterseite freigibt (Abb. 60). Solche totalen Rupturen werden jedoch meist sonographisch oder zumindest arthrographisch diagnostiziert.

Die inkompletten akromialseitigen Risse der Rotatorenmanschette sind vom Glenohumeralgelenk aus nicht zu diagnostizieren, daher ist eine vollständige endoskopische Diagnostik der Rotatorenmanschette nur mit angeschlossener Bursoskopie möglich.

Literatur

1. Altchek DW, Wannen RF, Skyhan MJ (1990) Shoulder arthroscopy. In: Rockwood CA Jr, Matsen MA III (Hrsg) The shoulder. WB Saunders, Philadelphia, S 258–277

2. Andrews JR (1984) Arthroscopy of the shoulder: technique and normal anatomy. Am J Sports Med 12:1–7

3. Andrews JR, Carson WG, McLeod WD (1985) Glenoid labrum tears related to the long head of the biceps. Am J Sports Med 13:337–341

4. Apoil A (1977) Le syndrome, dit "le rupture de la coiffe des rotateurs de l'epaule." Rev Chir Orthop 63:145–149

5. Beck E (1987) Bildgebende Verfahren an der Schulter. In: Gächter A (Hrsg) Arthroskopie der Schulter. Enke, Stuttgart, S 14–16 [Hofer H, Glinz W (Hrsg) Fortschritte in der Arthroskopie, Bd 3]

6. Benedetto KP, Glötzer W, Künzel KH (1987) Anatomische Grundlagen für die Arthroskopie des Schultergelenkes. In: Gächter A (Hrsg) Arthroskopie der Schulter. Enke, Stuttgart, S 17–20 [Hofer H, Glinz W (Hrsg) Fortschritte in der Arthroskopie, Bd 3]

7. Blachut PA, Day B (1989) Arthroscopic anatomy of the shoulder. J Arthrosc Relat Surg 5:1–10

8. Cofield RH (1983) Arthroscopy of the shoulder. Mayo Clinic Proc 58:501–508

9. DePalma AF (1937) Surgery of the shoulder. JB Lippincott, Philadelphia.

10. Fick R (1904) Handbuch der Anatomie und Mechanik der Gelenke. Fischer, Jena

11. Gächter A, Seelig W (1988) Schulterarthroskopie. Arthroskopie 1:162–170

12. Habermeyer P, Krueger P, Schweiberer L (1990) Schulterchirurgie. Urban und Schwarzenberg, Wien

13. Hempfling H (1987) Farbatlas der Arthroskopie großer Gelenke. G Fischer, Stuttgart

14. Hempfling H (1989) Einführung in die Arthroskopie. G Fischer, Stuttgart

15. Hertz H, Weinstabl R, Grundschober F, Orthner F (1986) Zur makroskopischen und mikroskopischen Anatomie der Schultergelenkspfanne und des Limbus glenoidalis. Acta Anat 125:96–100

16. Hertz H (1987) Schulterarthroskopie nach frischer traumatischer Schulterluxation. In: Gächter A (Hrsg) Arthroskopie der Schulter. Enke, Stuttgart, S 41–43 [Hofer H, Glinz W (Hrsg) Fortschritte in der Arthroskopie, Bd 3]

17. Jakob RP, Stäubli HU (1987) Stellenwert der Schulterarthroskopie. In: Gächter A (Hrsg) Arthroskopie der Schulter. Enke, Stuttgart S 44–56 [Hofer H, Glinz W (Hrsg) Fortschritte in der Arthroskopie, Bd 3]

18. Johnson LL (1987) The shoulder joint. Clin Orthop 223:113–125

19. Lilleby H (1984) Shoulder arthroscopy. Acta Orthop Scand 55:561–566

20. McGlynn FJ, Caspari RB (1984) Arthroscopic findings in the subluxating shoulder. Clin Orthop 183:173–178

21. Ogilvie-Harris DJ, Wiley AM (1986) Arthroscopic surgery of the shoulder. J Bone Joint Surg [Br] 68:201–207

22. Reeves B (1968) Experiments on the tensile strength of the anterior capsular structures of the shoulder in man. J Bone Joint Surg [Br] 55:858

23. Resch H, Beck E (Hrsg) (1988) Praktische Chirurgie des Schultergelenkes. Eigenverlag, Innsbruck

24. Resch H (1989) Die vordere Instabilität des Schultergelenkes. Hefte Unfallheilk 202:115–163

25. Seiler H, Neumann K, Muhr G (1984) Die Arthroskopie des Schultergelenkes. Unfallheilkunde 87:73–77

26. Skyhar MJ, Altchek DW, Warren RF, Wickiewicz TL, O'Brien SJ (1988) Shoulder arthroscopy with the patient in beach-chair position. Arthroscopy 4:256–259

27. Snyder SJ, Karzel RP, DelPizzo W, Ferkel RD, Friedman MJ (1990) S.L.A.P. lesions of the shoulder. Arthroscopy 6:274–279

28. Winnie AP (1970) Interscalene brachial plexus block. Anesth Analg 49:455

5 Diagnostische Bursoskopie

G. Sperner, H. Resch und K. Golser

Indikationen

Impingementsyndrom

Unter Impingement der Schulter versteht man ein Engpaßsyndrom im Subakromialraum. Aufgrund verschiedener Ursachen wird das normalerweise homogene Gleiten der Rotatorenmanschette zwischen Oberarmkopf und Acromion gestört (z. B. Sehnenruptur, Bursitis subacromialis, entzündliche Sehnenschwellung, Einengung des Subacromialraumes durch Osteophyten, große Kalkdepots in der Sehne, dislozierte Frakturen des Tuberculum majus, usw.).

Pathologische Veränderungen im Subakromialraum können meist im Rahmen einer klinischen Untersuchung festgestellt werden. Mehrere diagnostische Möglichkeiten stehen dafür zur Verfügung.

1. Klinische Tests. Eine Fülle solcher Tests sind in der Literatur beschrieben, mit einigen wenigen, aber sehr spezifischen, ist jedoch meist das Auslangen zu finden. Erst nach Ausschluß einer Verletzung des AC-Gelenkes sowie einer Instabilität des Glenohumeralgelenkes wird der Subakromialraum klinisch untersucht [12].

- Supraspinatustest nach Jobe (Abb. 61). Der 90° abduzierte Arm des Patienten soll gegen den Widerstand des Untersuchers eleviert werden. Untersucht wird in Innen- und in Außenrotation. Auftretende Schmerzen sprechen für ein Engpaßsyndrom im weitesten Sinn.
- Horizontal-Adduktionstest (Abb. 62). Der Arm der verletzten Seite wird in horizontaler Richtung zur Schulter der gesunden Gegenseite geführt. Nach Ausschluß einer AC-Gelenksläsion, bei der dieser Test ebenfalls positiv ist, ist dies ein ausgezeichneter Parameter zur Feststellung eines Impingementsyndroms.
- Fracktaschengriff (forcierter Kreuzgriff) (Abb. 63). Durch eine passiv geführte, kombinierte Adduktion-Innenrotation-Extension wird ein heftiger Bewegungsschmerz provoziert.
- Apprehensiontest (Abb. 64). Bei maximal außenrotierter, im Ellbogengelenk gebeugter Extremität werden Druckbewegungen von dorsal auf den Humeruskopf ausgeübt. Der Arm ist dabei etwa 90° abduziert. Ist dieser Test gemeinsam mit anderen oben erwähnten positiv, so kann dadurch ein sogenanntes Instabilitätsimpingement (sekundäres Impinge-

ment) diagnostiziert werden (siehe unten). Wenn nur ein positiver Apprehensiontest vorliegt, ist der Verdacht einer alleinigen vorderen Instabilität gegeben.

- LA-Test (Abb. 65). 3–5 ml eines Lokalanästhetikums werden in den Subakromialraum injiziert. Eine nach wenigen Minuten auftretende Schmerzfreiheit spricht für das Vorhandensein einer pathologischen Veränderung im Subakromialraum.

2. Röntgen. Routinemäßig wird bei jedem Patienten ein Schulterröntgen in zwei Ebenen (ap und axial) veranlaßt. Zur genaueren Darstellung des Subakromialraumes führen wir als Spezialaufnahme zusätzlich noch eine Y-Projektion der Skapula durch [1].

- Sklerosierung am Unterrand des Acromions und am Tuberculum majus. Dies gilt als Hinweis für eine Sehnenschädigung durch langdauernden mechanischen Reiz.
- Subakromialer Osteophyt. Arthrotische Ausziehung am Acromionunterrand, die durch eine mechanische Irritation der Sehne letztendlich zur Ruptur derselben führt. Besonders gut wird diese Arthrosezacke mit Hilfe der Einsichtsaufnahme nach Rockwood (der Zentralstrahl wird im ap-Röntgen ca. 30° nach kaudal gekippt), oder auf der von uns bevorzugten Y-Aufnahme der Skapula (Outlet View) beurteilbar (Abb. 66) [6].
- Humeruskopfhochstand. Dieser ist Ausdruck einer ausgedehnten Rotatorenmanschettenruptur. Zusätzlich sieht man beim chronischen Bestehen einer RM-Ruptur eine atrophe Knochenstruktur des Humeruskopfes sowie eine Arthrose des Glenohumeralgelenkes unterschiedlicher Ausprägung bis hin zu einer „cuff-arthropathy" nach Neer [7].
- Tendinosis calcarea. Kalkeinlagerungen, die in unterschiedlicher Größe meist im Supra- bzw. Infraspinatussehnenbereich gelegen sind. Zur besseren Lokalisierung sind zusätzliche Aufnahmen in 60° Innen- bzw. 60° Außenrotation hilfreich.
- AC-Gelenksarthrose. Sie ist differentialdiagnostisch wichtig, um etwaige pathologische Veränderungen im Subakromialraum davon abzugrenzen.

3. Ultraschall. Die sonographische Abklärung des Schultergelenkes wird beim klinischen Verdacht auf Erkrankungen oder Verletzungen der Rotatorenmanschette routinemäßig durchgeführt [2, 9, 11] (Abb. 67).

- Komplette Ruptur. Eine vollständige, die ganze Dicke der Sehne umfassende Ruptur ist sonographisch mit hoher Zuverlässigkeit diagnostizierbar.
- Inkomplette Ruptur. Ein inkomplett akromialseitiger Sehnenriß kann sonographisch dann nachgewiesen werden, wenn die Ruptur muldenförmig geformt ist und etwa die Hälfte der Sehnendicke umfaßt. Inkomplett synovialseitige Rupturen sind mit einer Ultraschalluntersuchung kaum zu beurteilen, eine zusätzliche Arthrographie des Glenohumeralgelenkes ist in diesen Fällen empfehlenswert.
- Tendinosis calcarea. In ihrer Konsistenz sehr homogene Kalkeinlagerungen zeigen sich als sehr echoreiche Areale mit dahinterliegendem Schallschatten.
- Entzündliche Sehnenschwellung. Sie ist durch Messung der Sehnendicke im Seitenvergleich leicht zu bestimmen.
- Bursaverdickung. Eine aufgequollene, verdickte Bursa subacromialis bzw. subdeltoidea ist im Seitenvergleich als Ausdruck einer entzündlich bedingten erhöhten Flüssigkeitsansammlung zu werten. Im Ultraschall zeigt sich ein bandförmiges echoarmes Areal im Bursabereich.

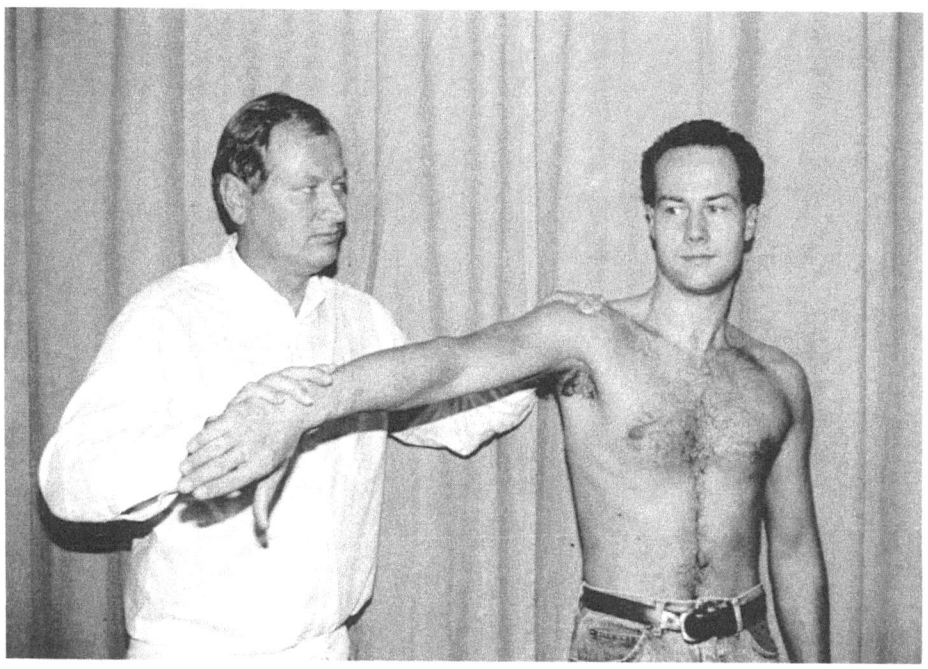

Abb. 61. Supraspinatustest nach Jobe

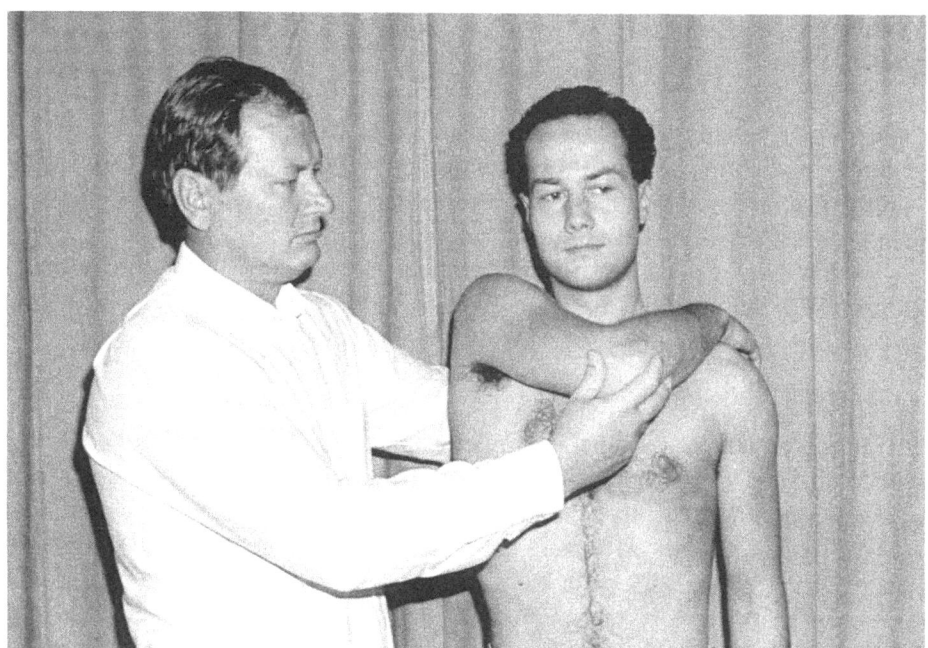

Abb. 62. Horizontal-Adduktionstest

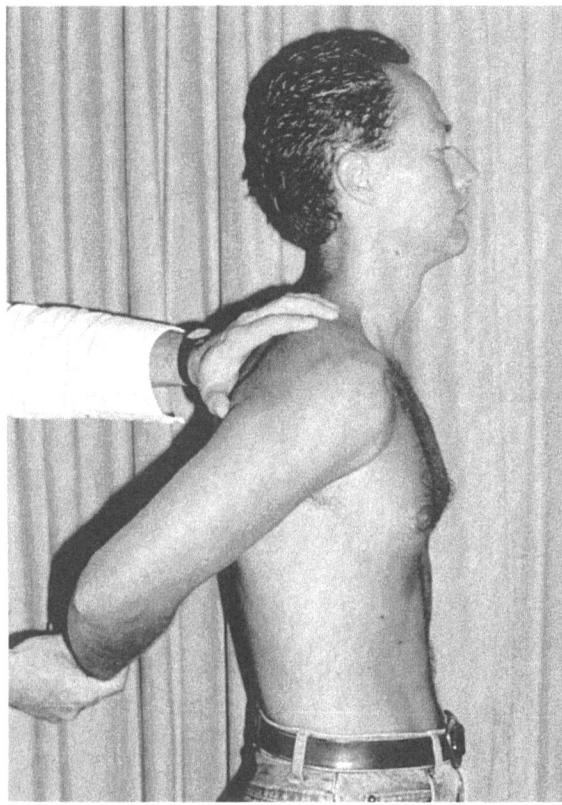 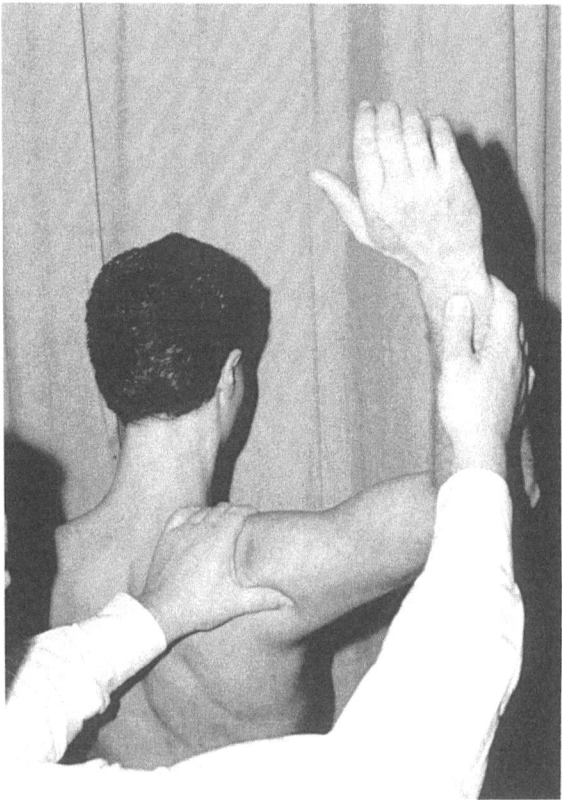

Abb. 63. Fracktaschengriff   **Abb. 64.** Apprehensionstest

Diese Untersuchungstechniken zeigen auf, daß die Ursachen des Engpaßsyndroms sehr vielfältig sind. Impingement im weitesten Sinn ist als Überbegriff für Veränderungen bzw. Verengungen im Subakromialraum zu verstehen, wobei eben verschiedenste Pathomechanismen als Auslöser in Frage kommen.

Nach erfolgloser konservativer Therapie wird eine arthroskopische subakromiale Dekompression durchgeführt (s. Kap. 7.1).

Inkomplette Rupturen

Definitionsgemäß führen auch komplette und inkomplette Rupturen der Rotatorenmanschette zu einer Impingementsymptomatik, da die akromialseitig aufgefaserten Sehnenanteile einen homogenen Bewegungsablauf im Subakromialraum beeinträchtigen.

Während vollständige Rupturen in erster Linie durch eine offene Rekonstruktion saniert werden, können kleine inkomplette Rupturen nach einer erfolglosen konservativen Behandlung über mindestens 6 Monate mit einer bursoskopischen Acromioplastik behandelt werden. Mit Hilfe eines Tasthäkchens wird dabei die Oberfläche der Rotatorenmanschette abgetastet, um Strukturunebenheiten bzw. Auffaserungen des Sehnengewebes festzustellen.

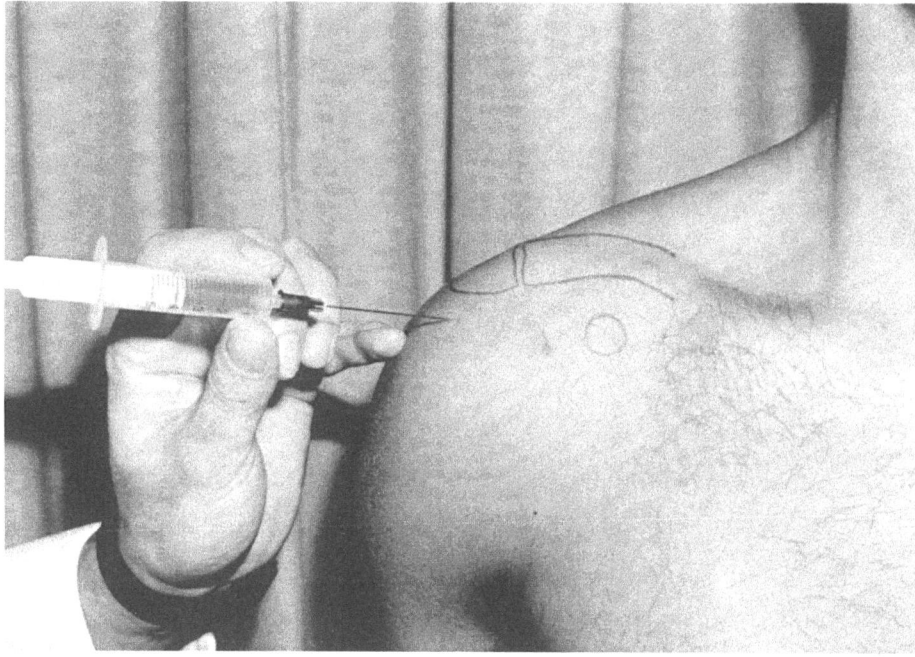

Abb. 65. LA-Test

Ein maximales Ausleuchten bzw. ein vollständiges Einsehen der gesamten Bursa gelingt nur unter zusätzlichen Außen- und Innendrehbewegungen des Humeruskopfes (s. Kap. 3). Trotzdem sind, bedingt durch die Konvexität des zu betrachtenden Subakromialraumes, akromialseitige inkomplette Rupturen dann am besten zu beurteilen, wenn sie nicht unmittelbar ansatznahe, sondern mehr in Sehnenmitte lokalisiert sind. Inkomplette synovialseitige Läsionen sind bursoskopisch nicht einsehbar, sollten aber bereits durch die unmittelbar zuvor durchgeführte Arthroskopie diagnostiziert sein.

Tendinosis calcarea

Kleinere Depots verlaufen meist asymptomatisch, größere Einlagerungen führen durch die Vorwölbung der Sehne zu einem mechanischen Impingement. Im Rahmen eines akuten Entzündungsvorganges kann sich eine Tendinosis calcarea plötzlich auflösen. Die Patienten klagen dann über heftige pulsierende Schmerzen, die meist fünf bis sieben Tage andauern. Nicht nur die aktive, sondern auch die passive Beweglichkeit ist in diesem Stadium kaum möglich. Konservative Maßnahmen wie Schonung, lokale Kryotherapie, Antiphlogistika und eventuell eine subakromiale Cortisoninjektion führen zum schnelleren Abklingen dieses akuten Erscheinungsbildes. Je nach Größe des zurückbleibenden Kalkrestes können chronische impingementartige Schmerzen verbleiben, oder es tritt im günstigsten Fall eine vollkommene Beschwerdefreiheit ein.

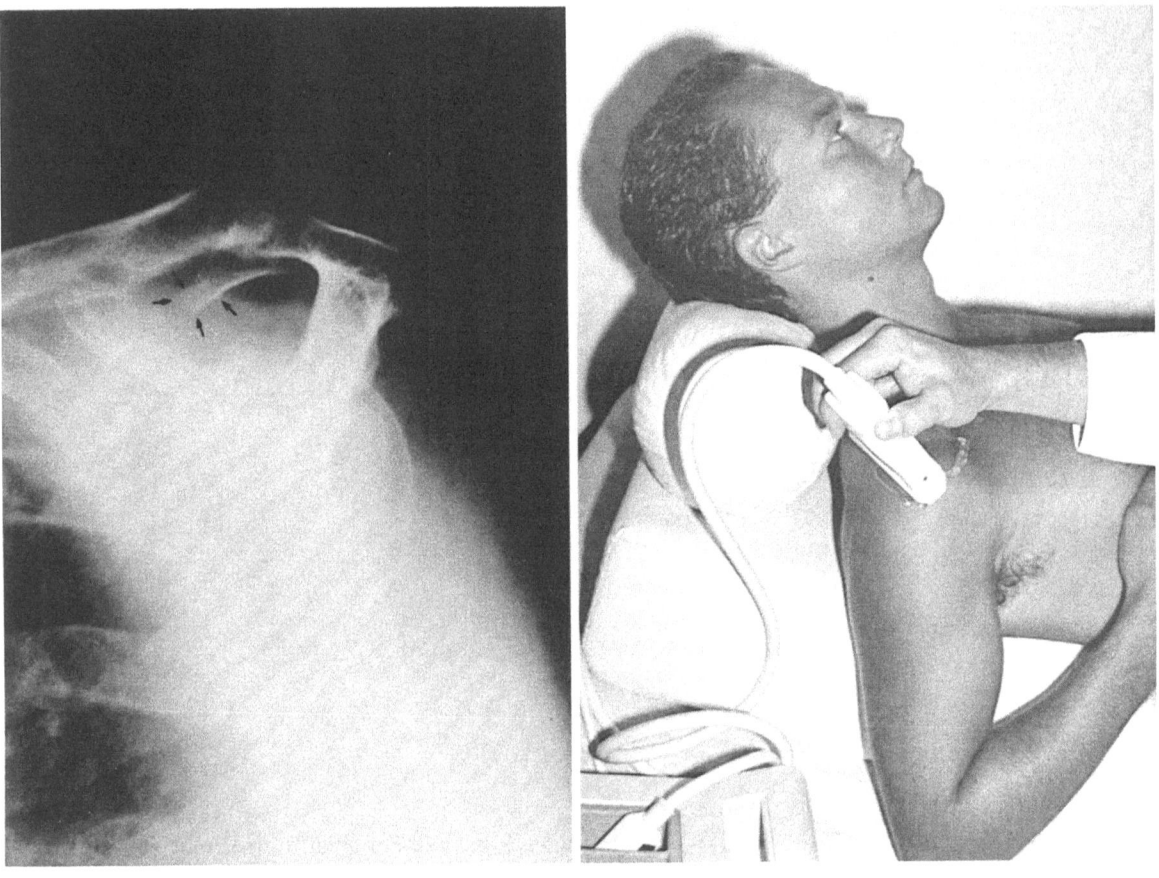

Abb. 66   Abb. 67

Abb. 66. Y-Projektion der Skapula: großer osteophytärer Sporn (Pfeile), der vom Unterrand des Acromions ausgeht und den Subakromialraum (bzw. die Rotatorenmanschette) einengt

Abb. 67. Lagerung zur Ultraschalluntersuchung der Rotatorenmanschette: Oberkörper leicht aufgerichtet, Arm extendiert, adduziert und innenrotiert. Dadurch liegen Supra- bzw. Infraspinatussehne lateral und ventral des Acromions, somit gute Exposition für Sonographie. Verwendet wird ein 7,5 MHz-Linearschallkopf

Radiologisch läßt sich die Tendinosis calcarea in ihrer gesamten Ausdehnung und Größe exakt beurteilen. Speziell die Lokalisation ist für die präoperative Planung sehr wichtig, da kleinere Depots häufig in der Sehne eingebettet sind, so daß sie bursoskopisch nur schwer einsehbar werden. Sie sind üblicherweise auch nicht behandlungswürdig. Größere, die Oberfläche tangierende, oder sich vorwölbende Depots können bursoskopisch leicht aufgefunden werden. Sie imponieren als weißlich-fleckige, zum Teil schimmernde Plaques.

Die Konsistenz dieser Einlagerungen ist sehr vielfältig, und reicht von milchig-flüssig bis zu hart-krümelig. Flüssige Depots werden bursoskopisch durch leichtes Aufkratzen der Sehne mit dem Tasthäkchen eröffnet, der Kalk ergießt sich fontänenartig in die Bursa und

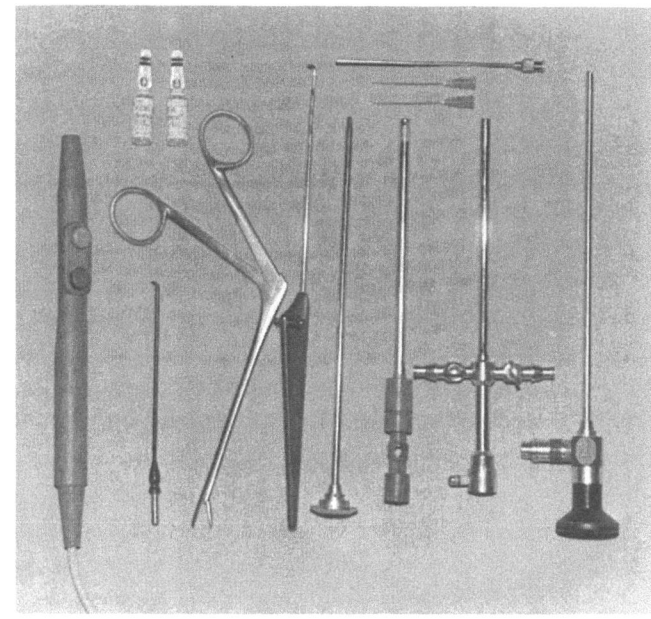

Abb. 68. Instrumentarium zur diagnostischen Bursoskopie (von rechts nach links): 30° Weitwinkeloptik, Schaft, Einmalshaver (synovial resector oder full radius resector), stumpfer Troikar, Tasthäkchen, Rangeur (Weilzange), Diathermiemesser (bis auf die vorderste Spitze vollständig isoliert) mit Griffstück; oben: Cushingkanüle, Injektionsnadeln, 2 Ampullen Ornithin-Vasopressin

wird ausgespült. Bei zäher Konsistenz wird das eröffnete Depot mit Hilfe des Tasthäkchens ausgedrückt, wobei sich der Kalk zahnpastaartig entleert (s. Kap. 7.2).

Sekundäres Impingement

C. S. Neer glaubt, daß das Impingementsyndrom vom Schulterdach ausgeht [7]. Im Unterschied dazu findet man bei Patienten mit Impingementsyndrom häufig Veränderungen im GH-Gelenk ohne Veränderungen am Schulterdach. In Anlehnung an Paulos [10] bezeichnen wir daher alle Impingementsyndrome, die nicht vom Schulterdach ausgehen, als „Sekundäre Impingementsyndrome", da ihnen offensichtlich eine andere Ursache zugrunde liegt. Bei der arthroskopischen Untersuchung von Patienten mit Impingementsyndrom konnten mit großer Häufigkeit die folgenden Befunde erhoben werden.

● Lokale Synovitis. Sie zeigt sich als verstärkte Gefäßzeichnung unterschiedlicher Ausdehnung im vorderen oberen Gelenksbereich. Nahezu immer betroffen ist der Ursprung der langen Bizepssehne und der obere Labrumanteil. In sehr ausgeprägten Fällen kommt es manchmal zum Übergreifen der entzündlichen Rötung auf die vordere obere Synovia (synovialer Teil der Rotatorenmanschette).

● Vordere obere Labrumablösung. Diese als Andrews-Läsion bezeichnete Ablösung kann bis unter die Incisura glenoidalis reichen. Manchmal sieht man auch ein kappenförmig vom vorderen oberen bis hinteren oberen Pfannenrand abgelöstes Labrum glenoidale mit desinseriertem Bizepssehnenursprung. Dies wird als S.L.A.P.-Läsion (Superior Labrum Anterior to Posterior-lesion) bezeichnet [13]. Eine dieser beiden Läsionen wurde bei den meisten Patienten mit Impingementsyndrom gefunden.

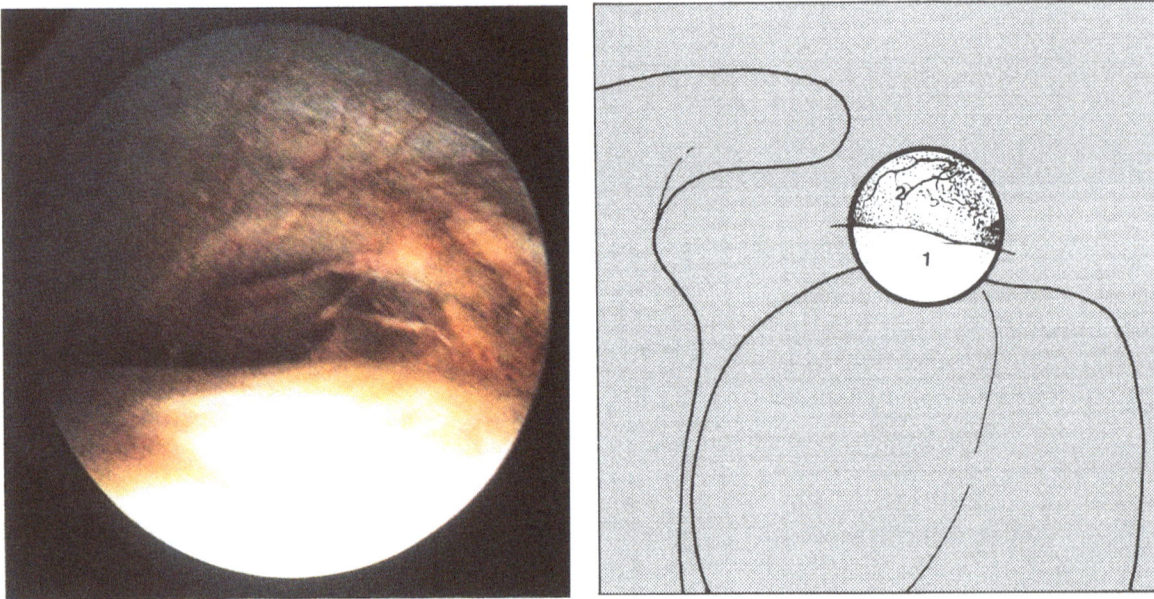

Abb. 69. Blick von dorsal in Bursa subacromialis: glatte, intakte Sehnenoberfläche (*1*), im Hintergrund Bursadach (*2*) mit leicht verstärkter Gefäßzeichnung

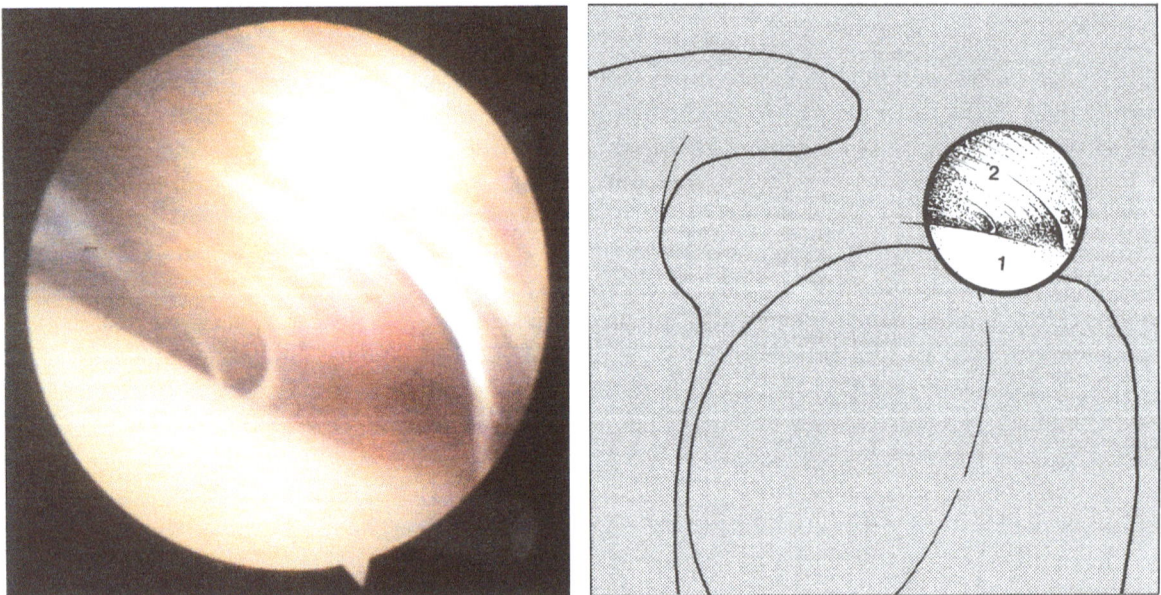

Abb. 70. Im Vordergrund die unversehrte, akromialseitige Oberfläche der Rotatorenmanschette (*1*), nach lateral bzw. lateral-ventral ist Bursa septenartig begrenzt (*2*); dazwischen leichte synovitische Rötung

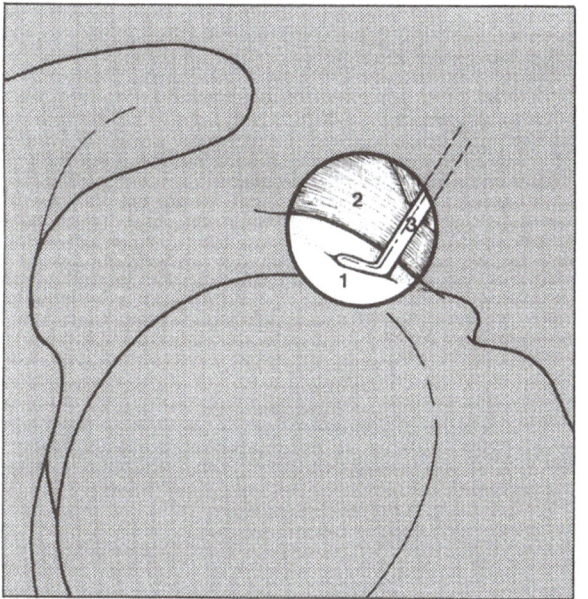
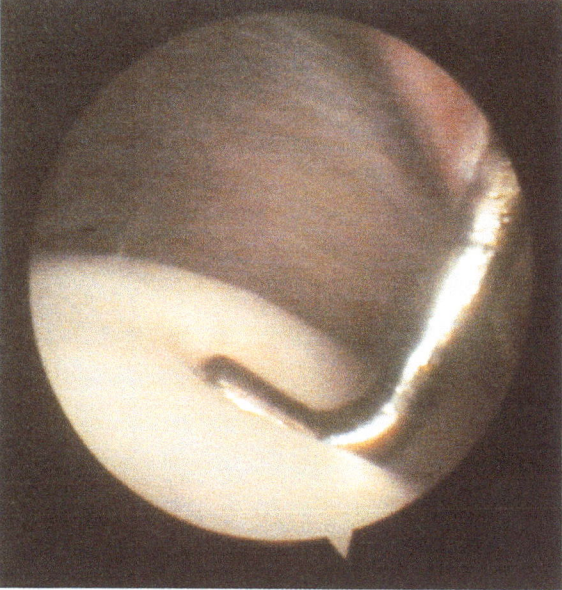

Abb. 71. Gleicher Patient wie auf Abb. 70. Palpation der Sehnenoberfläche mit einem über lateralen Zugang eingeführten Tasthäkchen (*3*), Suche nach Verhärtungen (Kalk) oder Auffaserungen der Rotatorenmanschette. Gleichzeitige Außen- und Innenrotation des Oberarmkopfes bringt gesamte Rotatorenmanschette (*1*) zur Darstellung; im Hintergrund bzw. oben Bursadach (*2*)

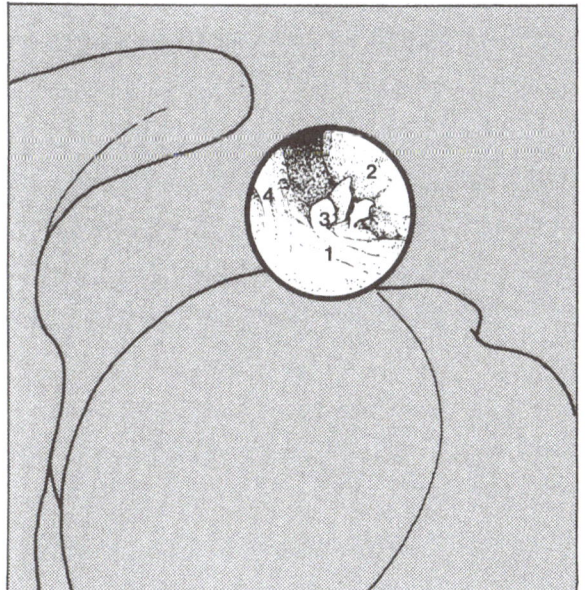
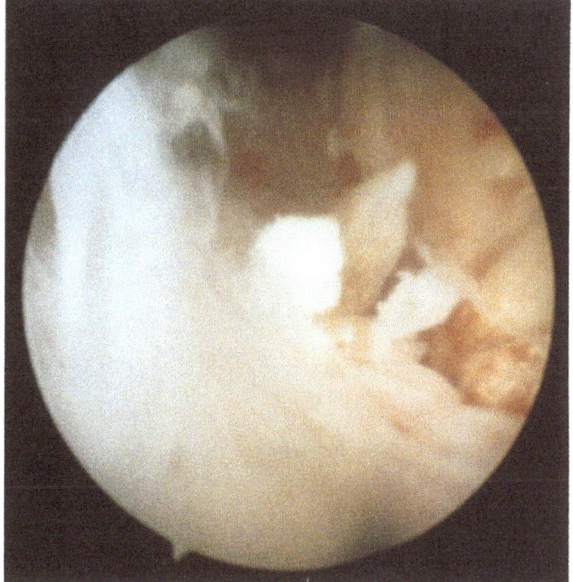

Abb. 72. Aufrauhen und Eröffnen der Sehnenoberfläche (*1*) zur Entleerung des Kalkdepots, Kalk (*3*) (krümelige Konsistenz) entleert sich in Subakromialraum (*2*) und wird abgesaugt; dünne septenartige Bindegewebsstruktur (*4*) durchzieht Bursa

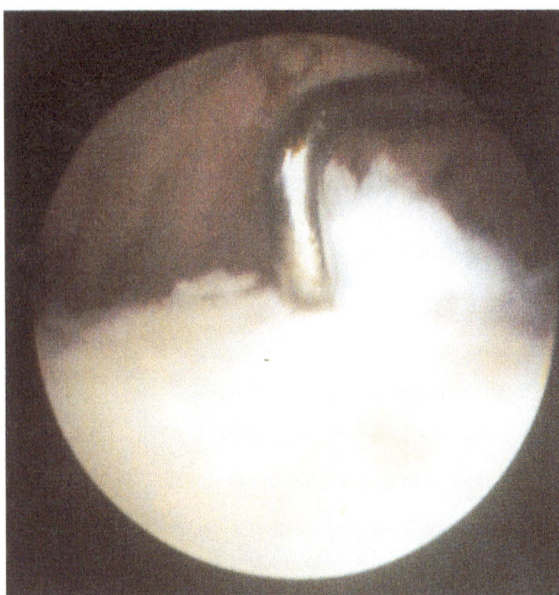
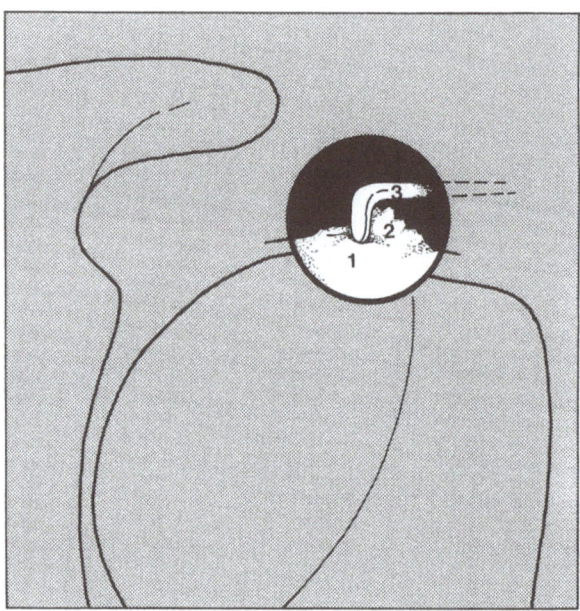

Abb. 73. Abtasten der Oberfläche der Rotatorenmanschette (*1*) mit Tasthäkchen (*3*) auf der Suche nach acromialseitiger Teilruptur (*2*)

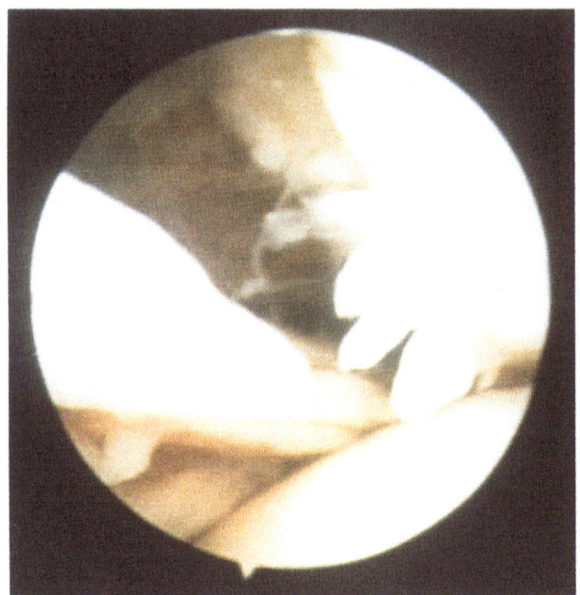
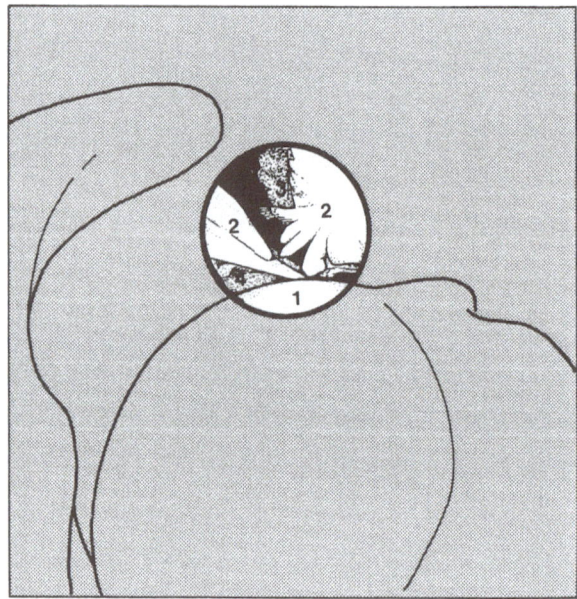

Abb. 74. Komplette Ruptur der Rotatorenmanschette (*2*). Sicht vom Subakromialraum (*3*) durch rupturierte Sehnenanteile in das Glenohumeralgelenk. Unten rechts Knorpelüberzug des Oberarmkopfes (*1*), medial (unten links) Teil der langen Bizepssehne (*4*)

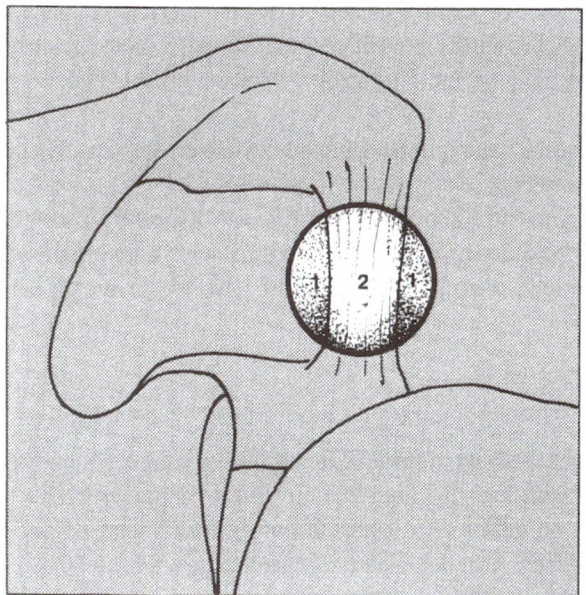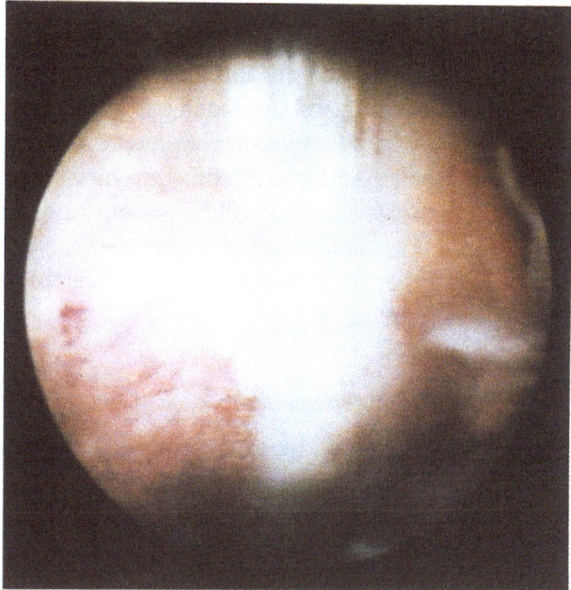

Abb. 75. Zum Abschluß des diagnostischen Rundganges Drehen der Optik um 180°. Blickrichtung nach vorne und oben. Ausgehend vom Vorderrand des Acromions Aufsuchen des nach medial ventral ziehenden Coracoacromial-bandes (*2*). Shaving des umgebenden Bursagewebes (*1*) zur besseren Darstellung des gesamten Bandes

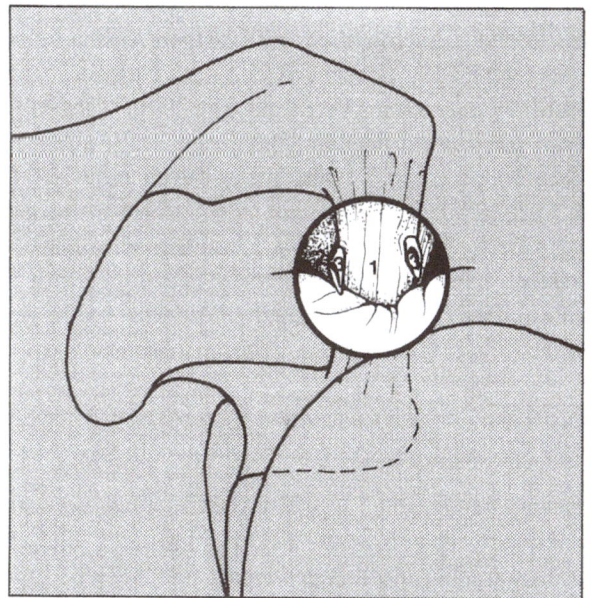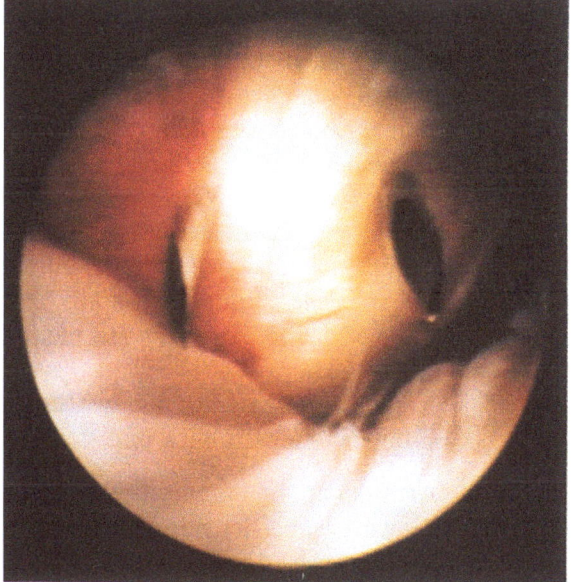

Abb. 76. Markierung des Lig. coracoacromiale (*1*) in seiner ganzen Breite durch perkutan eingeführte Nadeln (*3*); umgebendes Bursagewebe (*2*)

Wir glauben, daß es bei Vorliegen eines solchen Befundes zum Höhertreten des Humeruskopfes nach oben bzw. nach vorne oben bis zum Anstoßen am Schulterdach kommt. Dadurch wird der Subakromialraum eingeengt und ein Engpaßsyndrom entsteht. Dies wird als sekundäres Impingement bezeichnet.

Auch bei multidirektionalen Instabilitäten können diese Befunde erhoben werden, wobei jedoch eine Labrumablösung meist nicht vorliegt.

Bursoskopisch zeigt sich ein unauffälliger Subakromialraum, die Rotatorenmanschette ist akromialseitig meist unversehrt. Ebenso sind auch radiologisch kaum Veränderungen am knöchernen Schulterdach nachweisbar (Sklerosierung, Osteophyten usw. = „primäres Impingement").

Routinemaßnahme nach Arthroskopie

Letztendlich sollte eine Betrachtung der Bursa subacromialis routinemäßig jede vorangegangene Schulterarthroskopie diagnostisch abrunden. Speziell bei unklarer Diagnosestellung kann die Bursoskopie eine Zusatzinformation geben. Ein operativer Mehraufwand ist nicht gegeben, da bei rein diagnostischen Eingriffen nur der Schaft gewechselt wird, ansonsten wird derselbe dorsale Zugang verwendet wie bei der Arthroskopie. Auch die Instrumente sind die gleichen.

Instrumente

Standardinstrumentarium

Die Arthroskopie wie auch die Bursoskopie finden ausschließlich im flüssigen Milieu statt, wobei Elektrolyt- (Ringer-Lactat) oder Zuckerlösungen (Resectal) zur Anwendung kommen. Zwei Ampullen zu je 1 ml Por 8 (Ornithin-Vasopressin) verdünnt auf 20 ml werden in den Subakromialraum unmittelbar nach dem sterilen Abdecken vorinjiziert (besonders in Richtung des Ramus acromialis der A. thoracoacromialis). Dies führt durch eine lokale Vasokonstriktion zur Verringerung der Blutungsneigung und damit zur Verbesserung der Sichtverhältnisse, zudem wird die Bursa balloniert, was das richtige Eingehen sehr erleichtert. Wenn in Allgemeinnarkose bursoskopiert wird, werden störende Blutungen durch leichte arterielle Blutdrucksenkung vermieden. Bei risikofaktorfreien Patienten sollte der arterielle Mitteldruck 80 mm Hg nicht überschreiten (für nähere Erläuterungen s. Kap. 2 und 3).

Außer dem Schaft sind alle Instrumente, die bei der diagnostischen Bursoskopie Verwendung finden, handelsüblich und stellen keine Spezialanfertigungen dar [4] (Abb. 68).

- Arthroskop. Im Gegensatz zur Arthroskopie, bei der ein 5 mm Rundarthroskop verwendet wird, ist bei der Bursoskopie ein speziell gefertigter 6,5 mm dicker „high flow"-Schaft in Gebrauch (Andre, Dornbirn). Dadurch wird der Zufluß gesteigert, die Verwendung einer zusätzlichen Inflow-Kanüle erübrigt sich.
  Eine 30°-Weitwinkeloptik leuchtet das Gesichtsfeld ausreichend aus, eine 70°-Optik ist als Zusatzinstrumentarium nur selten nötig.

- Troikar. Beim Einführen des Arthroskopes in den Subakromialraum werden manchmal einzelne, sehr dünne Septen der Bursa nicht zur Gänze durchstoßen, so daß die optimale Einsicht durch vor der Optik hergeschobene Bindegewebsfasern beeinträchtigt wird. In solchen Fällen können durch flächenhafte Medial- und Lateralbewegungen des stumpfen Troikars bessere Sichtverhältnisse geschaffen werden.
- Tasthäkchen. Ebenso wie in der Kniearthroskopie ist die Verwendung eines Tasthäkchens unentbehrlich. Speziell Strukturunebenheiten an der Rotatorenmanschette wie Auffaserungen, Teileinrisse, aber auch Vorwölbungen im Sehnenrelief, bedingt durch Kalkeinlagerungen, können mit dem Tasthaken palpiert werden. Auch zur Sichtverbesserung durch Weghalten von septenartigen Bindegewebszügen, wie sie bei Bursitiden auftreten, ist die Verwendung dieses Häkchens von großem Vorteil.
- Weilzange (Rangeur). Dieses der Hals-Nasen-Ohrenchirurgie entliehene Instrument eignet sich ganz ausgezeichnet zur endoskopischen Entfernung flottierender, die Sicht verstellender Weichteile. Diese Zange ist sowohl bei diagnostischen als auch therapeutischen Eingriffen ein absolut notwendiges Instrument und sollte in jedem Arthroskopieset enthalten sein.
- Shaver. Ein stufenlos in seiner Drehzahl regulierbarer, günstigerweise meist mit einem Sauganschluß versehener Shaver ist nicht nur für die therapeutische, sondern ganz besonders auch für die rein diagnostische Bursoskopie unentbehrlich. Er bewährt sich speziell zur Schaffung ungetrübter Sichtverhältnisse, wenn septenartige Bindegewebszügel, die vor das Arthroskop hängen, angesaugt und weggeshavt werden.
Bei subakromialer Dekompression dient dieses Instrumentarium vorwiegend dem Entfernen von Band- bzw. Periostanteilen am Acromionunterrand sowie der Knochenresektion (s. Kap. 7.1).

Zusatzinstrumenatrium

Zur diagnostischen Bursoskopie sind noch einige Zusatzinstrumente nutzvoll, wenngleich sie nicht zur absolut notwendigen Grundausstattung zählen. Nach dem sterilen Abdecken ist das Einzeichnen der Landmarken (Acromion, AC-Gelenk mit lateraler Clavicula, Coracoidspitze, Coracoacromialband) eine wichtige Orientierungshilfe. Im Laufe der Bursoskopie kommt es durch die dauernde Flüssigkeitszufuhr in den Subakromialraum – in Abhängigkeit von der Dauer des Eingriffes – zu einer ödematösen Aufquellung des Gewebes, wodurch eine genaue Orientierung an der Körperoberfläche erschwert wird.

- Cushing-Kanüle. Sie erzeugt einen höheren Outflow. Speziell bei Sichttrübungen durch Einblutungen in den Subakromialraum kann durch einen erhöhten Flüssigkeitsaustausch ein Aufklaren erreicht werden. Zur Erhöhung des Inflows wird die Kanüle nicht verwendet, da ein hoch am Plafond angebrachter Flüssigkeitsbeutel mit einer extradicken Auslaßkanüle (5 mm) und der „high flow"-Schaft für ausreichende Zufuhr sorgen (s. Kap. 3).
- Injektionsnadeln. Sie erleichtern die Orientierung, indem sie zur Markierung des Acromionvorderrandes, des AC-Gelenkes bzw. zur Begrenzung des Ligamentum coracoacromiale verwendet werden.

● Elektromesser. Anstelle handelsüblicher teurer Elektromesser ist an unserer Klinik eine
speziell angefertigte Diathermiespitze von ca. 10 cm Länge in Gebrauch. Dieses nadelar-
tige Instrument, das bis auf die vorderste, rechtwinkelig abgebogene Spitze isoliert ist,
wird einem Elektrocauter aufgesetzt. Durch stufenloses Regulieren der Stromstärke wird
der optimale Wirkungsbereich im Schneidemechanismus gefunden. Bei Durchführung
einer subakromialen Dekompression wird dieses Gerät neben der gezielten Blutstillung
auch zum Durchtrennen des Coracoacromialbandes sowie zum Ablösen des Periostes am
Acromionunterrand verwendet.
Achtung: Bei Verwendung einer Diathermie dürfen keine Elektrolytlösungen, sondern nur
Zuckerlösungen verwendet werden.

Bei therapeutischen Eingriffen im Subakromialraum (z. B. arthroskopische Acromioplastik)
findet man mit diesen genannten Instrumenten nicht das Auskommen. Hierzu sind noch
weitere, zum Teil sonderangefertigte Geräte notwendig (s. Kap. 7).

Zugänge

Lagerung

Eine detaillierte Ausführung über die Lagerung bei der Schulterarthroskopie ist Kap. 3 zu
entnehmen. Für die Bursoskopie gelten die gleichen Bedingungen, es ist keine Umlagerung
des Patienten bzw. auch keine Veränderung der Abdeckung nötig. In Seitlagerung wird das
Zuggewicht zur besseren Extension der Extremität um 1–2 kg erhöht. Bei Anwendung der
„beach-chair-position" ist dies nicht nötig, da die Schwerkraft des Armes zusätzlich den
Längszug nach distal verstärkt. Die Ellenbogenhalterung bleibt unverändert, da leicht steuerbare Außen- und Innendrehbewegungen des Oberarmes zur Orientierung im Bursabereich
sehr hilfreich sind.

Standardzugänge

● Dorsaler Zugang (Optikzugang). Bei der Bursoskopie wird wie bei der Arthroskopie der
Schaft über den dorsalen Zugang 1 cm distal und 1,5 cm medial des Angulus acromialis
eingeführt.
Die gebräuchlichen Instrumentenzugänge unterscheiden sich hingegen von denen, die bei
der Arthroskopie verwendet werden.
● Lateraler Zugang (Instrumentenzugang). Die Hautinzision liegt ca. 2 cm lateral des
vorderen Acromionendes. Dies ist der Zugang für fast alle Instrumente, davon ausgehend
kann nahezu der gesamte Subakromialraum erreicht werden.
Mit dem Häkchen sind die in der Bursa gelegenen Strukturen unter zusätzlicher Außen-
und Innenrotation des Oberarmkopfes zur Gänze palpabel. Auch die Koagulation kleiner
blutender Gefäße bzw. die Durchtrennung des Ligamentum coracoacromiale bei arthroskopischer Acromioplastik sowie die Ausräumung eines Kalkdepots erfolgt über diesen Zugang.
Der Shaver und die Weilzange werden zum Debridement ebenfalls über diese Inzision eingeführt.

● Ventraler Zugang (Feilenzugang). Er liegt in etwa 1 cm ventral der Mitte des vorderen Acromionendes. Zur rein diagnostischen Bursoskopie ist dieser Zugang nicht notwendig. Er dient in erster Linie der oszillierenden Feile bei subakromialer Dekompression als Eintrittsweg.

Alle Inzisionen sollten in Längsrichtung erfolgen, da dies dem Spaltlinienverlauf der Haut entspricht, und somit die Narbenbildung zu einem kosmetisch ansprechenden Ergebnis führt.

Technisches Vorgehen

Wie bereits erwähnt, sollte einer Bursoskopie immer eine Arthroskopie des Glenohumeralgelenkes vorausgehen.

Zur Verringerung der Blutungsneigung werden bereits präoperativ entsprechende Maßnahmen gesetzt. Drei Möglichkeiten stehen dazu zur Auswahl:

1. Druckerhöhung im Subakromialraum:

– durch Erhöhung des Inflows mit Hilfe eines „high flow"-Schaftes (6,5 mm) oder einer zusätzlichen, von dorsal eingeführten Inflow-Kanüle;
– durch eine druck- bzw. volumengesteuerte Pumpe;
– durch eine regulierbare Druckmanschette, die den Flüssigkeitsbeutel umgibt;
– durch Erhöhung der Wassersäule, indem der Flüssigkeitsbeutel möglichst hoch über dem Patienten angebracht wird.

2. Systemische Blutdrucksenkung: sicherlich die zielführendste Methode, jedoch nur in Allgemeinnarkose möglich. Angestrebt wird ein arterieller Mitteldruck von 80 mm Hg bzw. ein systolischer Druck um 100 mm Hg.

3. Lokale Vasokonstriktion: 2 ml Por 8 (Ornithin-Vasopressin) verdünnt auf 20 ml werden lokal in den Bereich des Ramus acromialis der A. thoracoacromialis vorgespritzt.

Nach Beendigung der Arthroskopie wird der herkömmliche Schaft gegen den speziellen „high flow"-Schaft ausgetauscht und mit dem stumpfen Troikar unter das Acromion in die Bursa vorgeschoben. Der Zeigefinger der freien Hand liegt dabei unmittelbar ventral vom Acromionende. Das Ende des stumpfen Troikars sollte getastet werden.

Das Durchbohren des inneren Bursablattes führt zu einem „Nachgeben" des Schaftes als Zeichen dafür, daß sich die Troikarspitze im zarten Bursagewebe befindet. Flächenhafte Medial- und Lateralbewegungen des Troikars können zwar einerseits einzelne Septen, die schlierenartig vor das Arthroskop hängen und das Einsehen in den Subakromialraum beeinträchtigen, entfernen, andererseits können dadurch kleinere Gefäße einreißen, deren Einblutung wiederum zur Sichtverschlechterung führt.

Aus diesem Grund wird zuerst die Optik aufgesetzt, und nur bei Sichtbeeinträchtigung durch netzartiges Bindegewebe wird der Schaft hin und her bewegt.

Systematik

Nachdem wir sowohl Druckmanschetten als auch Pumpen verwendet haben, sind wir zum extremen Hochhängen des Flüssigkeitsbeutels zurückgekehrt. Ein 10 l Kanister mit Zuckerlösung (Resectal) hängt über einem Flaschenzug an der Decke des Operationssaales. Ein dickes high-flow-Zufuhrsystem (5 mm Auslaßkanüle, „high flow"-Schaft 6,5 mm) sorgt für erhöhten Inflow.

Über die laterale Inzision wird das Tasthäkchen eingeführt. Einzelne, die Sicht verstellende Septen werden beiseite gehalten. In manchen Fällen lassen sich diese zarten Bindegewebssträne nicht mit dem Häkchen wegschieben, so daß ein Bursashaving notwendig wird.

Nach Erreichen ungetrübter Sichtverhältnisse wird wieder das Tasthäkchen eingebracht. Durch langsame Innen- und Außendrehbewegungen am rechtwinkelig gebeugten Unterarm (Ellbogenhalterung!) wird nahezu die gesamte akromialseitige Rotatorenmanschette einsehbar.

Die Ausdehnung der Bursa wird bis zur sich torbogenartig darstellenden Begrenzung beurteilt (Abb. 69 und 70). Die Sehnenoberfläche wird mit dem Häkchen palpiert, um etwaige Strukturunebenheiten zu diagnostizieren (Abb. 71). Größere, intratendinös gelegene Kalkdepots, die die Oberfläche der Rotatorenmanschette vorwölben, können leicht aufgefunden werden (Abb. 72).

Sowohl akromialseitig gelegene inkomplette, als auch komplette Sehnenrupturen werden mit Hilfe des Tasthäkchens festgestellt, und in ihrer Ausdehnung beurteilt (Abb. 73 und 74).

Um einen besseren Blick nach oben bzw. vorne oben zu erhalten wird in weiterer Folge der Schaft 180° um seine Längsachse gedreht.

Als Leitstruktur dient das schräg von unten medial nach oben lateral ziehende Ligamentum coracoacromiale. Dieses Band wird aufgesucht und bis an seine Insertionsstelle am Unterrand des Acromions verfolgt (Abb. 75).

Langsame Innen- und Außenrotationsbewegungen des Oberarmes bei kurzfristig entferntem Extensionsgewicht führen bei Vorliegen eines Impingementsyndroms an bestimmten Stellen durch die Annäherung der Rotatorenmanschette an den Acromionunterrand zu Einengungen des Subakromialraumes [5]. Nach erfolgter arthroskopischer subakromialer Dekompression kann das Ausmaß der Acromioplastik durch einen „Platzgewinn" in diesem Bereich beurteilt werden [3; J. Esch, persönl. Mitt.].

Perkutan eingeführte Nadeln können das Coracoacromialband in seiner Breite abgrenzen, und somit eine gute Orientierungshilfe bieten (Abb. 76).

Eine eingehende Betrachtung bzw. Palpation der Unterseite des Fornix humeri schließt den diagnostischen Rundgang einer Bursoskopie ab. Das AC-Gelenk, an dessen Unterseite sich zumeist gelbliches Fettgewebe findet, wird durch wiederholtes Ausdrücken mit dem Daumen von außen auf die laterale Clavicula identifiziert.

Literatur

1. Bigliani LU, Morrison DS, April EW (1986) The morphology of the acromion and its relationship to rotator cuff tears. Orthop Trans 10:216
2. Crass JR, Craig EV, Bretzke C, Feinberg SB (1985) Ultrasonography of the rotator cuff. Radiographics 5:941–953
3. Ellman H (1987) Arthroscopic subacromial decompression: analysis of one- to three-year results. Arthroscopy 3:173–181
4. Hempfling H (1987) Farbatlas der Arthroskopie großer Gelenke. G Fischer, Stuttgart

5. Matthews LS, Fadale PD (1989) Subacromial anatomy for the arthroscopist. Arthroscopy 5:36–40

6. Morrison DS, Bigliani LU (1987) Roentgenographic analysis of the acromial morphology and its relationship to the rotator cuff tears. Orthop Trans 11:439

7. Neer CS (1972) Anterior acromioplasty for the chronic impingement syndrome in the shoulder: a preliminary report. J Bone Joint Surg [Am] 54:41–50

8. Neer CS, Craig EV, Fukuda H (1983) Cuff-tear arthropathy. J Bone Joint Surg [Am] 65:1232–1244

9. Pattee GA, Snyder SJ (1988) Sonographic evaluation of the rotator cuff: correlation with arthroscopy. Arthroscopy 4:15–20

10. Paulos LE, Franklin JL (1990) Arthroscopic shoulder decompression development and application. A five year experience. Am J Sports Med 18:235–244

11. Rapf C, Furtschegger A, Resch H (1986) Die Sonographie als neues diagnostisches Verfahren zur Abklärung von Schulterbeschwerden. Fortschr Geb Röntgenstr Nuklearmed 145:245–264

12. Sperner G, Resch H (1988) Diagnostik des Schultergelenkes – Klinische Untersuchung. In: Resch H, Beck E (Hrsg) Praktische Chirurgie des Schultergelenkes. Eigenverlag, Innsbruck

13. Snyder SJ, Karzel RP, DelPizzo W, Ferkel RD, Friedman MJ (1990) S.L.A.P. lesions of the shoulder. Arthroscopy 6:274–279

6 Arthroskopische Limbusrefixationstechniken

6.1 Die arthroskopische Limbusnaht

W. Glötzer, H. Resch und H. Thöni

Die Bedeutung der Arthroskopie insbesondere in der Diagnostik der rezidivierenden Schultersubluxation ist mittlerweile unbestritten [6, 9, 12]. Es haben sich auch zwangsläufig in der Behandlung der rezidivierenden Schultersubluxation und in weiterer Folge auch der rezidivierenden Schulterluxation verschiedene arthroskopische Methoden herauskristallisiert. L. Johnson propagierte eine Staple-Technik [19], welche jedoch eine relativ hohe Komplikationsrate aufweist [18, 21]. Im eigenen Krankenhaus entstand eine erfolgreiche extraartikuläre Schraubenrefixationstechnik (s. Kap. 6.3). C. Morgan veröffentlichte eine Nahttechnik, bei der die Fäden ursprünglich dorsal, in einer letzten Modifikation aber ventral über dem Labrum geknüpft werden [22]. Eine ähnliche Nahttechnik hat R. B. Caspari 1988 veröffentlicht [11]. Glötzer et al. haben im Jahre 1987 eine Nahttechnik zur arthroskopischen Limbusrefixation veröffentlicht [15]. Mit dieser Nahttechnik wird versucht, die Operation nach Bankart-Bunnell [10] auf arthroskopischem Wege nachzuvollziehen.

Voraussetzungen für eine arthroskopische Limbusrefixationsnaht

- Weitgehend normale Pfannenparameter in der erweiterten Röntgendiagnostik oder Computertomographie [24, 25],
- keine Frakturen,
- das Labrum soll in Form und Kontinuität erhalten sein,
- die Läsion muß im vorderen, unteren oder vorderen oberen Bereich des Pfannenrandes liegen (nicht im Bereich des oberen Pfannenpoles, d. h. keine S.L.A.P.-Läsion; s. Kap. 6.3),
- arthroskopische Möglichkeit der stabilen Refixation:
a) Operationstechnische Fähigkeiten (anatomische Kenntnisse, Erfahrungen in der Schulterarthroskopie, neben allgemeiner arthroskopischer Erfahrung Übung im arthroskopischen Operieren),
b) arthroskopische Ausrüstung (Nahtset, Schraubeninstrumentarium, maschinengetriebene Instrumente).

Das Nahtset (Storz) (Abb. 77) besteht aus einer doppelläufigen Hülse, deren Kanülen mittels offenem Steg verbunden sind. Die Entfernung der beiden Kanülenzentren beträgt 4 mm. Das Ende ist stufig abgesetzt, wobei die Stufe 5 mm beträgt. Verwendet werden 1,8 mm dicke, sogenannte Bankart-Stifte, die am Ende ein Öhr haben, ein spitzer und ein stumpfer Troikar, sowie resorbierbares Nahtmaterial der Stärke 0 bzw. 1.

Technik der Limbusnaht

Anästhesie

Die Anästhesie ist grundsätzlich als Regional- und Allgemeinanästhesie möglich. Bei Regionalanästhesie (Skalenusblockade) besteht manchmal die Gefahr, daß im vorderen unteren Schulterbereich (Th1, 2) keine vollständige Anästhesie besteht (s. Kap. 2). Dies ist allerdings nur selten der Fall und nur bei Zugehen über den vorderen unteren Zugang von Bedeutung.

Lagerung und Abdeckung

Es gibt grundsätzlich zwei Möglichkeiten der Lagerung.
    1. Seitenlagerung. Der Patient befindet sich in Halbseitenlagerung mit 30° Neigung des Oberkörpers nach dorsal (s. Kap. 3). Durch die Rückwärtsneigung kommt die Pfannenebene annähernd in der Horizontalebene zu liegen, was die Orientierung wesentlich erleichtert. Das Schulterblatt muß frei abgedeckt sein! Die Extension erfolgt über eine Ellenbogenhalterung in Rechtwinkelstellung des Ellenbogens zur Bestimmung der Rotation des Oberarmkopfes (Arthroskopische Ellenbogenhalterung; Gell, Innsbruck; s. Kap. 3). Der Oberarm ist ca. 30 bis 40° abduziert. Eine weitere Abduktion ist wegen der Gefahr der Verletzung des N. musculocutaneus bei Eingehen auf den kaudalen Pfannenrandanteil nicht angezeigt. Das Zuggewicht beträgt 4 kg (Frauen) bzw. 5 kg (Männer). In der Axilla befindet sich eine ca. 10–15 cm dicke festgewickelte Tuchrolle als Hypomochlion zur Erweiterung des Gelenkes.
    2. Rückenlagerung. Neben der Halbseitenlagerung kommt seit einem Jahr fast ausnahmslos die halbsitzende Lagerung (beach-chair-position [1, 29]) zur Anwendung (s. Kap. 3). Der Patient sitzt dabei mit dem Tischrand abschneidend auf einem Polster, so daß sich das ganze Schulterblatt lateral und oberhalb des Operationstischrandes befindet. (Achtung: gerade bei dieser Technik muß das gesamte Schulterblatt frei sein!) Der Kopf des Patienten liegt auf einer Kopfstütze. Der Oberkörper ist durch eine Seitstütze fixiert. Der Arm des Patienten befindet sich in der „Arthroskopischen Ellenbogenhalterung", an welcher ein Zuggewicht von etwa 2–3 kg hängt. Der Arm ist 30–40° abduziert. In der Axilla befindet sich eine etwa 10–15 cm dicke festgewickelte Tuchrolle, welche als Hypomochlion zur Gelenkerweiterung dient. Der Vorteil dieser Lagerung liegt in der Möglichkeit des ungehinderten Wechsels von der arthroskopischen zur offenen Technik, falls dies notwendig werden sollte (solange die Schulter nicht zu stark angeschwollen ist). Als weitere Vorteile sind anzuführen, daß die Patienten die Lagerung als angenehm empfinden (bei Regionalanästhesie) und daß ihr Oberkörper nicht naß wird. Wesentliche Nachteile sind bisher keine aufgetreten. Die Kamera muß jedoch vor entlang dem Schaft abrinnendem Wasser geschützt werden, da es sonst zur Bildtrübung kommt. Dies erfolgt am besten durch ein auf den Schaft aufgeschobenes Gummidiaphragma, das von einer Disposable Cannula (Acufex) stammt [1].

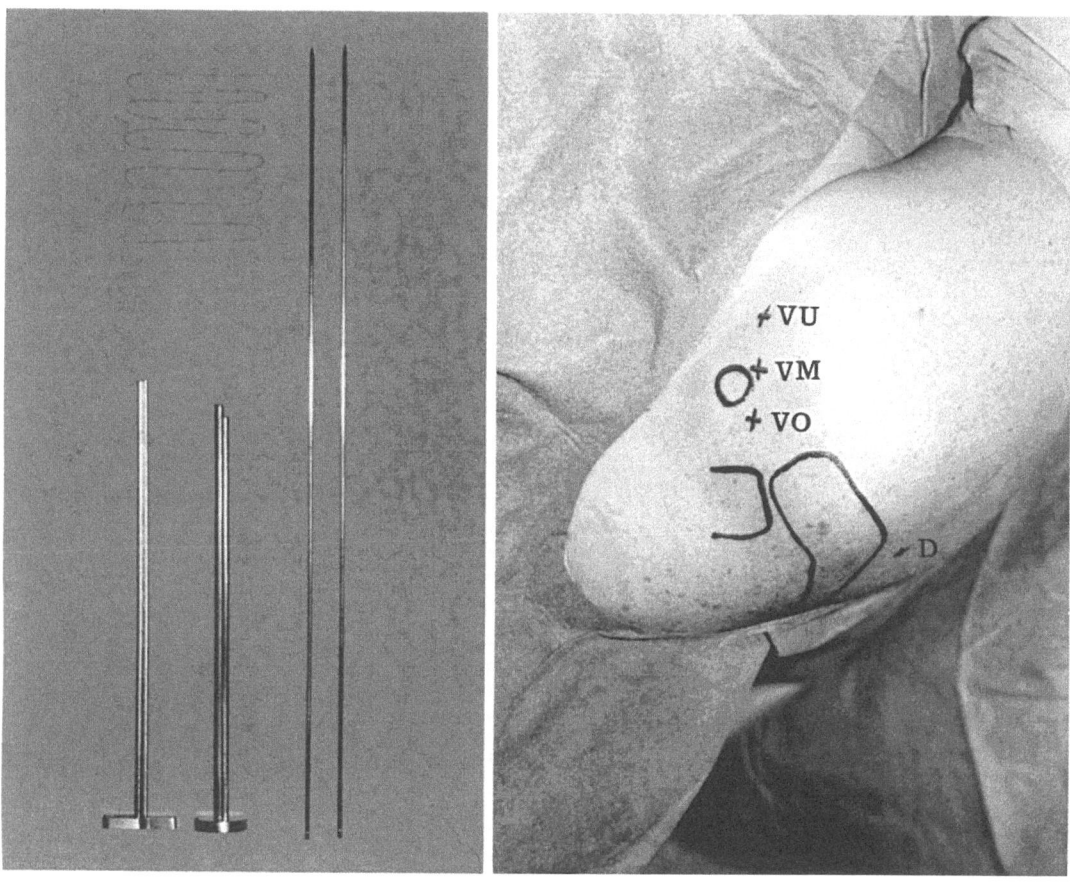

Abb. 77   Abb. 78

Abb. 77. Instrumentarium: stumpfe Troikare, doppelläufige Bohrkanüle, Bankart-Stifte, Faden (Stärke 1)

Abb. 78. Rechtes Schultergelenk mit Orientierungspunkten und Zugängen (Sicht von kranial, Rückenlagerung). *D* Dorsaler Zugang (Optik); *VO* vorderer oberer, *VM* vorderer mittlerer, *VU* vorderer unterer Zugang

Zugänge

Die Orientierungspunkte und Zugänge werden präoperativ eingezeichnet. Als Zugänge unterscheiden wir den dorsal gelegenen Optikzugang, der 1,5 cm medial und 1 cm kaudal des Angulus acromialis liegt, sowie drei ventrale Zugänge (Abb. 78).

● Der vordere mittlere Zugang (Standardzugang) liegt unmittelbar lateral der Coracoidspitze. Dieser Zugang dient als Instrumentenzugang bei der diagnostischen Arthroskopie und auch als Zugang für die doppelläufige Kanüle im Rahmen der intraartikulären Nahttechnik. Um den vorderen Standardzugang exakt an der gewünschten Stelle zu plazieren, kann man als Hilfsmittel den sogenannten Wissinger rod oder Schultereingangsstange verwenden. Zuerst wird die Optik ganz an die gewünschte Gelenkperforationsstelle am Oberrand der Sehne des Musculus subscapularis herangeführt. Die Optik wird durch den Wissinger rod ersetzt

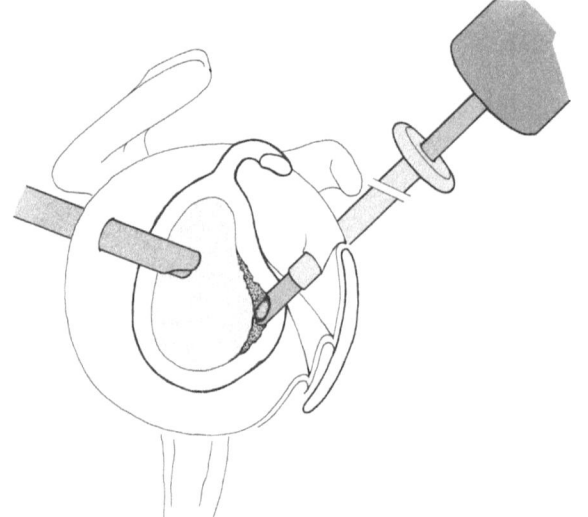

Abb. 79. Anfrischen des Pfannenrandes mit Kugelfräse

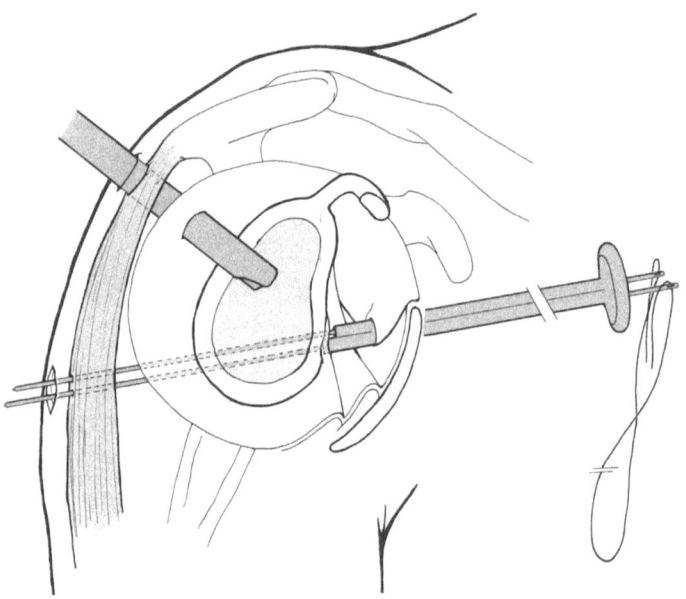

Abb. 80. Intraartikuläre Nahttechnik; doppelläufige Kanüle über vorderen mittleren Zugang eingeführt

und dieser durch den Schaft bis unter die Haut vorgeschoben. An der Vorwölbungsstelle wird die Haut inzidiert. Über das Ende der Schultereingangsstange wird nun der 4 mm Führungstroikar zusammen mit der 7 mm Arbeitskanüle (Instrumentenkanüle) geschoben. Unter Drehbewegungen wird nun die Arbeitskanüle über den Wissinger rod in das Gelenk eingebracht. Die Schultereingangsstange wird entfernt und wiederum die Optik in den Schaft eingeführt.

● Als weiterer ventralen Zugang unterscheiden wir den vorderen unteren Zugang, welcher 1,5 cm distal des Standardzuganges liegt und als Zutrittsweg für die doppelläufige Kanüle im Rahmen der extraartikulären Nahttechnik dient (Achtung auf N. musculocutaneus!).

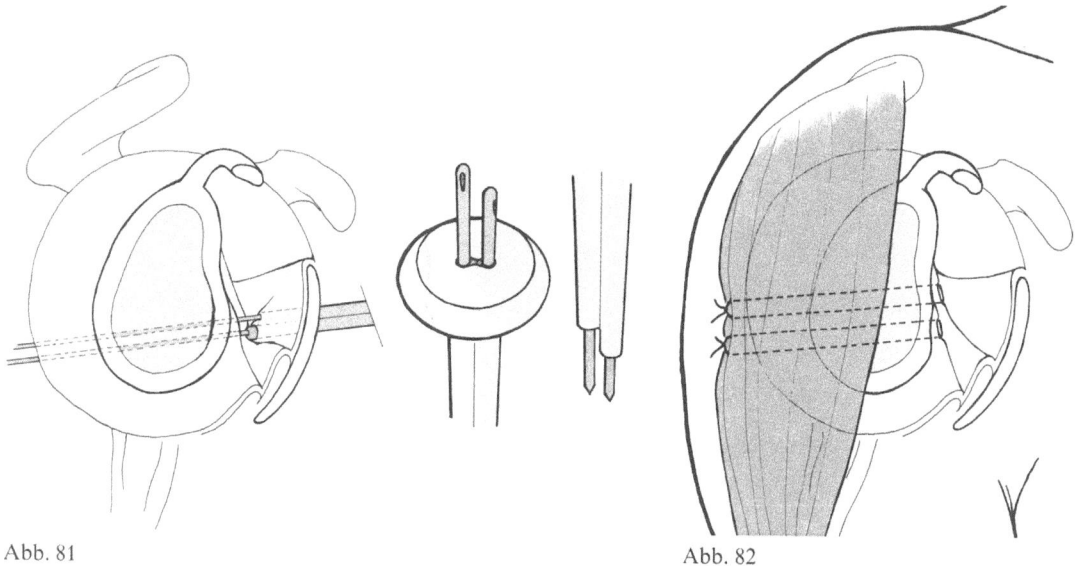

Abb. 81   Abb. 82

Abb. 81. Kombinierte extra- und intraartikuläre Nahttechnik; doppelläufige Kanüle über vorderen unteren Zugang zum Pfannenrand geführt; längerer Anteil der gestuften Kanüle hat Kapsel perforiert

Abb. 82. U-Nähte dorsal über Faszie des M. deltoideus geknüpft

● Schließlich unterscheiden wir noch den vorderen oberen Zugang, welcher 1 cm kranial des Standardzuganges gelegen ist. Dieser Zugang kommt dann zur Anwendung, wenn ventral gleichzeitig zwei Instrumente eingeführt werden müssen (z. B. doppelläufige Kanüle über vorderen unteren Zugang und Tasthäkchen über vorderen oberen Zugang). Der Abstand zwischen den beiden Instrumenten wird dadurch größer, was das Handling erleichtert.

Der vordere obere Zugang eignet sich auch ausgezeichnet zum Eingehen mit der Optik von ventral zum Beispiel zur exakten Beurteilung einer Bankart-Läsion. Die Optik wird dabei in die in den vorderen oberen Zugang eingeführte Arbeitskanüle (Acufex, Arthex) „umgesteckt" und in das Gelenk eingeführt. Es ist eine unmittelbare Beurteilung des vorderen Pfannenrandes mit Einsicht in die Kapseltasche am Skapulahals möglich.

Anfrischen des Pfannenrandes

Über den vorderen Standardzugang wird das Tasthäkchen zur Palpation des Labrum glenoidale stumpf in das Gelenk eingebracht. Nachdem man sich überzeugt hat, daß das Labrum glenoidale bzw. der Pfannenrand für eine Nahttechnik geeignet sind, d. i., wenn das Labrum in Form und Kontinuität weitgehend erhalten ist, wird der knöcherne Pfannenrand angefrischt. Nach und nach wird über eine Arbeitskanüle zuerst das Schulterelevatorium (shoulder elevator, Acufex) über den Standardzugang eingeführt und das dislozierte Labrum glenoidale mobilisiert. Anschließend wird der knöcherne Pfannenrand mit dem Bankart-Raspatorium (Bankart-rasp, Acufex) aufgerauht (s. auch Kap. 6.3, Abb. 94). In weiterer Folge wird noch der Shaver mit aufgesetzter Kugelfräse (3,2 mm arthroplasty burr) eingeführt und eine

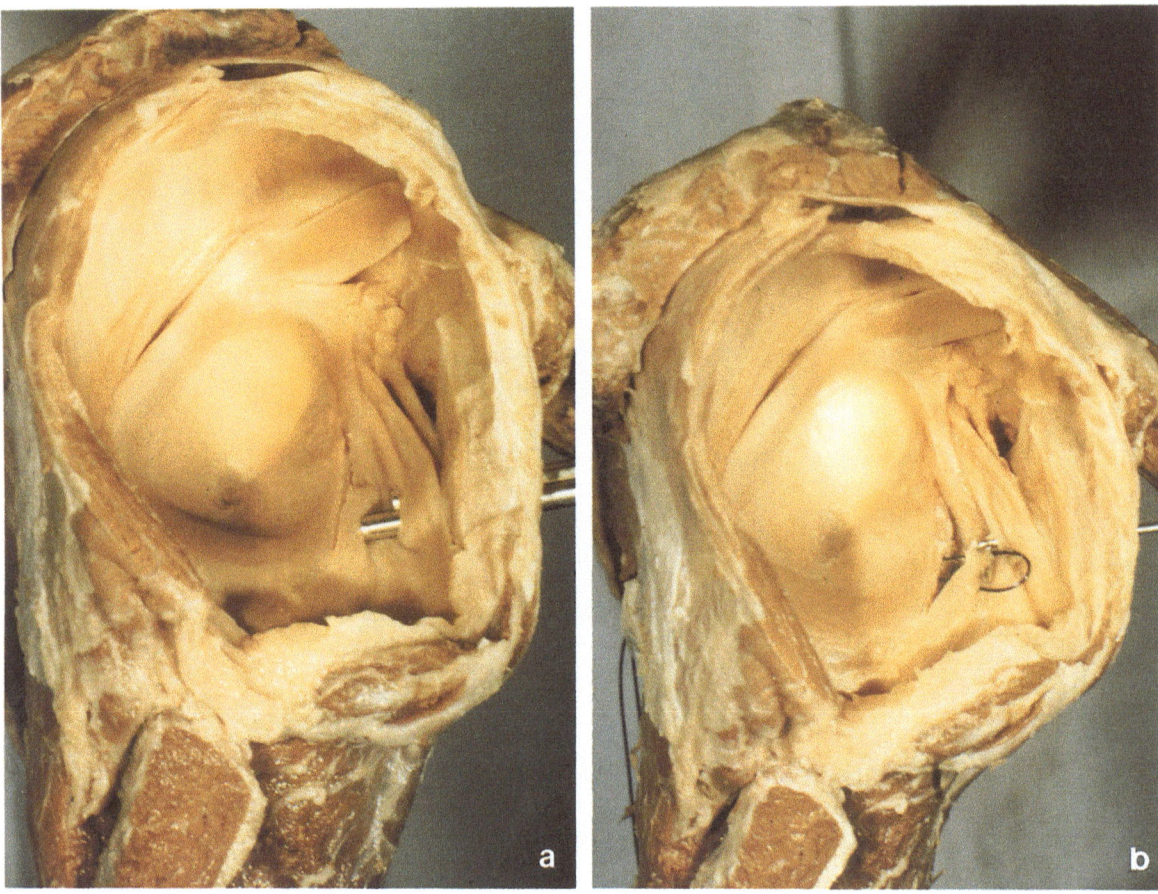

Abb. 83. Anatomisches Präparat. **a** Doppelläufige Kanüle über vorderen unteren Zugang eingeführt. **b** U-Naht gelegt; Fäden transglenoidal nach dorsal durchgezogen

kleine längsverlaufende Rille an der Knorpel-Knochen-Grenze gefräst (Abb. 79). Wahlweise hat sich auch das Ankörnern der Corticalis mit dem spitzen Troikar unter leichten Hammerschlägen bewährt.

Intraartikuläres Vorgehen (Abb. 80)

Diese Technik kommt dann zur Anwendung, wenn das abgelöste Labrum glenoidale in Form und Kontinuität soweit erhalten ist, daß es für die Refixation der Kapsel verwendet werden kann. Über eine Troikarhülse wird die doppelläufige Kanüle über den vorderen Standardzugang (vorderer mittlerer Zugang) in das Gelenk eingebracht. Das Labrum glenoidale wird mit einem eingeführten Bankart-Stift unter Sicht aufgefädelt, auf den Pfannenrand reponiert und nach kranial angespannt. Mit der aufgesetzten Bohrmaschine wird der Stift im Bereich des angekörnten oder angefrischten Pfannenrandes parallel zur Gelenksfläche soweit eingebohrt, bis er unter der Haut an der Rückseite der Schulter getastet werden kann. In der parallel dazu verlaufenden Kanüle wird ebenfalls unter Sicht ein Bankart-Stift eingebracht, das Labrum perforiert und parallel zum ersten Bankart-Stift nach dorsal durchgebohrt. Die Haut über den Stiftspitzen wird inzidiert. In die Löcher am hinteren Ende der beiden Bankart-Stifte wird ein resorbierbarer Faden der Stärke 1 eingezogen. Dabei muß darauf geachtet werden, daß eine entsprechend lange Schlaufe zum Durchziehen der beiden Bohrdrähte belassen wird. Beide Stifte werden dorsal mit einer Faßzange ausgezogen. Die Nahtlage wird mit dem Häkchen kontrolliert. Die Nahtbrücke weist eine Distanz von 4 mm auf. Unter Anspannen der dorsal herausgeleiteten Fäden wird der Arm etwa 30° außenrotiert (über „Arthroskopische Ellenbogenhalterung") und dabei die Nahtlage bzw. die Lage des Labrums überprüft. Verbleibt die Kapsel bei dieser Armposition schlaff, muß der Ursprung des Lig. glenohumerale inf. mit einer weiteren Naht mitfixiert werden. Je nach Ausdehnung der Bankart-Läsion wird eine unterschiedliche Anzahl von Nähten (meist 2–3) in gleicher Weise gelegt.

Kombiniertes intra- und extaartikuläres Vorgehen (Abb. 81)

Wenn eine ausgedehnte vordere Ablösung mit Kapselüberdehnung besteht, muß neben dem abgelösten Labrum auch der Kapselbandapparat (Lig. glenohumerale inferius) refixiert werden. Die doppelläufige Kanüle wird über den vorderen unteren Zugang (Abb. 78) von extraartikulär auf den Pfannenrand zugeführt (über Troikarhülse). Zu beachten ist, daß die Troikarhülse mit dem stumpfen Troikar zuerst leicht nach lateral gerichtet an der gemeinsamen Sehne des M. coracobrachialis und des kurzen Bizepskopfes vorbeigeführt und erst nach Auftreffen auf festen Widerstand (Humeruskopf bzw. Sehne des M. subscapularis) in Richtung Pfannenrand geschwenkt wird. Auf diese Weise wird der N. musculocutaneus sicher umgangen. Da bei der extraartikulären Nahttechnik die Gefahr einer zu starken Einschränkung der Außenrotation besteht, wird der Arm über die „Arthroskopische Ellenbogenhalterung" von der Assistenz in 30° Außenrotationsstellung gehalten (Unterarm dient als Goniometer).

Mit der doppelläufigen Kanüle wird die Kapsel bzw. das Labrum von außen vorgewölbt und an geeigneter Stelle mit dem längeren Anteil der gestuften Kanüle perforiert. Mit dem eingeführten Bankart-Stift wird das Labrum von innen aufgefädelt, auf den Pfannenrand reponiert, nach kranial angespannt und dann der Stift parallel zur Facies glenoidalis eingebohrt, bis er dorsal unter der Haut tastbar wird. Über den kürzeren Anteil der Nahtkanüle, der extraartikulär verblieben ist, wird nun ebenfalls ein Stift eingeführt und mit diesem die Kapsel perforiert. Der zwischen den beiden Stiften gelegene Kapselanteil kann nun durch Drehen der Kanüle um den ersten Stift mehr oder weniger nach kranial angespannt werden. Unter arthroskopischer Sicht erfolgt das Durchbohren des zweiten Stiftes nach dorsal. Nachdem man sich von der guten Nahtlage überzeugt hat, wird das Extensionsgewicht nachgelassen, der Arm adduziert und in Innenrotationsposition gebracht. Das Knüpfen der Fäden erfolgt dann subkutan, streng epifaszial über dem M. deltoideus bzw. infraspinatus (Abb. 82 und 83). Es wird darauf geachtet, daß sich die Haut beim Knüpfen im Bereich der Inzisionsstellen nicht einzieht. Es soll mittels der gesetzten Nähte ein stabiler, etwas aufgewulsteter Limbusrand erzielt werden. Durch den Schaft des Arthroskopes wird ein intraartikuläres Drain für 12 Stunden eingelegt. Der Verschluß der Stichinzisionen erfolgt mit Hautnähten.

Nachbehandlung

Die Dauer der Hospitalisation beträgt zwei Tage. Postoperativ erfolgt die Ruhigstellung in einer leichten Schulterbandage (s. Kap. 6.3, Abb. 101) für insgesamt drei bis vier Wochen. Nach Abnahme der Fixation wird unter physiotherapeutischer Anleitung die Außenrotation anfänglich nur bis 0° und die Flexion im Schultergelenk bis 90° beübt. Eine Vollmobilisation ist ab der 6. Woche erlaubt. Zu diesem Zeitpunkt wird der Patient zum Schwimmtraining aufgefordert.

Vorteile und Nachteile der erläuterten Limbusnaht-Technik gegenüber den anderen angeführten Techniken

Einfache und relativ rasche technische Durchführung. Kein metallisches Implantat im Gelenk.

Postoperativ ist eine Ruhigstellung von mindestens 3 Wochen notwendig, da der Knopf der transossären Naht epifaszial auf dem M. deltoideus liegt. (Wir sind im Begriff eine Nahttechnik zu entwickeln, die es uns erlaubt, den Knopf parossär zu legen, wodurch eine frühzeitigere Mobilisation ermöglicht würde.)

Ein ausgeprägtes Weichteilödem kann nach dem Abschwellen zur Nahtlockerung führen, weshalb möglichst weit in die Tiefe geknüpft werden sollte.

Eine bereits gesetzte Naht kann durch den Stift für die nächste Naht abgebohrt werden. Es ist daher wichtig, die Lage der Nähte von Anbeginn an richtig einzuteilen.

Gefahren

1. N. musculocutaneus. Beim Zugehen über den vorderen unteren Zugang kann bei zu weit medialem Eingehen dieser Nerv im Zugangsbereich liegen. Der vordere untere Zugang sollte daher nicht weiter als 1,5 cm kaudal der Coracoidspitze und auch nicht weiter medial als deren äußerer Rand gelegen sein. Beim Eingehen muß die Kanüle mit dem stumpfen Troikar zuerst leicht nach lateral gerichtet sein und erst bei Auftreffen auf festen Widerstand (Humeruskopf) wird in Richtung Pfannenrand nach dorso-medial geschwenkt. Dadurch wird der N. musculocutaneus sicher geschont. Eine Schädigung dieser Nerven ist im eigenen Patientengut niemals vorgekommen (s. auch Kap. 6.3).

2. N. suprascapularis. Die Stifte sollten beim Durchbohren nach dorsal in den lateralen unteren Bereich des M. infraspinatus zielen. Eine passagere Schädigung dieses Nerven ist im eigenen Krankengut in einem Fall vorgekommen.

Patientenaufklärung

Die arthroskopische Limbusnaht kann aufgrund der relativ geringen Erfahrung (im Vergleich zur offenen Operation) noch nicht mit der gleichen Wertigkeit angeboten werden wie die offene Operation. Der Patient ist darüber aufzuklären, daß unter Umständen intraoperativ doch zur offenen Methode gewechselt werden muß. Weiters ist die grundsätzliche Gefahr der Nervenschädigung (N. musculocutaneus, N. suprascapularis) mitzuteilen.

6.2 Die arthroskopische Dreipunkt-Limbusnaht

P. Habermeyer und E. Wiedemann

Die arthroskopische Bankartnahttechnik fixiert das abgelöste Labrum glenoidale zusammen mit dem inferioren glenohumeralen Bandapparat mit Hilfe von transglenoidalen Nahttechniken an den vorderen Pfannenrand. Die maßgeblichen Nahttechniken wurden etwa zeitgleich in Amerika von Caspari [11] und Morgan [22] sowie im deutschsprachigen Raum von der Innsbrucker Arbeitsgruppe [15] entwickelt. Die im folgenden von uns angegebene Technik beruht auf einer Modifikation der Morgan'schen Bankartnahttechnik.

Operationsprinzip

Die Pathomorphologie des Bankart-Defektes begründet das Operationsprinzip bei der arthroskopischen Labrumnaht. Unter einer Bankart-Läsion versteht man eine Läsion am vorderen unteren Pfannenrand, die von einer einfachen Ablösung des Labrum glenoidale bis zur knöchernen Absprengung reichen kann. Bankart [8] sah in der Labrumablösung die Ursache der rezidivierenden Luxationen, weil die Kapsel und mit ihr die glenohumeralen Bänder ihre Anheftung am vorderen Pfannenrand verloren haben. Neben der rein mechanischen Bedeutung als Anheftungsstelle für die Kapsel und die glenohumeralen Bänder besitzt das Labrum glenoidale die Funktion eines ventilmäßigen Abschlusses im Sinne einer Abdichtung der Cavitas glenoidalis. Bei Labrumläsionen ist dieser Ventilmechanismus zerstört, der bei Zugbelastung auftretende Unterdruck-Schutzmechanismus kann nicht entstehen [16].

Die rationelle Grundlage des Operationsprinzips der arthroskopischen Bankartnaht besteht nun in einer anatomisch einwandfreien Refixation des Labrum glenoidale mit den glenohumeralen Bändern an den vorderen Pfannenrand. Das Labrum glenoidale kann nach arthroskopischer Transfixation an den vorderen Pfannenrand seine Funktion als Bandansatz und als „Ventildichtungsring" wieder gewährleisten.

Vorteile

Bei insgesamt geringer Weichteiltraumatisierung umgeht die arthroskopische Fixationstechnik eine konventionelle Arthrotomie, wodurch ein Eingriff im Bereich der propriozeptiven Rezeptoren vermieden wird.

Im speziellen Vergleich mit arthroskopischen Staple- und Schraubentechniken kommen bei der arthroskopischen Naht Komplikationen von seiten der Implantate außer Betracht.

Im Ausreißversuch weist die Nahttechnik gegenüber der Stapletechnik eine zweifach höhere Stabilität auf [27].

Einen weiteren Vorteil unserer Bankart-Modifikation sehen wir darin, daß wir auf die Verknotung über der dorsalen Weichteilbrücke verzichten können, so daß die Knoten dorsal direkt über dem knöchernen Pfannenhals aufsitzen und ventral der Knoten unter Sicht auf das Labrum geschoben und gegen den vorderen Pfannenrand gesichert werden kann.

Nachteile

Als generell nachteilig muß die schwierige Technik, welche nur von einem arthroskopisch erfahrenen Chirurgen beherrscht werden kann, gelten. Im Vergleich zu offenen Verfahren darf der Kostenfaktor zur Anschaffung einer teuren Arthroskopie-Ausrüstung nebst Spezialinstrumentarium und Schulterhalter nicht außer acht gelassen werden.

Als weiterer Nachteil erweist sich auch, daß bei der geschlossenen Technik die Korrektur auf das Labrum und den inferioren glenohumeralen Bandapparat beschränkt bleiben muß. Ein pathologisch vergrößertes Foramen Weitbrecht oder eine anlagebedingt überweitete und dünne Gelenkkapsel kann arthroskopisch nicht operativ verschlossen und korrigiert werden (wie z. B. durch eine Kapselplastik).

Schließlich sei darauf hingewiesen, daß eine falsche transglenoidale Bohrtechnik den Nervus suprascapularis gefährdet.

Indikationen

Für die arthroskopische Labrumnaht eignen sich vordere untere Instabilitäten nach stattgehabtem Makrotrauma (primär traumatische Schulterluxation) bzw. nach repetitivem Minortrauma, z. B. im Sport (Werferarm). Somit stellen wir die Indikation zur arthroskopischen Bankartnaht nach erstmaliger traumatischer vorderer Schulterluxation oder bei klinisch symptomatischen vorderen unteren Subluxationen.

Da bisher noch keine Spätergebnisse über repräsentative Kollektive vorliegen, sollten darüber hinausführende Indikationsstellungen auf arthroskopisch-operative Schulterzentren konzentriert bleiben, welche prospektiv randomisierte Studien vorlegen können.

Als Voraussetzung für einen arthroskopischen Eingriff muß die Diagnose durch Doppel oder Monokontrast-Computertomographie, Arthroskopie oder NMR gestellt sein.

In der Regel handelt es sich um ein Patientengut in der zweiten und dritten Lebensdekade. Wie von Rockwood und Mitarbeitern [26] nachgewiesen, sprechen traumatische vordere Schultersubluxationen auf ein konservatives Rehabilitationsprogramm nicht an, so daß im Gegensatz zu atraumatischen Formen der Instabilität eine physiotherapeutische Behandlung keine Verbesserung der Stabilität erzielt und nur einen Zeitverlust für den Patienten bedeutet.

Kontraindikationen

Ausgedehnte Pfannenranddefekte (knöcherner Bankart-Defekt), große Hill-Sachs-Läsionen, kombinierte hintere und untere Instabilitätsformen, sowie die multidirektionale Schulterinstabilität sind als Kontraindikationen für arthroskopische Verfahren zu bewerten.

Zeigt sich während der Arthroskopie, daß der gesamte Labrum- und Ligamentkomplex aufgebraucht und ausgedünnt ist, daß gleichzeitig während der Arthroskopie der Humerus-

kopf ständig über den vorderen Pfannenrand luxiert, dann muß das arthroskopische Vorgehen beendet werden und der Patient in gleicher Sitzung oder zweizeitig einem offenen
Verfahren zugeführt werden.

Patientenaufklärung

Sowohl die arthroskopische Labrumnaht als auch alle anderen arthroskopischen Refixationstechniken am Limbus können noch nicht als Standardverfahren betrachtet werden. Dies
muß der Patient wissen und er muß mit der Alternative einer offenen Refixation einverstan-
den sein. Neben den allgemeinen Risiken kommen als spezifische Komplikationen die Gefahr
der Dehnungsläsion des Plexus brachialis, die Verletzung des N. suprascapularis sowie die
Verletzungsmöglichkeiten des N. axillaris und des N. musculocutaneus in Frage.

Anästhesie

Prinzipiell ist es möglich, den Eingriff in Regionalanästhesie (interskalenärer Winnieblock)
durchzuführen. Aufgrund der für den Patienten subjektiv unangenehmen Begleitumstände
(Traktion am Arm, Bohrgeräusche, Seitenlagerung, eventuell Einnässen durch Spülflüssigkeit) empfiehlt sich die Intubationsnarkose. Im eigenen Vorgehen kombinieren wir Intubationsnarkose mit dem Winnieblock, da hierdurch postoperativ eine länger andauernde
Schmerzfreiheit gewährleistet ist.

Grundsätzlich sollte am schlafenden Patienten nochmals Ausmaß und Richtung der
Instabilität überprüft werden. Zeigt sich, daß in Narkose das Schultergelenk völlig instabil
ist und nach Reposition sofort wieder luxiert, so zeichnet sich bereits in diesem Stadium ab,
daß der nach ventral luxierte Humeruskopf die technische Ausführung der arthroskopischen
Labrumnaht erschweren wird.

Lagerung und Abdeckung

Der Eingriff erfolgt in Seitenlagerung des Patienten, wobei der Oberkörper etwa 30° nach
dorsal geneigt ist. Den Körper fixiert man durch seitlich angebrachte Haltestützen. Man
beachte, daß die Haltestütze am Rücken die Skapula nicht verdeckt.

Der betroffene Arm wird über einen Armhalter (Arthrex) in einer Standardposition im
Schultergelenk von 45° Abduktion und 30° Flexion sowie Innenrotation extendiert. Das
Extensionsgewicht beträgt bei Frauen 5 kg, bei Männern 6 kg. Um den Zugang zum Gelenkraum zusätzlich zu erleichtern, legt man am Oberarm eine Manschette mit Seilzug an, an der
man senkrecht extendiert. Die Abdeckung erfolgt bis zum Oberarm mittels einer sterilen
Stockinette (Mölnlycke). Der Schultergürtel und die Axilla werden mit 2 U-Folien abgeklebt,
eine Inzisionsfolie kommt nicht zur Anwendung.

Somit ist es möglich, während des Arthroskopievorganges unter Beachtung der sterilen
Kautelen den Arm zu bewegen und notwendige Positionsänderungen im Schultergelenk
durchzuführen.

In jüngster Zeit führen wir den Eingriff alternativ in halbsitzender Position des Patienten
durch, einer Lagerung wie bei offenen Eingriffen. Altchek et al. [2] haben darüber erstmals

berichtet, Resch in Innsbruck sowie Walch in Lyon verfügen ebenfalls über Erfahrung mit dieser Lagerung. Die sitzende Position eignet sich sowohl für die arthroskopische Stabilisation als auch für alle weiteren diagnostischen und operativen Eingriffe glenohumeral und subakromial. Es gibt einige Gründe, die für die sitzende Lagerung sprechen: Sie erspart Lagerungs- und Narkosezeit und erfordert kein Zusatzgerät wie Armhalterung. Die Lagerung ist für die Intubationsnarkose günstiger und für den wachen Patienten mit Winnieblock angenehmer. Muß das Gelenk eröffnet werden, entfällt die Umlagerung sowie erneutes Abwaschen und Abdecken.

Zugänge

Es empfiehlt sich, mit einem Markierungsstift die knöchernen Landmarken einzuzeichnen und exakt die Hautkonturen über der Spina scapulae, dem Acromion, dem AC-Gelenk und dem Processus coracoideus zu markieren. Dies erleichtert eine exakte Positionsfestlegung für die einzelnen Zugänge.
Für die arthroskopische Bankartnaht verwenden wir die folgenden Zugänge.

Dorsaler Zugang (Optikzugang)

Die Eintrittstelle für das posteriore Portal liegt im „Soft spot", standardgemäß etwa 1,5 cm medial und 1 cm distal des gut tastbaren posterioren Angulus acromialis.

Superiorer Zugang (Neviaser Portal)

Kranial über der Fossa supraspinata liegt die Eintrittstelle für das superiore Portal genau in der Spitze eines Winkels, welches vorne vom lateralen Claviculaende und dem AC-Gelenk, lateral vom Acromion und dorsal von der Spina scapulae begrenzt wird. Dieses Portal wird gewöhnlich für den Wasserzulauf oder als Zugang zum Tuberculum supraglenoidale benützt. die Punktionsrichtung hat einen Winkel von 45° zur Körperlängsachse und zielt genau auf die Mitte des Glenohumeralgelenkes.

Vordere Zugänge

● Vorderer mittlerer Zugang (Standardzugang). Er liegt außen knapp lateral der Spitze des Processus coracoideus und tritt oberhalb der Sehne des M. subscapularis in den mittleren vorderen Gelenkraum ein. Er dient als Standardzugang für das Instrumentarium und bietet gefahrlos Platz für eine 7 mm starke Instrumentierkanüle.
● Vorderer oberer Zugang [6]. Dieser befindet sich in der Mitte zwischen Processus coracoideus und vorderer Acromionecke und tritt vorne oben 1 cm kranial des Processus coracoideus in den Gelenkraum zwischen langer Bizepssehne und Oberkante der Subscapularissehne ein. Über diesen Zugang läßt sich von vorne oben mit dem Arthroskop eine exakte Darstellung des vorderen Pfannenrandes und insbesondere des Skapulahalses erzielen. Überdies wird dieser Zugang benötigt, wenn ventral gleichzeitig arthroskopiert und instrumentiert werden soll.

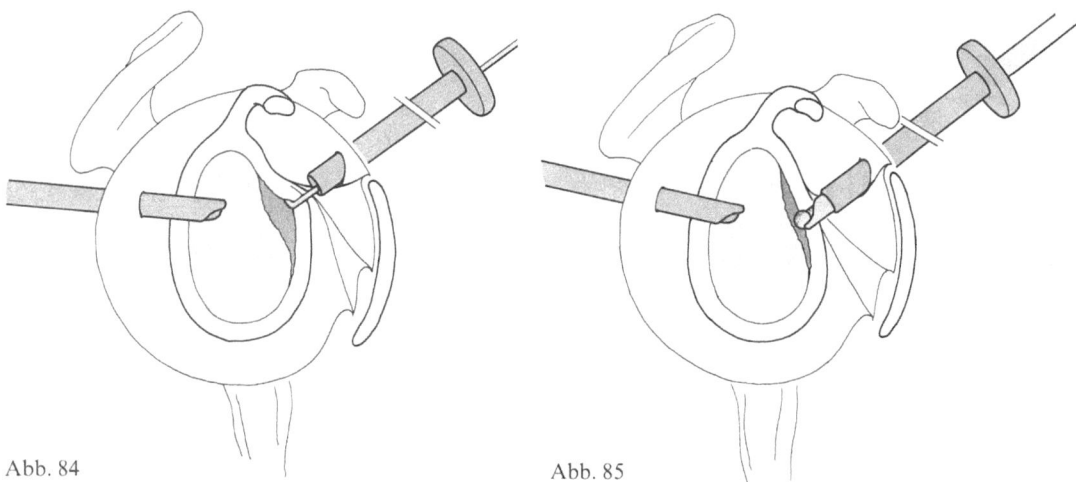

Abb. 84   Abb. 85

Abb. 84. Überprüfung des Bankart-Defektes mit dem Tasthaken. Das Labrum glenoidale ist zusammen mit dem unteren glenohumeralen Band vom vorderen Pfannenrand abgelöst

Abb. 85. Anfrischen des vorderen Pfannenrandes mit dem Abrader

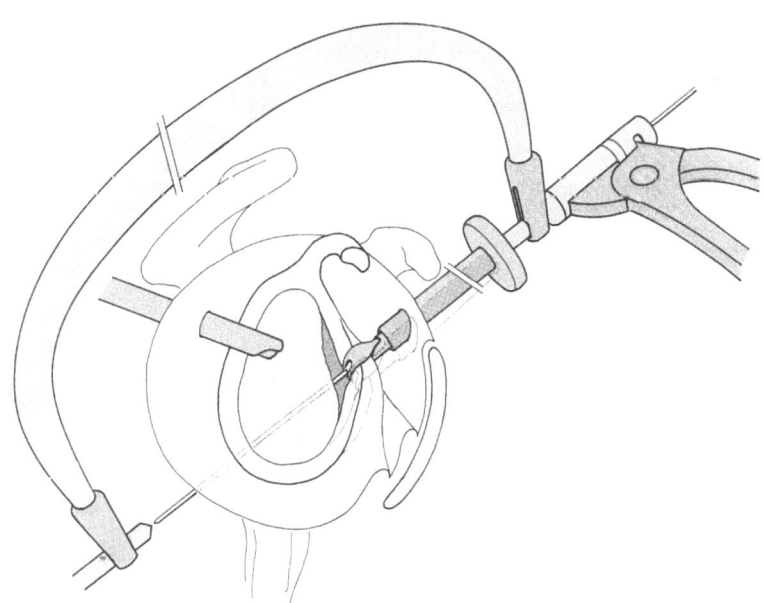

Abb. 86. Transfixation des Labrum glenoidale mit Ausziehdraht. Reposition des Labrums gemeinsam mit dem Lig. glenohumerale inferius mit Hilfe der kanülierten Haltezange. Verwendung eines Zielinstrumentariums zur sicheren Positionierung, damit Schutz des N. suprascapularis

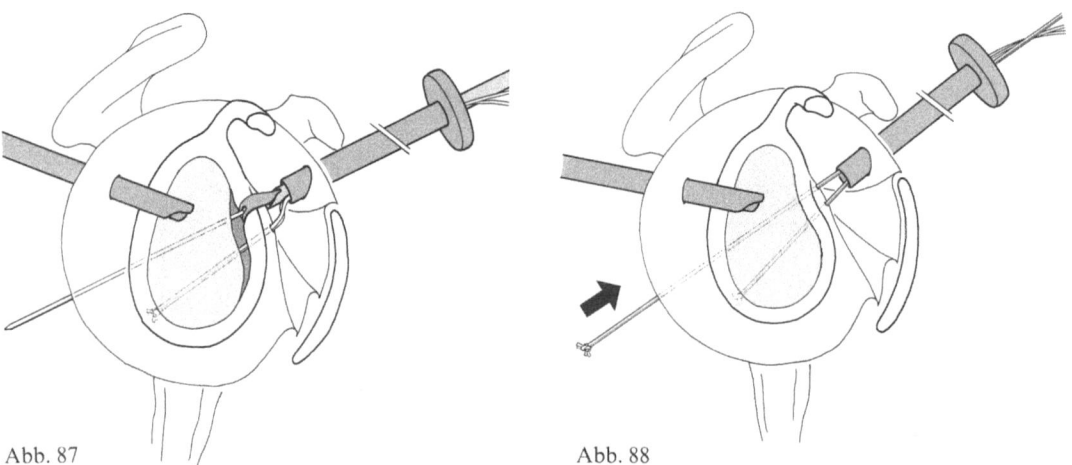

Abb. 87   Abb. 88

Abb. 87. Transfixation des Labrum glenoidale mit K-Draht. Am liegenden ersten Fadenpaar vorbei Einbringen des zweiten K-Drahtes bei 2.00 Uhr und transskapuläres Ausbohren nach dorsal

Abb. 88. Arretierung der beiden Ankerknoten über dem hinteren Pfannenrand

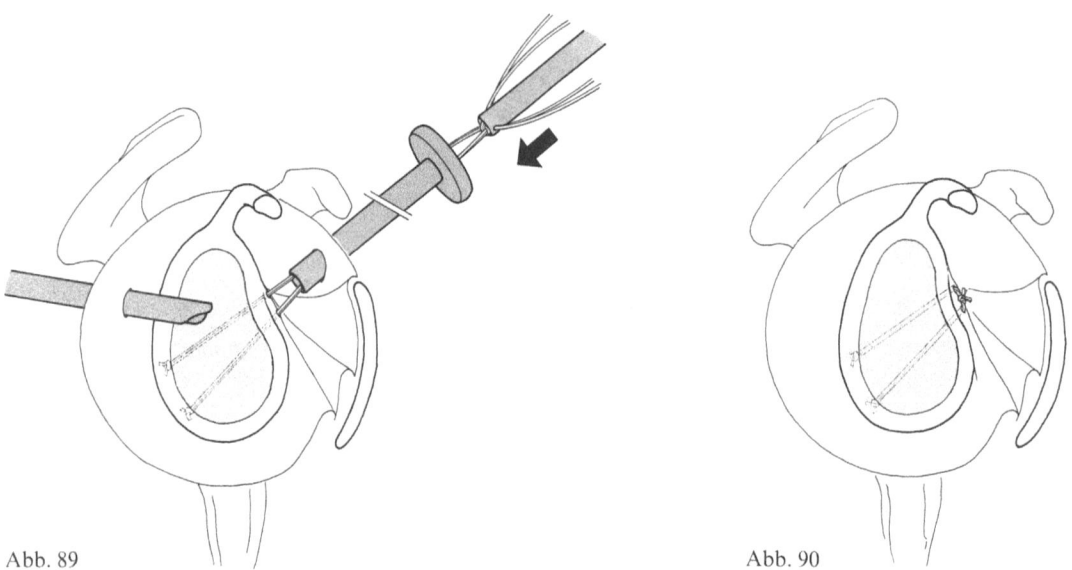

Abb. 89   Abb. 90

Abb. 89. Ventrales Verknoten mit dem Knotenschieber. Die beiden Fadenpaare werden außen geknotet und mit Hilfe des Knotenschiebers als „U-Naht" auf das Labrum geschoben

Abb. 90. „Dreipunkt-Knotentechnik". Abschluß der „U-Naht" über dem Labrum-Ligament-Komplex mit zwei Ankerknoten dorsal und einem Doppelknoten ventral

- Vorderer unterer Zugang [31]. Wird ein mehr zentraler und direkter Zugang zum Pfannenhals gewünscht, so eignet sich dieser Zugang. Er liegt außen etwa 1,5 cm distal des lateralen Randes der Coracoidspitze und führt extraartikulär durch den M. subscapularis auf den vorderen unteren Pfannenrand. Falls ein intraartikulärer Zugang benötigt wird, so liegt die Eintrittstelle direkt über dem oberen Rand der Subscapularissehne. Wie auch in Kap. 6.1 erwähnt, wird eine Schädigung des N. musculocutaneus dadurch sicher umgangen, daß die Troikarhülse lateral des kurzen Bizepskopfes vorgeschoben wird.

Operationstechnik

Wie bereits einleitend erwähnt, basiert die im folgenden beschriebene arthroskopische Nahttechnik auf der von Morgan und Bodenstab [22] angegebenen Technik. Das Prinzip ist eine stabile „Dreipunktknotentechnik" direkt über dem knöchernen Pfannenhals. Alle drei Knoten liegen epiglenoidal, der ventrale Knoten intraartikulär über dem fixierten Labrum auf dem vorderen Pfannenrand. Damit ist eine stabile Dreipunkt-Fixation erreicht.

Die diagnostische Arthroskopie erfolgt über den posterioren Zugang. Eine vorgängige Auffüllung des Gelenkraumes mit Spüllösung mittels einer Punktionskanüle ist nicht mehr als obligat anzusehen. Nach Auswechseln des spitzen gegen den stumpfen Troikar tastet man sich in Richtung auf die Coracoidspitze in den Gelenkraum zwischen hinterem Pfannenrand und Humeruskopfrundung. Man perforiert die hintere Gelenkkapsel durch ständiges Drehen des stumpfen Troikars gegen den relativ kräftigen Widerstand. Ein gewaltsames Vorstoßen muß vermieden werden. Durch Nachgeben des Troikars wird das Eindringen in den Gelenkraum bemerkt. Nach Auswechseln des Troikars wird das 4 mm, 30° Arthroskop eingebracht. Der Wasserzulauf erfolgt entweder über die Arthroskopiekanüle mit Unterstützung durch eine Rollenpumpe oder über das kraniale Neviaserportal.

Für die Etablierung des vorderen mittleren Zugangs (Standardzugang) benutzen wir eine inside-out Technik mit Hilfe der Schultereingangsstange (Wissinger rod). Zuerst schiebt man das Arthroskop im Winkel zwischen Oberrand der Subscapularissehne und Unterrand der langen Bizepssehne gegen die vordere Gelenkkapsel vor, sodann wird das Arthroskop gegen die Schultereingangsstange ausgetauscht und diese fest gegen die vordere Kapselwand gedrückt. Nach Stichinzision über der Durchtrittsstelle der Schultereingangsstange schieben wir diese durch die Stichinzision weiter nach ventral vor. Nun kann man auf die Schultereingangsstange von ventral einen 4 mm Führungstroikar und darüber die Instrumentenkanüle (7 mm Innendurchmesser) aufsetzen. Über die Führungsstange schieben wir nun unter drehenden Bewegungen den 4 mm Führungstroikar zusammen mit der Instrumentenkanüle bis in den vorderen Gelenkraum ein, ohne dabei intraartikuläre Strukturen verletzen zu können. Nach Entfernen der Schultereingangsstange wird das Arthroskop erneut von dorsal eingesetzt.

Nun kann mit der diagnostischen Arthroskopie begonnen werden. Mit dem Tasthaken überprüfen wir die Stabilität der langen Bizepssehne und des Labrum glenoidale (Abb. 84). Bei Ablösung des Labrum glenoidale gerät man mit dem Tasthaken subperiostal bis in die „Bankarttasche". Bei Unsicherheit in der Beurteilung erfolgt ein Auswechseln des Arthroskopes von dorsal und Umsetzen in das vordere obere Portal (Andrews). Von vorne oben läßt sich exakt das Ausmaß der Bankart-Läsion sowie die Ablösung des mittleren und unteren glenohumeralen Bandes überprüfen. Hat man sich über das Defektausmaß orientiert, so führt man das Arthroskop wieder über das dorsale Portal ein.

Im nächsten Schritt folgt nun ein sorgfältiges Anfrischen des vorderen Pfannenrandes bis in den Bereich des Skapulahalses (Abb. 85). Noch bestehende Restverwachsungen und Narben müssen gelöst werden, um eine ausreichend große Anfrischungsstelle im Pfannenhals zu erreichen. Wie bei einer offenen Bankart-Operation hat die Präparation zu erfolgen. Unzureichendes Shaving führt zu einer verzögerten Einheilung des Labrums am Knochen. Das Anfrischen des vorderen Pfannenrandes erfolgt in unserem Haus mit einem eigenen Rasparatorium sowie mit motorgetriebenen kugelförmigen Abrasionsshavern. Es ist darauf zu achten, daß das Labrum dabei unbeschädigt bleibt. Das Anfrischen des vorderen Pfannenrandes stellt einen wesentlichen Teil des Operationseingriffes dar, es bestimmt erheblich den Operationserfolg und sollte aus diesem Grund möglichst sorgfältig erfolgen. Nur ein ausreichendes Debridement sichert die Einheilung des Labrums und der Kapsel an den vorderen knöchernen Pfannenrand.

Nun können wir mit der arthroskopischen Labrumnaht beginnen. Nach Einführen einer kanülierten Haltezange (Arthrex) fassen wir das Labrum zusammen mit dem inferioren glenohumeralen Band möglichst an der tiefsten Stelle seiner Ablösung, ziehen beide nach oben und positionieren es exakt anatomisch an den knöchernen Pfannenrand, etwa an einer Position zwischen 3.00 und 4.00 Uhr (s. Abb. 86). Ziel muß es sein, das Labrum mit dem inferioren Bandanteil möglichst an seiner kaudalsten Stelle zu greifen und einen Shift durchzuführen. Ist das inferiore glenohumerale Band intakt und liegt nur eine Pathologie im vorderen oberen Quadranten im Sinne einer isolierten Labrumablösung oder einer Andrews-Läsion [5] vor, so genügt es, das Labrum glenoidale allein zu fixieren.

Die kanülierte Haltezange ermöglicht gleichzeitig das Positionieren des Labrums und das Einbringen eines Spickdrahtes. Der in der Haltezange eingeführte 1,7 mm Kirschnerdraht mit Öse durchbohrt nun das reponierte Labrum fakultativ mitsamt dem inferioren glenohumeralen Band und wird in ventrodorsaler Richtung, knapp unterhalb der Gelenkfläche, transskapulär gebohrt. Die Bohrrichtung des Kirschnerdrahtes beträgt 30° inferior zur Querachse der Gelenkfläche und etwa parallel oder maximal 15° medial geneigt zu ihr.

Der Kirschnerdraht perforiert die Haut im Bereich der Fossa infraspinata. Die Austrittsstelle muß auf der Haut mindestens 3 cm unterhalb der Spina scapulae liegen um den Nervus suprascapularis nicht zu verletzen. Ein Zielinstrumentarium in Verbindung mit der kanülierten Haltezange erleichtert die sichere Plazierung des Drahtes im Bereich der Fossa infraspinata. Während des gesamten Bohrvorganges beobachten wir durch das Arthroskop den Vorderrand der Glenoidfläche, um eine Perforation des Kirschnerdrahtes in die Gelenkpfanne zu vermeiden. Die Öse des Kirschnerdrahtes besetzen wir mit 2 resorbierbaren Fäden der Stärke 2 (Vicryl), welche wir nun vorsichtig mit Hilfe des Kirschnerausziehdrahtes nach dorsal durchziehen. Die Fäden zieht man soweit heraus, bis sowohl ventral als auch dorsal ausreichend lange Fadenenden zur Verfügung stehen. Nachdem nun die hintere Hautdurchtrittsstelle vorsichtig mit einer Pean-Klemme erweitert wird, verknoten wir die beiden dorsalen Fadenenden zu einem 3–4 mm dicken Ankerknoten. Dann ziehen wir die Fäden in umgekehrter Richtung unter die Haut zurück, bis der dicke Knoten an der dorsalen Austrittsstelle des Bohrkanals am Pfannenrand aufsitzt. Man spürt die feste Verankerung daran, daß ein fester Anschlag entsteht und bei kräftigem Zug das Schultergelenk nach vorne gezogen werden kann. Damit ist das erste Fadenpaar vorgelegt.

Wir wiederholen nun den beschriebenen Vorgang, um ein zweites Fadenpaar anzubringen. Hierzu wird an dem liegenden ersten Fadenpaar vorbei die kanülierte Haltezange erneut durch die Instrumentierkanüle eingeführt. An kranial versetzter Position (2.00 Uhr) greift sie das abgelöste Labrum und reponiert es wieder korrekt an den vorderen Pfannenrand. Der 1,7 mm Spickdraht wird erneut durch das Instrument eingeführt; er durchspießt das gefaßte Labrum und fixiert es anatomisch am vorderen Pfannenrand. Die Bohrrichtung verläuft um 15° medial gekippt zur Gelenkfläche und gleichzeitig in einem Winkel von 15–30° zum ersten Kirschnerdraht, d. h. sagittal, horizontal zur Gelenkpfanne. Es folgt nun das Ausbohren des zweiten Kirschnerdrahtes nach dorsal. Die Austrittstelle des zweiten Kirschnerdrahtes liegt etwa 1,5 cm bis 3 cm von der des ersten Kirschnerdrahtes. Die beiden Austrittstellen müssen, um keine Gefahr darzustellen, auf einer senkrechten Linie unterhalb der Spina scapulae, zwischen 3 cm kranial und maximal 10 cm kaudal, liegen (Abb. 87).

Ein zweites Fadenpaar wird nun in die Kirschnerdrahtöse eingefädelt und mit Hilfe des Ausziehdrahtes nach dorsal durchgezogen. Wir verknoten nun auch das hintere freie Ende des zweiten Fadenpaares mehrmals mit sich selbst zu einem zweiten stabilen Ankerknoten und ziehen den Faden nach subkutaner Erweiterung des Bohrkanals wiederum in umgekehrter Richtung unter die Haut zurück, bis der dicke Knoten an der Austrittstelle des zweiten Bohrkanals am Pfannenrand aufsitzt. Nun sind beide Ankerknoten fest auf dem hinteren Pfannenrand arretiert (Abb. 88).

Im nächsten Schritt folgt die Verknotung der beiden ventralen Fadenpaare gelenkinnenseitig. Ein Knotenschieber (Arthrex) ermöglicht das Verknoten der beiden vorderen Fadenenden über dem Labrum, indem die Knoten außen vorgelegt werden und jeweils mit dem Knotenschieber durch die Instrumentenkanüle bis auf das Labrum vorgeschoben werden (Abb. 89). Da zwei Fadenpaare eingezogen sind, können mit Hilfe des Fadenschiebers zwei Einzelknoten vorne über das Labrum geschoben werden. Zuerst legt man einen einfachen oder in gleicher Richtung geworfenen doppelten Knoten vor und schiebt ihn mit Hilfe des Knotenschiebers unter Zug an den beiden Fadenenden bis auf das Labrum vor, anschließend preßt man mit dem Knotenschieber den Knoten fest über Labrum und vorderen Pfannenrand. Im Falle eines einfachen Knotens wird der zweite Knoten in gleicher Richtung geworfen, damit dieser beim Vorschieben nicht durch den ersten Knoten frühzeitig blockiert werden kann. Insgesamt wird ventralseitig 5 mal geknotet, damit eine absolute Knotenstabilität erreicht wird. Mit dem zweiten Fadenpaar verfährt man ebenso, so daß am Schluß über dem Labrum und Pfannenrand ein doppelter Knoten zu liegen kommt. Die „Dreipunktknotentechnik" ist somit abgeschlossen, zwei Ankerknoten sitzen dorsal über dem Pfannenrand, ein doppelter stabiler Gegenknoten ventral über dem Labrum glenoidale (Abb. 90).

Postoperative Behandlung

Für die Dauer von 3 Wochen wird der Arm im Gilchristverband ruhiggestellt. Die danach folgende Physiotherapie entspricht den Richtlinien bei offenen Operationen von vorderen Schulterinstabilitäten [17].

Fehler und Gefahren

Als spezifische Fehler der transglenoidalen Bankartnahttechnik sind die Verletzung des Nervus suprascapularis sowie Verletzungen der Glenoidfläche durch falsche Bohrdrahttechnik anzusehen.

Allgemein können sich Fehler einstellen bei einer falschen Beurteilung der Bankart-Läsion, wenn besonders die subperiostale Ablösung vom vorderen Pfannenrand und die Insuffizienz des inferioren glenohumeralen Bandes nicht ausreichend beurteilt wird. Eine weitere Gefahrenquelle besteht darin, daß man eine habituelle Komponente im Sinne einer allgemeinen Gelenklaxizität übersieht und mit der angewendeten Technik die Insuffizienz des glenohumeralen Kapsel- und Bandapparates nicht korrigieren kann.

Verletzungen von Nervus axillaris, Nervus musculocutaneus und Vena cephalica können als vermeidbare Fehler bei allen arthroskopischen Stabilisationsoperationen angesehen werden.

„Ungenügende krankengymnastische Nachbehandlung, fehlende persönliche Nachkontrolle des Patienten" [28] können den Operationserfolg völlig in Frage stellen. Der nachbehandelnde Physiotherapeut muß entweder persönlich oder durch einen exakten schriftlichen Nachbehandlungsplan informiert sein. Eine engmaschige Nachkontrolle, Beratung und frühzeitige Beurteilung des Operationserfolges sollte sichergestellt sein.

In der postoperativen Rehabilitationsphase sind als Fehler die frühzeitige Freigabe der Außenrotation sowie ein zu frühes Aufnehmen von sportlicher Belastung innerhalb von 6 Monaten anzusehen.

6.3 Die arthroskopische Limbusverschraubung

H. Resch, K. Golser und A. Kathrein

Die Operation nach Bankart zielt auf eine Sanierung der am vorderen unteren Pfannenrand gelegenen Bankart-Läsion ab und stellt somit ein kausales Operationsverfahren dar [7, 8]. Um nun die postoperative Rehabilitationszeit zu verkürzen, wird seit einigen Jahren versucht ohne Eröffnung des Weichteilmantels auf arthroskopischem Wege den gleichen Effekt wie bei der offenen Operation nach Bankart zu erzielen [11, 15, 16, 19, 22]. Dies wurde in den letzten Jahren vor allem mit arthroskopisch implantierbaren Staples versucht, die, von intraartikulär eingebracht, den abgelösten Labrum-Kapsel-Komplex (Bankart-Läsion) an den knöchernen Pfannenrand fixieren. Diese Methode aber war mit einer nicht zu vernachlässigenden Komplikationsrate in Form von Implantatlockerungen und Implantatbrüchen verbunden [18, 21]. Ursache für die hohe Komplikationsrate war die ungünstige Zugbelastung der Kapsel auf die intraartikulär gelegenen Implantate. Eine ursprünglich zur Refixation von Labrumablösungen am oberen Pfannenpol (sogenannte S.L.A.P.-Läsion) [30] entwickelte Verschraubungstechnik hat sich mittlerweile auch bei rezidivierenden Schulterluxationen bzw. Subluxationen, bei frischen Pfannenrandfrakturen sowie in Einzelfällen auch bei Labrumablösungen am vorderen oberen Pfannenrand [4, 5] im Rahmen eines Impingementsyndroms (sekundäres Impingement [23]) bewährt. Die Verschraubungstechnik unterscheidet sich von der Staple-Technik insofern, als daß die zentral kanülierten Schrauben gezielt über einen Bohrdraht von extraartikulär in den Pfannenrand eingebracht werden können, d. h. das Implantat liegt nicht im Gelenk. Dies bedeutet auch, daß die Kapsel eine geringere Zugbelastung auf die Schrauben ausübt, was eine niedrigere Komplikationsrate zur Folge hat (Abb. 91 a und b). Durch die Einbringung der Schrauben über einen Stift können diese sicher im Knochen plaziert werden. Zudem ist durch das Gewinde die Gefahr der Auslockerung geringer. Die intraartikuläre Methode, wie sie früher von uns verwendet wurde, ist aufgrund einer Komplikationsrate von etwa 13% (Schraubenlockerungen) weitgehend verlassen worden. Sie wird nur noch angewendet, wenn die Verschraubung von extraartikulär nicht möglich ist, wie bei der Refixation einer Labrumablösung im Ursprungsbereich der langen Bizepssehne (sogenannte S.L.A.P.-Läsion) und in Einzelfällen bei Labrumablösungen im vorderen oberen Pfannenbereich [5] (sekundäres Impingement). Für die Refixation des Labrum glenoidale im vorderen oberen Pfannenbereich (Incisura glenoidalis) ist die arthroskopische Nahttechnik der intraartikulären Einbringung von Schrauben vorzuziehen, da der Grundsatz gilt: nach Möglichkeit kein Metall in das Gelenk! Ganz besonders bewährt hat sich die Verschraubungstechnik für die arthroskopische Refixation von Pfannenrandfragmenten.

Sekundäres Impingement

Im eigenen Krankengut konnte wiederholt die Kombination Impingementsyndrom und vollständige Ablösung des Labrum glenoidale im vorderen oberen Pfannenbereich, oft verbunden mit einem randständigen Knorpelschaden, gefunden werden. Häufig zeigte sich auch eine lokale Synovialitis mit deutlicher Gefäßzeichnung im Kapselbereich zwischen dem Ursprung der langen Bizepssehne und dem vorderen oberen Pfannenrand als Ausdruck einer unphysiologischen Beanspruchung der Kapsel durch Höhertreten des Humeruskopfes. Oft war auch die Bizepssehne selbst und das Labrum glenoidale in diese Rötung miteinbezogen. Bei gut erhaltenem, nicht destruiertem Labrum glenoidale konnte in vielen Fällen (ca. 70%) allein durch dessen Refixation eine deutliche Besserung der Impingementbeschwerden erzielt werden. Eine Refixation ist jedoch nur sinnvoll, wenn das Labrum glenoidale in Form und Kontinuität weitgehend erhalten ist. Ist das Labrum bereits stark destruiert, ist die primäre Durchführung einer arthroskopischen subakromialen Dekompression (ASD) vorzuziehen (s. auch Kap. 4 und 5). Aufgrund der unterschiedlichen Genese wird diese Art von Impingementsyndrom, das sekundär entsteht, vom primären Impingementsyndrom, das vom Schulterdach ausgeht [23], unterschieden.

Indikation zur arthroskopischen Limbusverschraubung

- Rezidivierende Schulterluxation und Subluxation, sofern die Pfanne nicht zu klein, zu flach oder zu stark nach vorne geneigt ist [24] – Verschraubung von extraartikulär. Bei gut erhaltenem Labrum und frischer Läsion ist auch die arthroskopische Nahttechnik angezeigt (s. Kap. 6.1 und 2).
- Vollständige Ablösung des Labrum glenoidale am vorderen oberen Pfannenrand – Verschraubung von extraartikulär wegen Bursa subscapularis oft nicht möglich. In diesen Fällen ist die arthroskopische Nahttechnik der Verschraubungstechnik vorzuziehen.
- Vollständige Ablösung des Labrum glenoidale im Ursprungsbereich der langen Bizepssehne (S.L.A.P.-Läsion) – Verschraubung gezwungenermaßen von intraartikulär.
- Frische Pfannenrandfraktur – Verschraubung nach Möglichkeit von extraartikulär.

Grundsätzlich ist immer eine Verschraubung von extraartikulär anzustreben!

Diese Technik sollte nur von zwei erfahrenen Arthroskopikern durchgeführt werden, wobei der eine die Optik führt und der andere sich ganz der Verschraubung widmet.

Die Verschraubung wird mit einem eigens zu diesem Zweck entwickelten Verschraubungssystem („Arthroskopisches und perkutanes Verschraubungssystem", Leibinger) durchgeführt. Das Prinzip ist das Einbringen zentral kanülierter, 2,7 mm dicker, selbstschneidender Titanschrauben über einen Führungsstift. Die Schraube kann durch einen speziellen Faßmechanismus jederzeit losgelassen, aber auch wieder gefaßt werden, d. h. es können intraartikulär gelegene Schrauben auch wieder arthroskopisch entfernt werden (Abb. 92a–d). (Extraartikulär gelegene Schrauben können arthroskopisch nur solange entfernt werden, als der Führungsstift nicht entfernt worden ist.)

Limbusverschraubung bei rezidivierender Schulterluxation

Anästhesie

Die Durchführung der arthroskopischen Limbusverschraubung ist sowohl in Intubations-narkose als auch in Regionalanästhesie (Skalenusblockade) möglich. In Einzelfällen kann die Skalenusblockade im ventral-kaudalen Bereich des Schultergelenkes (Th1, 2) eine unzurei-chende Anästhesie verursachen (s. Kap. 2).

Lagerung und Abdeckung

Grundsätzlich sind zwei Lagerungen möglich.

1. Seitenlagerung. Der Patient befindet sich in Halbseitenlagerung, wobei der Oberkörper etwa 30° nach dorsal geneigt ist. Durch die Dorsalneigung kommt die Pfannenebene etwa in der Horizontalebene zu liegen. Durch seitliche Haltestützen wird der Körper in dieser Posi-tion fixiert. Der Arm befindet sich in der 90° gewinkelten Ellenbogenhalterung (Arthroskopi-sche Ellenbogenhalterung, Gell), an welcher über einen Rollenzug 4 kg (Frauen) und 5 kg (Männer) Zuggewicht hängen. Der Oberarm ist etwa 30 bis 40° abduziert.

2. Rückenlagerung. Seit etwa einem Jahr kommt für schulterarthroskopische Eingriffe fast nur noch die halbsitzende Lagerung zur Anwendung (s. Kap. 3). Bei dieser, auch „beach-chair-position" genannter Lagerung [1, 29] sitzt der Patient auf einem Polster, so daß sich das gesamte Schulterblatt oberhalb und lateral des Operationstisches befindet. Der Kopf liegt auf einer Kopfstütze. Der Oberkörper ist durch eine Seitstütze knapp unterhalb der Axilla befestigt. Der Arm befindet sich wie bei der Seitlagerung in der rechtwinkeligen Ellenbogen-halterung und ist etwa 30–40° abduziert. Das Zuggewicht ist etwa 2 kg geringer als bei der Seitlagerung (kein Zug gegen Schwerkraft). Ein besonderer Vorteil dieser Lagerung gegen-über der Seitlagerung ist, daß bei Mißlingen der arthroskopischen Refixation die offene Operation unmittelbar angeschlossen werden kann (solange das Weichteilödem nicht zu groß ist). Als weitere Vorteile sind die bequeme Lage des Patienten und das Nichtnaßwerden des Oberkörpers des Patienten anzuführen. Wesentliche Nachteile sind bisher nicht aufgetreten,

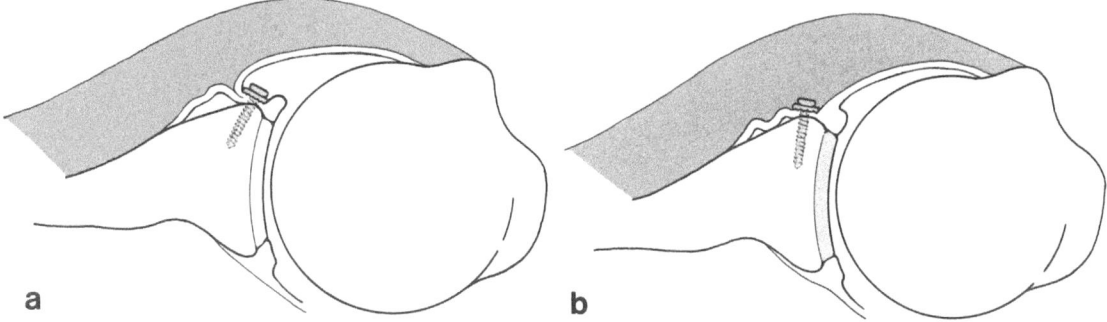

Abb. 91. Intra- und extraartikuläre Schraubenlage. **a** Intraartikulär; Biegebelastung des Schraubenkopfes durch Kapselzug bei Außenrotation (Schraubenlockerung). **b** Extraartikulär; tangentiale Belastung des Schraubenkopfes durch Kapselzug bei Außenrotation; nach Heilung Kapselzug nur noch am Pfannenrand

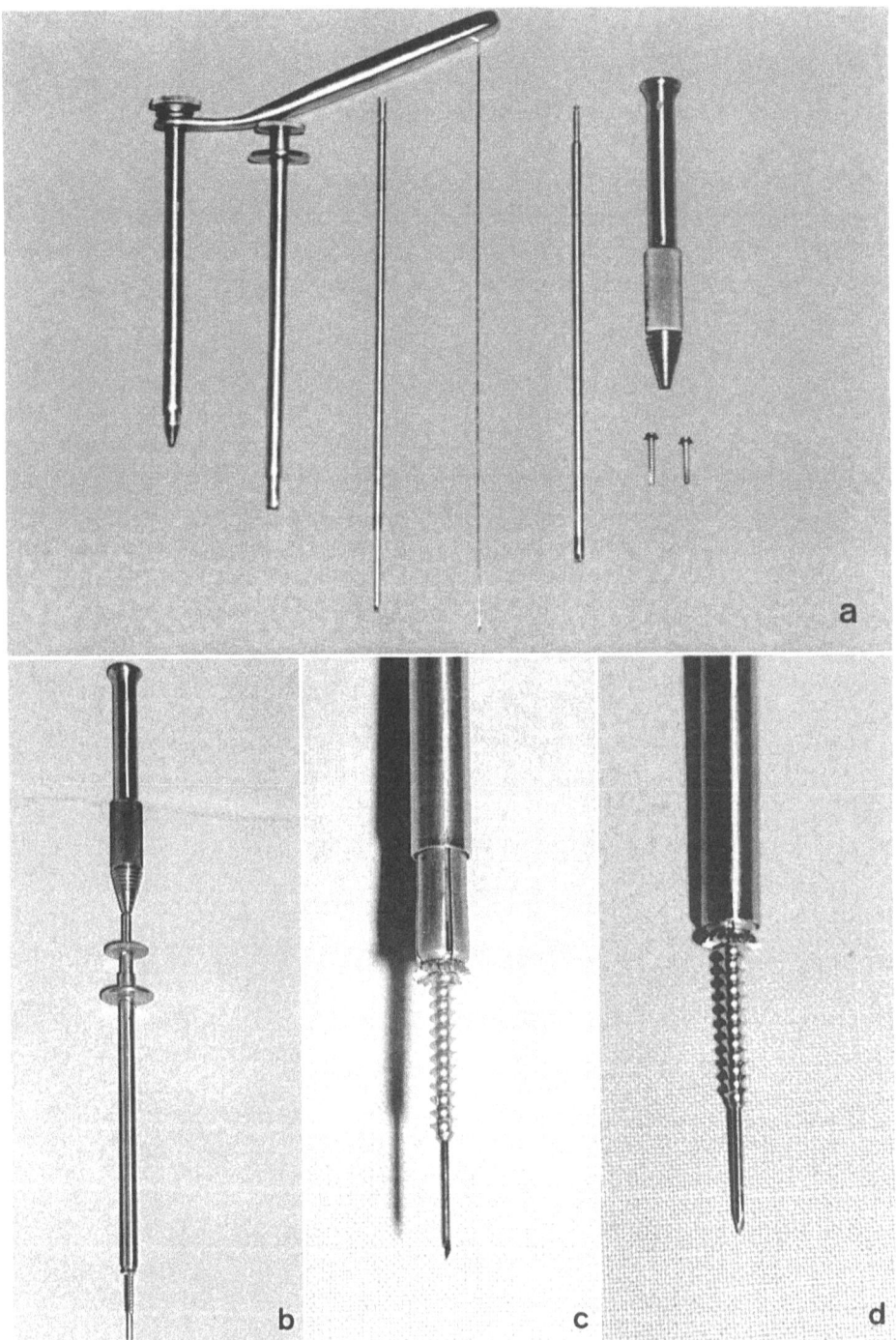

Abb. 92. „Arthroskopisches und perkutanes Verschraubungssystem". **a** Einzelteile von links nach rechts: Troikar-hülse mit kanüliertem stumpfem Troikar (Bohrhülse), Spannzange mit Spannhülse, Fräse, 1 mm Führungsstift, Schraubendreher, Handstück, zentral kanülierte Titanschrauben mit konvexer Unterlagsscheibe. **b** Schraubendre-her mit Spannzange, Spannhülse, eingespannter Schraube und zentralem Führungsstift. **c** Arretiermechanismus offen; Spannhülse zurückgezogen, Schraube nur locker in Spannzange eingespannt. **d** Arretiermechanismus ge-schlossen; Spannhülse vorgeschoben, Schraube fest in Spannzange eingespannt

außer daß Wasser, das entlang dem Schaft abrinnt, in die Kamera gelangen kann und dadurch das Bild getrübt wird. Dies kann durch Aufbringen eines Gummidiaphragmas (von einer Universal Cannula, Acufex [1]) auf den Schaft verhindert werden.

Die Abdeckung erfolgt mit sterilen Klebetüchern. Der in der Ellenbogenhalterung befindliche 90° gewinkelte Arm wird in einen sterilen „Oberschenkelstrumpf" (Stockinette large, Mölnlycke) eingepackt. In der Axilla liegt eine fest gewickelte, etwa 10–15 cm im Durchmesser dicke Tuchrolle, welche als Hypomochlion den Humeruskopf nach lateral extendiert. Mit einem Markierungsstift wird der Processus coracoideus und das Acromion auf der Haut eingezeichnet.

Zugänge

Auch die Zugänge werden präoperativ mit dem Markierungsstift eingezeichnet. Für die intraartikuläre Verschraubung, sofern sie zur Anwendung kommt, ist neben dem dorsalen Optikzugang lediglich der ventrale Standardzugang notwendig. Für die extraartikuläre Verschraubung wird der vordere Standardzugang nicht benötigt. Zwei weitere vordere Zugänge sind aber erforderlich. Wir unterscheiden neben dem dorsalen Optikzugang insgesamt drei ventrale Zugänge (Abb. 93).
● Dorsaler Zugang (Optikzugang). Dieser befindet sich standardgemäß etwa 1,5 cm medial und 1 cm distal des Angulus acromialis.
● Vorderer mittlerer Zugang (Standardzugang). Es handelt sich um den üblicherweise als Instrumentenzugang verwendeten Standardzugang. Er liegt knapp lateral der Spitze des Processus coracoideus. Der Eintritt in das Gelenk erfolgt unmittelbar am Oberrand der Sehne des M. subscapularis.

Um den vorderen Standardzugang exakt an der gewünschten Stelle zu plazieren, kann man als Hilfsmittel den sogenannten Wissinger rod oder Schultereingangsstange verwenden. Zuerst wird die Optik ganz an die gewünschte Gelenkperforationsstelle am Oberrand der Sehne des M. subscapularis herangeführt. Die Optik wird durch den Wissinger rod ersetzt und dieser durch den Schaft bis unter die Haut vorgeschoben. An der Vorwölbungsstelle wird die Haut inzidiert. Über das Ende der Schultereingangsstange wird nun der 4 mm Führungstroikar zusammen mit der 7 mm Arbeitskanüle (Instrumentierkanüle) geschoben. Unter Drehbewegungen wird nun die Arbeitskanüle über den Wissinger rod in das Gelenk eingebracht. Die Schultereingangsstange wird entfernt und wiederum die Optik in den Schaft eingeführt.
● Vorderer oberer Zugang [6]. Dieser befindet sich etwa 1 cm proximal der Coracoidspitze. Der Eingang in das Gelenk erfolgt knapp ventral der langen Bizepssehne. Dieser Zugang wird benötigt, wenn ventral gleichzeitig zwei Instrumente eingesetzt werden müssen, wie zum Beispiel bei der extraartikulären Limbusverschraubung oder bei der Verschraubung eines vorderen unteren Pfannenrandfragments. Durch das Auseinanderrücken der beiden Zugänge wird das gleichzeitige Arbeiten mit zwei Instrumenten erleichtert. Das über diesen Zugang eingeführte Tasthäkchen hält das Fragment im reponierten Zustand, während die Verschraubungskanüle über den vorderen unteren Zugang eingeführt wird. Der vordere obere Zugang eignet sich ebenfalls ausgezeichnet zum Eingehen mit der Optik von ventral zum Beispiel zur exakten Beurteilung einer Bankart-Läsion. Die Optik wird dabei auf die in

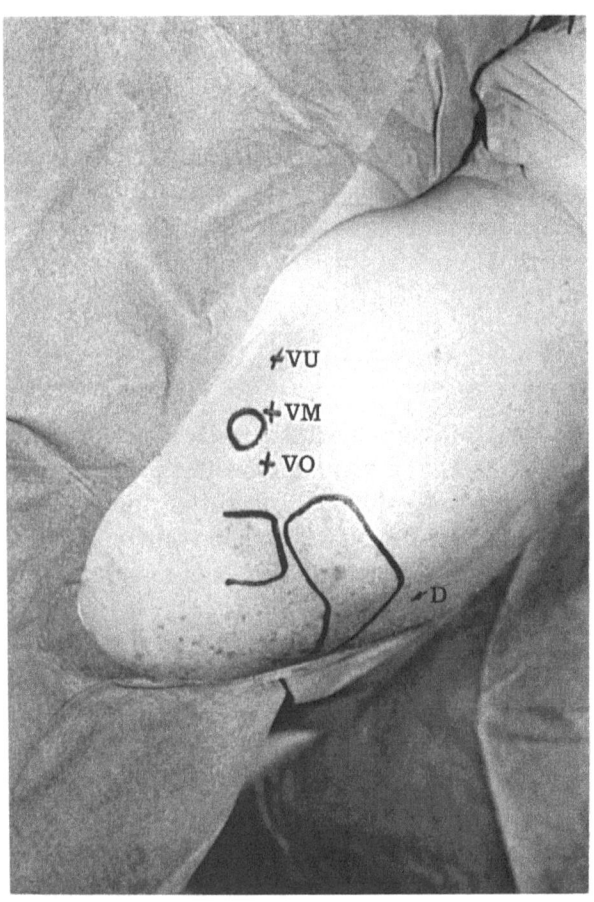

Abb. 93. Zugänge zum Schultergelenk (rechte Schulter, Sicht von kranial); ein dorsaler (*D*) Zugang (Optik) und drei ventrale Zugänge: vorderer oberer (*VO*), vorderer mittlerer (*VM*) und vorderer unterer (*VU*) Zugang

den vorderen oberen Zugang eingeführte Arbeitskanüle (Acufex, Arthex) „umgesteckt" und in das Gelenk eingeführt. Es ist eine unmittelbare Beurteilung des vorderen Pfannenrandes mit Einsicht in die Kapseltasche am Skapulahals möglich.

● Vorderer unterer Zugang (Zugang für Verschraubungskanüle). Dieser befindet sich etwa 1,5 cm distal des lateralen Randes der Coracoidspitze. Über diesen Zugang wird die Verschraubungskanüle im Rahmen der extraartikulären Verschraubung durch den M. subscapularis auf den vorderen unteren Pfannenrand zugeführt. Beim Einführen der Troikarhülse ist darauf zu achten, daß zuerst leicht nach lateral gerichtet bis zum M. subscapularis eingegangen wird, wobei die Kanüle die gemeinsame Sehne des M. coracobrachialis und des kurzen Bizepskopfes lateral passiert. Nach Auftreffen auf hartem Widerstand (Humeruskopf) wird die Kanüle nach dorso-medial in Richtung Pfannenrand geschwenkt. Durch diese Vorgangsweise wird der N. musculocutaneus sicher umgangen.

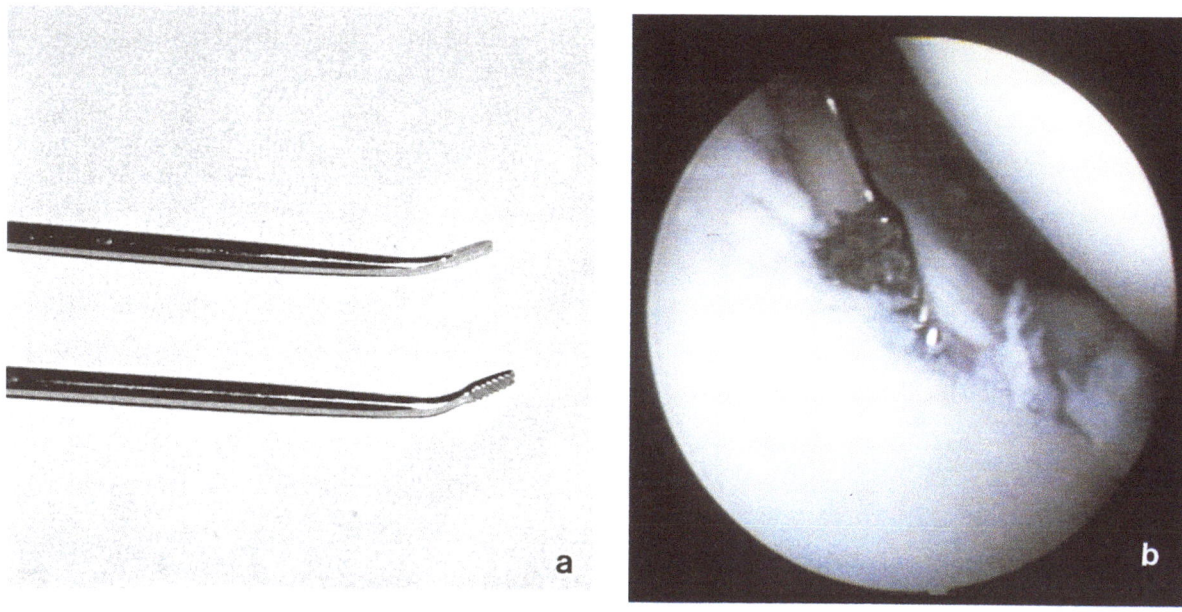

Abb. 94. Instrumente zum Anfrischen des Pfannenrandes. **a** Shoulder Elevator (oben) zur Mobilisation des Labrums und Bankart-Rasp (unten) zum Aufrauhen des Pfannenrandes. **b** Arthroskopisches Bild. Aufrauhen mit Bankart-Rasp

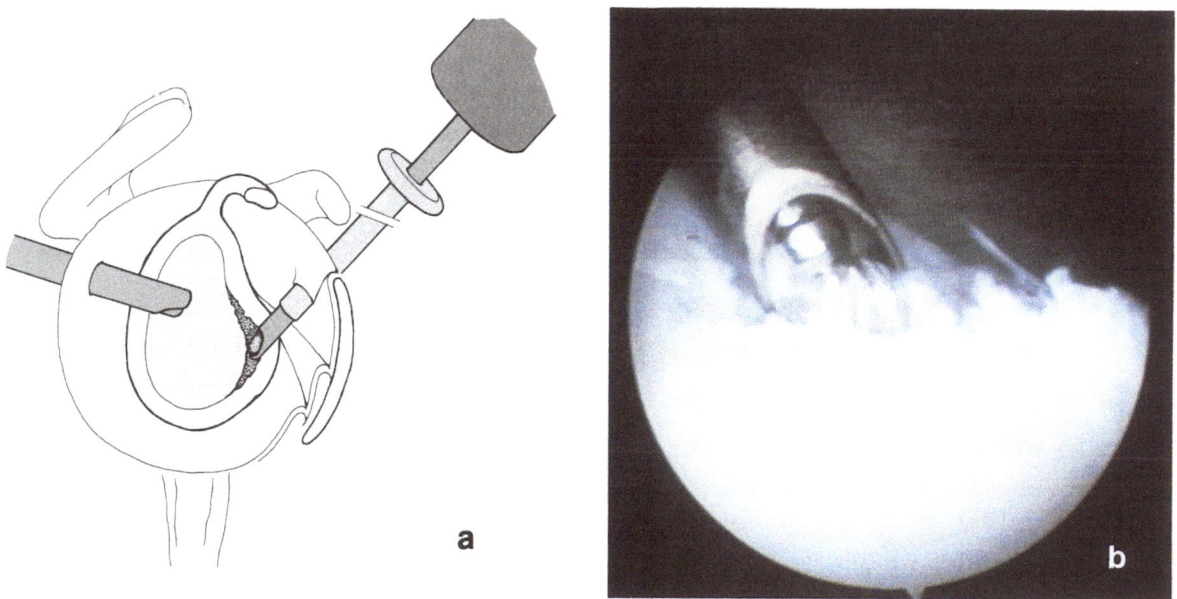

Abb. 95. Anfrischen des Pfannenrandes. **a** Fräsen eines Sulcus mit Kugelfräse; **b** dazugehöriges intraoperatives Bild

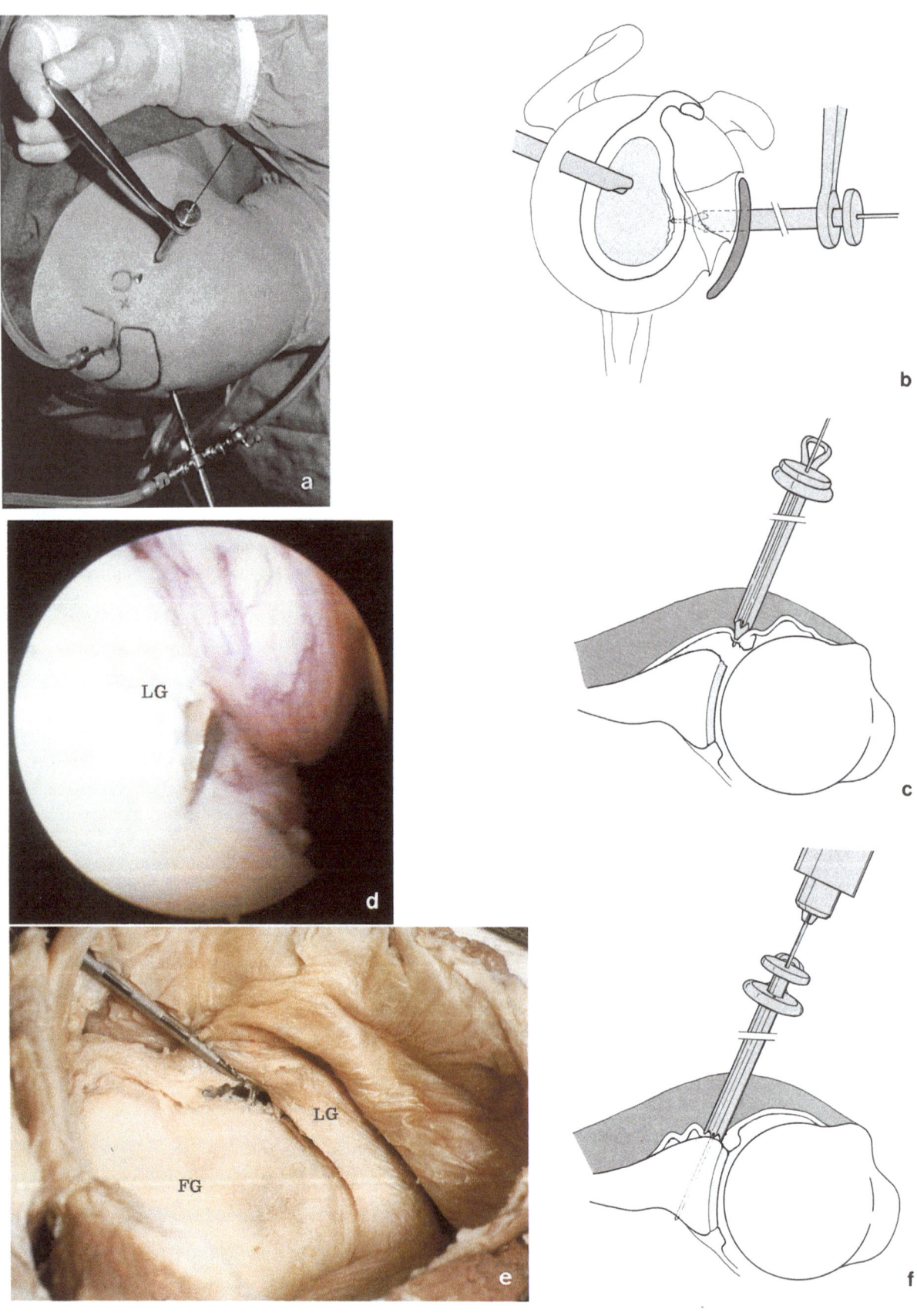

a

b

c

d

LG

e

LG

FG

f

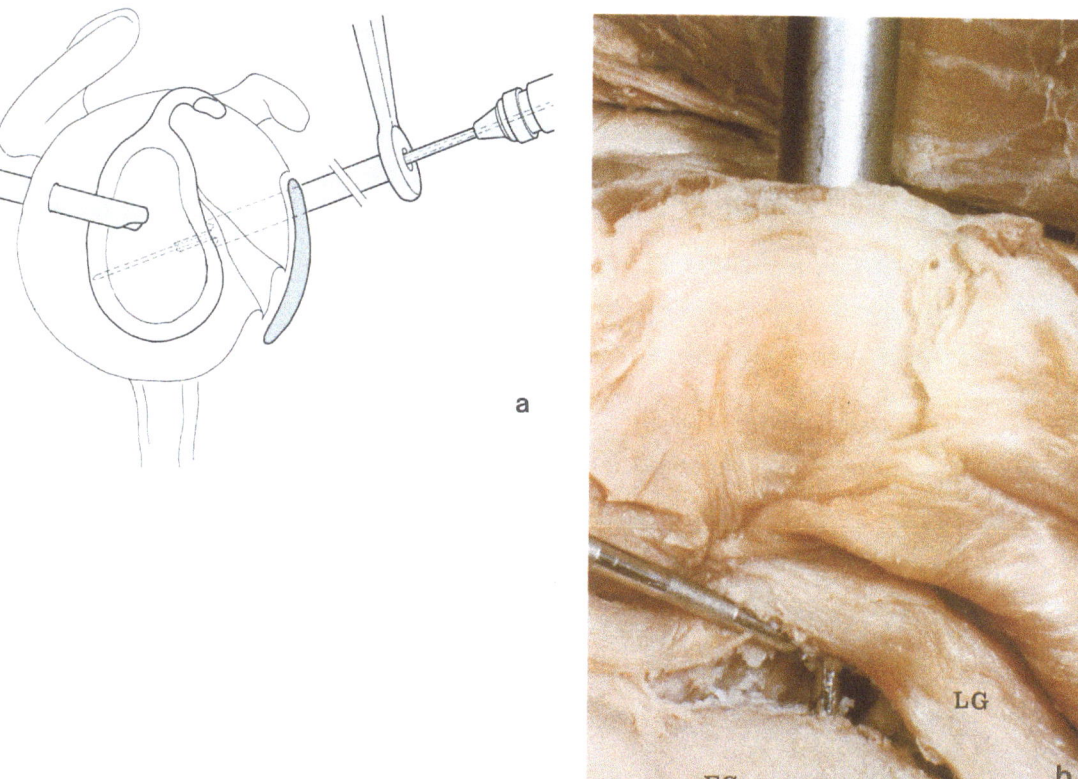

Abb. 97. Fräsen des Bohrloches mit zentral kanülierter Fräse. **a** Schematische Darstellung. **b** Anatomisches Präparat. Labrum glenoidale (*LG*) durch Häkchen vom Pfannenrand abgehoben (Häkchen über vorderen oberen Zugang eingeführt). *FG* Facies glenoidalis

Abb. 96. Auffädeln und Reposition des Labrum glenoidale. **a** Troikarhülse mit Bohrhülse und Führungsstift über den vorderen unteren Zugang eingeführt. **b** Sagittalschnitt; **c** Transversalschnitt. **d** Intraoperatives Bild mit perforiertem Labrum glenoidale (*LG*). **e** Anatomisches Präparat. Einbohren des Führungsstiftes unter Sicht; Hochhalten des gut mobilisierten Labrum glenoidale (*LG*) mit Tasthäkchen (über vorderen oberen Zugang eingeführt). *FG* Facies glenoidalis. **f** Führungsstift bis Gegencorticalis eingebohrt. (Achtung: Nach Einbohren muß Führungsstift knapp über dem Troikarhülsenrand gekürzt werden!)

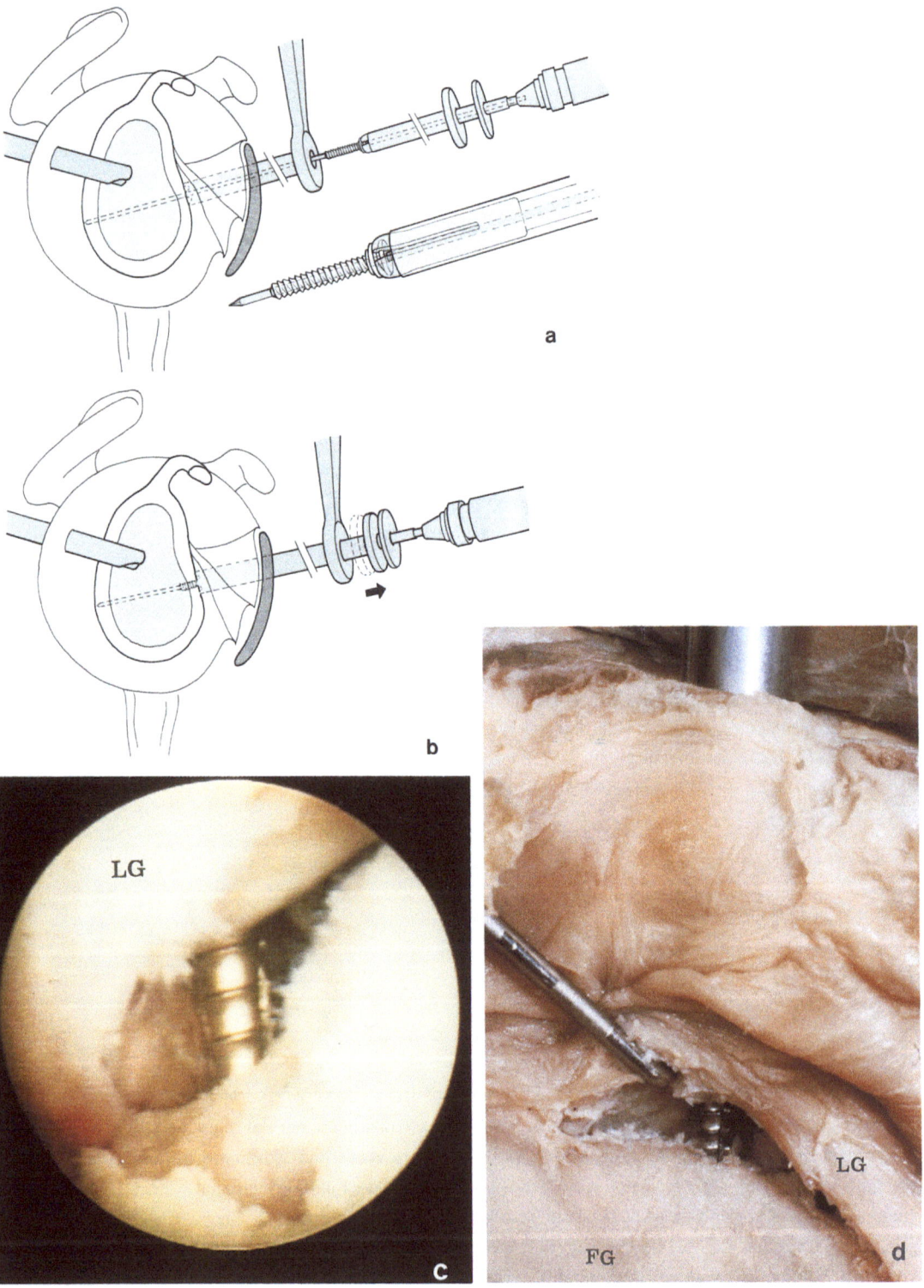

a

b

c

LG

d

LG

FG

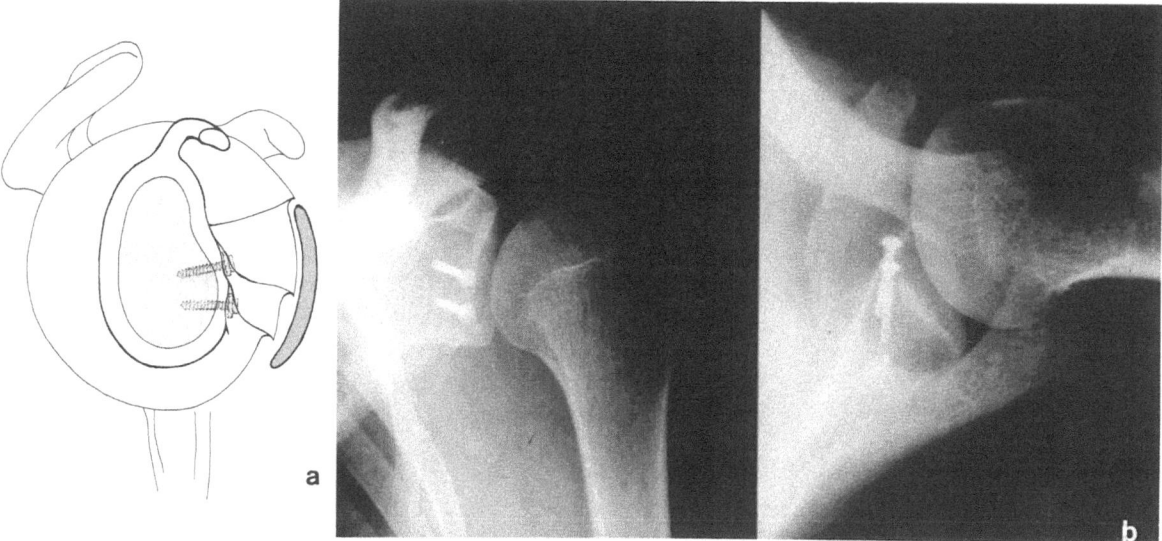

Abb. 99. Labrum mit zwei Schrauben von extraartikulär am Pfannenrand fixiert. **a** Schematische Darstellung. **b** Postoperatives Röntgen

Präparation des Pfannenrandes

Diese ist gleich wie schon bei der arthroskopischen Limbusnaht beschrieben. Zuerst wird mit dem arthroskopischen Elevatorium (shoulder elevator; Acufex) das dislozierte Labrum glenoidale mobilisiert und anschließend der knöcherne Pfannenrand mit dem arthroskopischen Raspatorium (Bankart rasp; Acufex) aufgerauht (Abb. 94a und b). In der Folge wird mit der auf den Shaver aufgesetzten Kugelkopffräse (arthroplasty burr 3,2 mm; Concept) ein kleiner längsverlaufender Sulcus in den knöchernen Pfannenrand gefräst (Abb. 95a und b). Alle diese angeführten Instrumente werden über den vorderen oberen Zugang in das Gelenk eingeführt. Sehr zu empfehlen ist das Einbringen einer Instrumentierkanüle (Acufex, Concept). Die Limbusverschraubung selbst kann auf zwei Arten erfolgen, wobei die intraartikuläre Methode nach Möglichkeit vermieden werden sollte.

Extraartikuläre Verschraubung

Diese nunmehr bei der rezidivierenden Schulterluxation bevorzugte Methode fixiert die Gelenkskapsel bzw. das Labrum glenoidale auf extraartikulärem Wege an den Pfannenrand.

Abb. 98. Einbringen der Schraube über Führungsstift. **a** Schraube bis zum Eindrehen in der Spannzange arretiert. **b** Nach Eindrehen einiger Windungen Zurückziehen der Spannhülse zur Lockerung der Schraube. **c** Intraoperatives Bild. Sicht auf Schraube durch hochgehaltenes Labrum glenoidale (*LG*), Knorpel am Pfannenrand destruiert. **d** Entsprechendes anatomisches Präparat. *LG* Labrum glenoidale; *FG* Facies glenoidalis

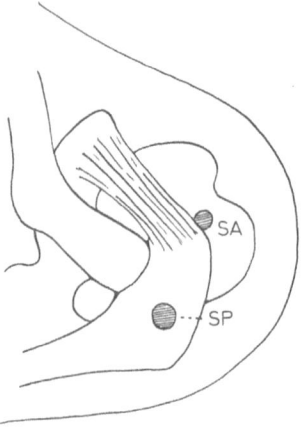

Abb. 100. Kraniale Zugänge für arthroskopische Verschraubung einer S.L.A.P.-Läsion; bei supero-anteriorer Betonung der Läsion Zugang am ventrolateralen Ende des Acromions (*SA*); bei supero-posteriorer Betonung Zugang durch Acromion über Bohrloch (*SP*). *SP* supero-posteriorer Zugang; *SA* supero-anteriorer Zugang

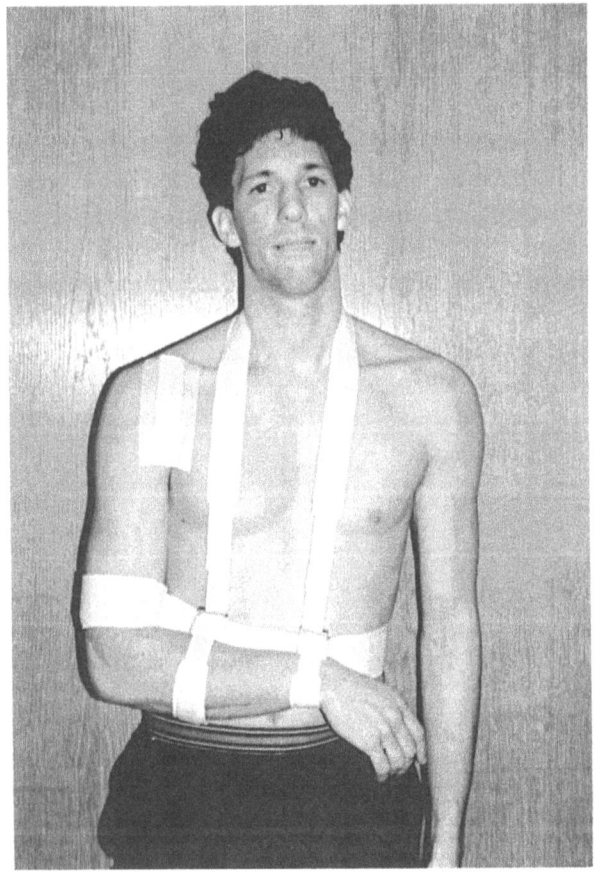

Abb. 101. Schulterbandage mit Klettverschlüssen

(Bei gut erhaltenem Labrum glenoidale und gering destruiertem Pfannenrand kann auch die arthroskopische Limbusnahttechnik zur Anwendung kommen; s. Kap. 6.1 und 6.2).

Die 6 mm dicke Troikarhülse mit dem kanülierten stumpfen Troikar (Bohrhülse) wird über den vorderen unteren Zugang von extraartikulär an den Pfannenrand herangeführt (Abb. 96a). Die Troikarhülse wird zuerst leicht nach lateral gerichtet eingeführt bis fester Widerstand verspürt wird (Humeruskopf) und dann erst nach dorso-medial in Richtung Pfannenrand geschwenkt. Auf diese Weise wird der N. musculocutaneus sicher umgangen. Die Troikarhülse mit dem stumpfen Troikar wird von ventral durch den M. subscapularis auf die Gelenkskapsel zugeführt bis sich diese in das Gelenk vorwölbt. Der Arm des Patienten wird durch die Assistenz in 30° Außenrotationsstellung gehalten, wobei der 90° gewinkelte Unterarm als Goniometer dient. Ein 1 mm dicker Kirschnerdraht wird durch die Bohrhülse vorgeschoben bis dieser das Labrum glenoidale etwa in der Mitte perforiert. Das aufgefädelte Labrum wird nun mit Hilfe der Kirschnerdrahtspitze, welche durch die Bohrhülse geschient ist, an seinen ursprünglichen Ort reponiert, wobei die Spitze des Kirschnerdrahtes in etwa im vorher ausgefrästen Sulcus zu liegen kommen sollte (Abb. 96b–d). Zur leichteren Auffindung der geeigneten Stelle am Pfannenrand für die Einbringung des Kirschnerdrahtes wird über den vorderen oberen Zugang zusätzlich ein Tasthäkchen eingeführt, mit welchem das Labrum glenoidale nahe der Kirschnerdrahtspitze etwas angehoben wird (Abb. 96e). Der Kirschnerdraht wird nun unter Sicht an einer geeigneten Stelle am knöchernen Pfannenrand aufgesetzt und tief bis zur Gegencorticalis in den Pfannenrand bzw. Skapulahals eingebohrt (Abb. 96f).

Keinesfalls darf der zentrale Stift im Knorpel zu liegen kommen. Mit dem über den vorderen oberen Zugang eingeführten Tasthäkchen wird das Labrum glenoidale durch die Assistenz ständig hochgehalten, so daß alle weiteren Arbeitsvorgänge wie Fräsen und Eindrehen der Schraube bis zum Anpressen des Labrums durch die Lücke zwischen Labrum und Pfannenrand beobachtet werden können. Voraussetzung dafür ist jedoch eine sehr gute Mobilisation des Labrums am Beginn der Operation.

Nach Entfernen der Bohrhülse und Kürzen des Führungstiftes am Troikarhülsenrand (s. unten) wird die zentral kanülierte 2,4 mm Fräse in die Bohrmaschine eingespannt und über den Stift eingeführt. Mit dieser Fräse wird das Loch für die nachfolgende Schraube gefräst (Abb. 97a und b). Beim Fräsen ist auf die am Schaft angegebene Markierung zu achten, um nicht durch zu tiefes Fräsen den Führungsstift wieder auszubohren.

Achtung: Der Führungsstift muß unbedingt nach dem Einbohren in Höhe des Troikarhülsenrandes abgezwickt werden, da die zentrale Kanülierung in der Fräse und auch im Schraubendreher nicht bis zum Ende durchgängig ist! Der Stift wäre sonst zu lang und könnte verbogen werden.

Anschließend wird eine kanülierte, im Außendurchmesser 2,7 mm und im Kerndurchmesser 2 mm dicke und 16 bis 18 mm lange, selbstschneidende Titanschraube in die Spannzange eingespannt. Durch Vorschieben der Spannhülse wird die Schraube fest in der Spannzange verankert. Die Schraube trägt eine im Durchmesser 5 mm große, konvex geformte und randständig gezahnte Unterlagscheibe, die sich flexibel um den Schraubenhals bewegt, aber nicht abgleiten kann. Die Schraube samt Spannzange, Spannhülse und dem ebenfalls zentral kanülierten Schraubendreher wird über den Stift zum Pfannenrand geführt und unter leichtem Druck eingedreht bis die Unterlagscheibe das Labrum glenoidale mit anhängender

Gelenkkapsel fest an den Pfannenrand anpreßt (Abb. 98 a–d). Der Anpreßvorgang kann über die Optik sehr genau beobachtet werden. Mit dem Häkchen wird die Refixation der Kapsel von innen nochmals geprüft und mit der Optik der Knorpel auf ein eventuell durchschimmerndes Metall abgesucht. Weiters wird durch Außenrotation die richtige Länge der refixierten Kapsel geprüft. Diese sollte bis 30° möglich sein. Anschließend wird Schraubendreher, Spannzange und Spannhülse samt zentralem Führungsstift entfernt. Je nach Ausdehnung der Bankart-Läsion wird noch eine zweite Schraube etwa 1 cm entfernt in gleicher Weise eingebracht, wobei deren Lage von Anfang an einkalkuliert werden sollte (Abb. 99 a und b).

● Extraartikuläre Schraubenentfernung. Dies ist arthroskopisch nur so lange möglich, solange der zentrale Führungsstift noch nicht entfernt worden ist. Aus diesem Grunde ist die sorgfältige Prüfung der refixierten Gelenkskapsel sowie des Gelenkknorpels vor der Entfernung des Führungsstiftes wichtig. Der Schraubendreher wird entlang des Führungsstiftes zur Schraube herangeführt und diese einige Windungen herausgedreht. Die Spannzange wird entlang des Schraubendreherschaftes über den Schraubenkopf vorgeschoben. Mit Hilfe der Spannhülse wird der Schraubenkopf in der Spannzange fest verankert (Abb. 92 c und d). Die Schraube kann dann mühelos ausgedreht und entfernt werden.

Intraartikuläre Verschraubung

Diese Technik wird bei der rezidivierenden Schulterluxation wegen der intraartikulären Metallage nur noch selten angewendet. Kommt sie zur Anwendung, erfolgt drei Monate später die Metallentfernung auf arthroskopischem Wege. Über den vorderen Standardzugang wird die 6 mm dicke Troikarhülse mit dem stumpfen Troikar (Bohrhülse) in das Gelenk eingebracht, wobei die Kapselperforation unmittelbar am Oberrand der Subscapularissehne stattfinden sollte. Über diese Troikarhülse kann nun auch das schon beschriebene Anfrischen des knöchernen Pfannenrandes mit dem arthroskopischen Elevatorium, dem arthroskopischen Raspatorium und dem Shaver (3,2 mm burr) erfolgen. Nach dem Anfrischen wird ein 1 mm Kirschnerdraht als Führungsstift in die Bohrhülse eingeführt. Der Kirschnerdraht überragt die Bohrhülse am inneren Ende um einige Millimeter. Mit der Spitze des Kirschnerdrahtes wird das Labrum glenoidale zusammen mit dem Oberrand des Lig. glenohumerale inferius aufgefädelt, auf den Pfannenrand reponiert und nach kranial angespannt. Während dieses Repositionsmanövers wird, wie schon vorhin beschrieben, der im Ellenbogen 90° gewinkelte Unterarm („Arthroskopische Ellenbogenhalterung") in 30° Außenrotation gehalten. Mit dem gezahnten Ende der Troikarhülse werden nun die aufgeladenen Weichteile an den Pfannenrand gedrückt und gleichzeitig der Kirschnerdraht tief in den knöchernen Pfannenrand bis zur dorsalen Corticalis eingebohrt. Wiederum sollte der Kirschnerdraht im Bereich des vorher gefrästen Sulcus eingebohrt sein. Wichtig ist, daß der Stift nicht zu nahe am Gelenkknorpel eingebracht wird, damit nach dem Einbringen der Schraube die im Durchmesser 5 mm große Unterlagscheibe nicht in das Gelenk ragt. Die Bohrhülse wird wieder entfernt und die zentral kanülierte 2,4 mm Fräse über den Stift geführt. (Achtung: Führungsstift vorher am Troikarhülsenrand kürzen!) Der weitere Vorgang unterscheidet sich nicht von dem vorhin beschriebenen, wobei jedoch ständig eine direkte Sicht auf die Schraube gegeben ist. Nachdem man sich von der richtigen Lage der Schraube überzeugt hat, werden Schraubendreher, Spannzange und Spannhülse samt Führungsstift wieder entfernt. Eine zweite Schraube wird, falls notwendig, etwa 1 cm von der ersten entfernt in gleicher Weise eingebracht.

● Intraartikuläre Schraubenentfernung. Muß aus irgendeinem Grunde eine Schraube wieder entfernt werden, so kann dies bei intraartikulärer Schraubenlage auf arthroskopischem Wege auch dann erfolgen, wenn der zentrale Führungsstift bereits entfernt worden ist. Wiederum wird die Schraube zuerst mit dem Schraubendreher einige Windungen herausgedreht, so daß die Spannzange am Schraubendreherschaft gleitend über den Schraubenkopf geschoben werden kann. Mit der Spannhülse wird der Schraubenkopf in der Spannzange fest verankert (Abb. 92 c und d). Die Schraube kann nun mühelos weiter ausgedreht und durch die Troikarhülse aus dem Gelenk entfernt werden.

Gefahren

1. N. musculocutaneus: Dieser Nerv kann bei weit medialem und kaudalem Eingehen mit dem stumpfen Troikar (bei extraartikulärer Verschraubung) im ventralen Zugangsbereich liegen. Obwohl normalerweise ein Nerv einem stumpfen Instrument ausweicht, sollte bei Eingehen über den vorderen unteren Zugang nicht weiter medial als am äußeren Rand der Coracoidspitze und nicht weiter distal als maximal 1,5 cm davon entfernt eingegangen werden. Der Troikar wird zuerst in leicht lateraler Richtung am äußeren Rand der gemeinsamen Sehne des M. coracobrachialis und des kurzen Bizepskopfes vorbeigeführt und erst anschließend nach Verspüren eines festen Widerstandes (Humeruskopf) nach dorsomedial in Richtung Pfannenrand geschwenkt.

2. Schraubenkratzen. Diese Gefahr ist nur bei intraartikulärer Schraubenlage gegeben. Die im Durchmesser 5 mm große Unterlagscheibe muß bei der Schraubeneinbringung mitbedacht werden, weshalb ein Sicherheitsabstand eingehalten werden muß.

Arthroskopische Verschraubung einer S.L.A.P.-Läsion

Es handelt sich um eine am Oberrand des Glenoids gelegene Labrumablösung, an welcher der Ursprung der langen Bizepssehne korbhenkelartig hängt [30]. Die Refixation einer solcher Läsion ist aufgrund der Lokalisation (Behinderung durch Acromion) mit herkömmlichen offenen Methoden sehr schwierig durchzuführen. Auch mit den arthroskopischen Nahtmethoden ist eine Refixation nicht möglich, da die durchgebohrten Stifte durch die Axilla austreten würden. Einzige Möglichkeit der Refixation einer S.L.A.P.-Läsion ist bis dato die arthroskopische Verschraubung oder Nietung (s. Kap. 6.4), wobei die Schraube nach 10 bis 12 Wochen auf arthroskopischem Wege wieder entfernt werden sollte (nach Möglichkeit keine dauerhafte intraartikuläre Metallage!).

Technik

Das Anfrischen der Läsion erfolgt über den ventralen Standardzugang mit dem Raspatorium und dem Shaver (3,2 mm burr). Bei supero-anterior betonter S.L.A.P.-Läsion befindet sich

der Zugang für den stumpfen Troikar (Bohrhülse) unmittelbar am antero-lateralen Acromionende. Ist die Läsion supero-posterior betont, muß zuerst ein im Durchmesser 7 mm
großes Loch durch das Acromion gebohrt werden. Vorher wird mit einem 1,8 mm Kirschnerdraht der günstigste Zugangsweg sondiert, bzw. es wird versucht herauszufinden, ob das
Acromion ventral oder medial umgangen werden kann, da das Acromion in seiner Größe
individuell sehr unterschiedlich ist. Der stumpfe Troikar (Bohrhülse) wird dann durch dieses
Loch und durch den M. supraspinatus auf die Läsion am Pfannenpol zugeführt (Abb. 100).
Das Labrum glenoidale wird entsprechend der intraartikulären Verschraubungsmethode
(s. oben) zuerst aufgefädelt, reponiert und der Führungsstift tief eingebohrt. Anschließend
wird das Labrum mit einer Schraube samt Unterlagscheibe an den Pfannenrand fixiert. Meist
wird noch eine zweite Schraube über den vorderen oberen Zugang oder über den Zugang am
ventrolateralen Acromionende in den Pfannenrand eingebracht. Die Entfernung der
Schraube etwa 3 Monate später wird auf dem gleichen Weg unter arthroskopischer Sicht
durchgeführt (s. oben).

Arthroskopische Verschraubung von Pfannenrandfrakturen

Diese ist nur bei frischen Pfannenrandfrakturen möglich.

Technik

Nach sorgfältigem Ausspülen des Hämarthros wird mit dem Tasthäkchen das Fragment über
den vorderen oberen Zugang (1 cm proximal des Processus coracoideus) grob reponiert.
Über den vorderen unteren Zugang (1,5 cm caudal des äußeren Randes des Processus coracoideus; Achtung auf den N. musculocutaneus!) wird mit dem stumpfen Troikar (Bohrhülse)
in der bereits beschriebenen Weise durch den M. subscapularis durchgegangen und das
Fragment mit dem gezahnten Troikarhülsenende an den Pfannenrand gedrückt. Die Feinre-
position des Fragmentes erfolgt durch Manipulation mit dem Tasthäkchen von innen und
der Troikarhülse bzw. Bohrhülse von außen. Die Verschraubung wird von extraartikulär
durchgeführt. Durch die Bohrhülse wird ein 1 mm dicker zentraler Führungsstift durch das
Fragment in die Pfanne bis zur Gegencorticalis gebohrt.
Der weitere Vorgang unterscheidet sich nicht von dem vorher beschriebenen Ablauf.

Postoperative Behandlung

*Rezidivierende Schulterluxation, Labrumablösung am vorderen oberen Pfannenrand
und Pfannenfragmentverschraubung*

Immobilisation für zwei Wochen in einer leichten Schulterbandage (Gell, Innsbruck)
(Abb. 101). Anschließend ist die Flexion im Schultergelenk bis 90°, volle Innenrotation sowie
Außenrotation bis 0° erlaubt. Diese erlaubten und nicht erlaubten Bewegungen müssen dem
Patienten am gesunden Arm demonstriert werden. Mit Beginn der 6. Woche sind Bewegungs-
übungen in allen Ebenen erlaubt und der Patient wird zum Schwimmtraining aufgefordert.
Sportfähigkeit ist ab der 14. postoperativen Woche gegeben. Bei vorderer oberer Labrum-

ablösung (sekundäres Impingement) wird ein Impingementübungsprogramm (s. Kap. 7.1) angeschlossen.

S.L.A.P.-Läsion

Wegen der anhängenden langen Bizepssehne muß der Arm für insgesamt 6 Wochen immobilisiert werden. Anschließend sind Bewegungsübungen in allen Ebenen erlaubt. Mit zunehmender Gewichtsbelastung wird erst nach 12 Wochen begonnen. Ständige Röntgenkontrollen überprüfen die Lage der Schraube, wobei die Entfernung der Schraube auf arthroskopischem Wege nach etwa 12 Wochen anzustreben ist.

Patientenaufklärung

Die arthroskopische Limbusverschraubung kann grundsätzlich zu den verschiedenen Komplikationen führen, die mit der Einbringung von Metall in den Körper verbunden sein können. Dies muß dem Patienten mitgeteilt werden und er muß vor allem darauf aufmerksam gemacht werden, daß eine Metallentfernung unter Umständen notwendig sein könnte. Die Möglichkeit der Verletzung von Nerven wie Nervus musculocutaneus, Nervus axillaris muß ebenfalls mitgeteilt werden. Schließlich ist der Patient noch darüber aufzuklären, daß die Erfahrungswerte im Vergleich zur offenen Methode noch gering sind und daß die Möglichkeit des Mißlingens der arthroskopischen Operation besteht.

6.4 Die arthroskopische Limbusrefixation mit resorbierbaren Staples

H. Resch, G. Sperner und K. Golser

Nach den schlechten Erfahrungen mit intraartikulär eingebrachten metallischen Implantaten zur Refixation des Labrum-Kapsel-Komplexes am Pfannenrand [18, 21] war der Wunsch nach resorbierbaren Implantaten entsprechend groß. An der eigenen Klinik kommen seit nunmehr einem Jahr resorbierbare Staples (Suretack, Cyanamid), bestehend aus Polygluconat, welche in Zusammenarbeit mit R. F. Warren [1] entwickelt worden waren, zur Anwendung. Da die Form der eingebrachten Implantate weniger einem Staple sondern vielmehr einer Niete gleicht, werden sie von nun an nur noch als Nieten bezeichnet. Entsprechend den Angaben des Herstellers behalten die Nieten ihre Form bis 6 Wochen nach Einbringung in den Körper und sind nach 6 Monaten abgebaut. Die sechswöchige Formerhaltung der Nieten entspricht somit einer genügend langen Zeit, um eine Anheilung der Kapsel bzw. des Labrum glenoidale am Pfannenrand zu gewährleisten. Das Prinzip der Einbringung der Nieten ist ähnlich wie bei der im Kap. 6.3 beschriebenen Verschraubungstechnik. Da es sich aber nicht um Schrauben, sondern um Nieten handelt, werden sie in das vorgefertigte Bohrloch nicht eingedreht, sondern eingeschlagen.

Indikation

Die Nieten wurden bisher ausschließlich von intraartikulär eingebracht. Voraussetzung für die Anwendung dieser Implantate ist daher ähnlich wie bei der Nahttechnik (Kap. 6.1 und 6.2) ein in Form und Kontinuität weitgehend erhaltenes Labrum glenoidale, das für die Refixation der Kapsel herangezogen werden kann. Wie bei allen arthroskopischen Techniken sollte der knöcherne Pfannenrand nicht wesentlich destruiert sein. Ebenso sollten Patienten mit hyperlaxen Gelenken nicht arthroskopisch, sondern offen operiert werden. Als Indikationen für diese Technik ergeben sich daher:

– Rezidivierende vordere Luxation und Subluxation.
– Labrumablösung am vorderen oberen Pfannenrand im Rahmen eines sekundären Impingementsyndroms [5, 23] (s. Kap. 6.3 und 7.1).
– Labrumablösungen am oberen Pfannenpol (sogenannte S.L.A.P.-Läsion [30]; s. Kap. 6.3).

Instrumentarium

Das zentral kanülierte Implantat hat die Form einer Niete und weist eine Länge von 18 mm, einen Kopfdurchmesser von 6,5 mm und einen Schaftdurchmesser von 3,2 mm auf (Abb.

102). Der Implantateinbringung dient eine Troikarhülse mit stumpfem Troikar, ein 1 mm Führungsstift, ein zentral kanülierter 3,2 mm Bohrer (Tri Point Drill), ein zentral kanüliertes Handstück, ein Drill-Adapter für Maschinenantrieb sowie ein kanüliertes Einschlagstück (Suretack Driver) (Abb. 103).

Rezidivierende Luxationen und Subluxationen

Anästhesie und Lagerung ist gleich wie bei den zuvor angeführten Operationsmethoden. Vorzugsweise wird diese Technik in Regionalanästhesie (Skalenusblockade; s. Kap. 2) durchgeführt, da eine Herabsetzung des arteriellen Blutdruckes normalerweise nicht erforderlich ist. In Einzelfällen kommt die Regionalanästhesie in Kombination mit einer Allgemeinnarkose zur Anwendung. Die Lagerung kann sowohl in Seiten- als auch in Rückenlage erfolgen, wobei wir fast nur noch die sogenannte beach-chair-position verwenden [1, 29] (s. Kap. 3). Der etwa 30° abduzierte Arm befindet sich wie bei allen arthroskopischen Eingriffen an der Schulter in der rechtwinkeligen „Arthroskopischen Ellbogenhalterung" (Gell), an welcher ein Zuggewicht von 2 bis 3 kg hängt.

Technik

Neben dem dorsalen Zugang, der 1,5 cm medial und 1 cm distal des Angulus acromialis gelegen ist, ist nur der vordere Standardzugang erforderlich. Dieser liegt unmittelbar lateral der Spitze des Processus coracoideus. Nach der Hautinzision wird die 7 mm dicke, zum Instrumentenset gehörige Troikarhülse mit stumpfem Troikar am Oberrand der Sehne des Musculus subscapularis in das Gelenk eingeführt (Abb. 104). Als Kanüle kann auch eine 7 mm Instrumentenkanüle (disposable cannula, Acufex) verwendet werden. Anschließend wird mit dem Schulterelevatorium (shoulder elevator, Acufex) das Labrum glenoidale samt anhängender Kapsel gut mobilisiert, so daß eine Rückverlagerung auf den Pfannenrand unter gleichzeitiger Anspannung nach kranial möglich ist. Mit dem Bankart rasp (Acufex) wird der knöcherne Pfannenrand aufgerauht und anschließend mit dem 3,2 mm arthroplasty burr (Concept) durch Fräsen eines Längssulcus angefrischt (s. auch Kap. 6.3). Nun wird der 1 mm dicke Führungsstift soweit in den kanülierten Bohrer eingeführt, bis dieser das Bohrerende um wenige Millimeter überragt. Gemeinsam werden sie in das Gelenk eingeführt. Das zuvor gut mobilisierte Labrum glenoidale wird mit der Führungsdrahtspitze aufgefädelt, auf den Pfannenrand reponiert und nach kranial angespannt. Nach Auffindung von Knochenkontakt wird der Stift bis zur Gegencorticalis eingebohrt. Der dünne Stift ist dabei durch den Bohrer geschient. Beim Einbohren des Stiftes ist zu beachten, daß der Stift mindestens 3 mm vom knorpeligen Pfannenrand entfernt ist, da es sonst beim Einschlagen der Nieten zum Vorwölben des Knorpels kommen kann. Über den rechtwinklig gebeugten Unterarm (Arthroskopische Ellbogenhalterung) wird der Arm 30° außenrotiert, um die richtige Kapsellänge zu überprüfen. Spannt sich die Kapsel bei dieser Rotationsstellung nicht an, muß auch das Lig. glenohumerale inferius teilweise mitgefaßt werden. In der Folge wird mit dem Bohrer das Loch für die Aufnahme der Niete gebohrt, wobei auf die Markierung am Schaft geachtet werden muß, um nicht durch zu tiefes Eingehen den Stift wieder auszubohren (Abb. 105). Bei Verwendung einer nicht durchgängig gelochten Bohrmaschine muß der Stift

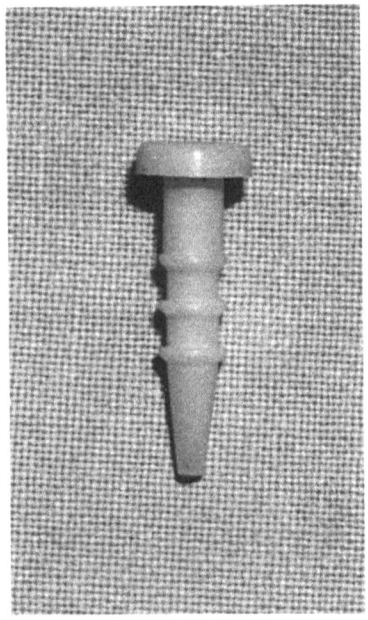

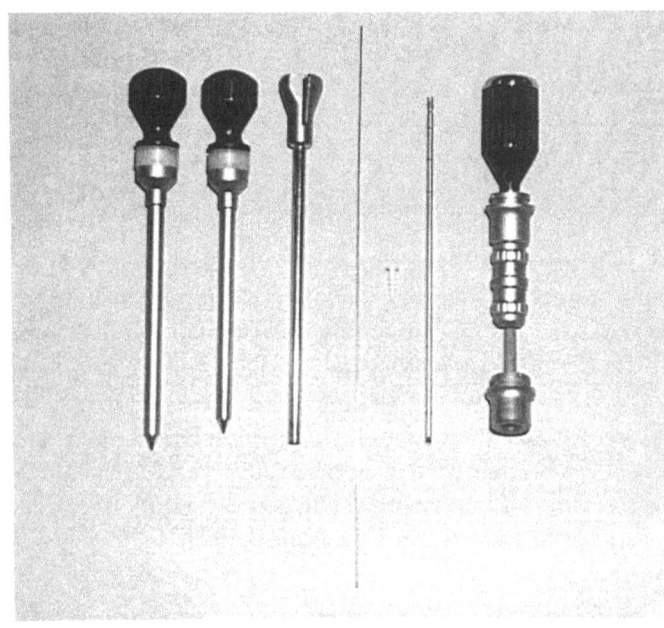

Abb. 102   Abb. 103

Abb. 102. Suretack

Abb. 103. Instrumentarium; von links nach rechts: unterschiedlich lange Troikarkanülen mit eingeführtem Troikar, Einschlagstück (Suretack-Driver), 1 mm Führungsstift; Suretack; Bohrer; Handstück mit Arretiermechanismus; Adapter für Bohrmaschine

vor dem Bohren gekürzt werden. Hat man eine gelochte Bohrmaschine (Zimmer) zur Verfügung, kann man sich eines zum Set gehörenden speziellen Bohrfutters bedienen, das die abwechselnde Arretierung des Führungsstiftes und des Bohrers erlaubt. Dadurch kann man in einem Arbeitsgang das Setzen des Führungsstiftes und das Bohren des Bohrloches bewerkstelligen. Nach Entfernung des Bohrers wird eine Niete über den Führungsstift geschoben und mit dem dafür vorgesehenen Einschlagstück (Suretack Driver) unter arthroskopischer Sicht eingeschlagen (Abb. 106). Nach Überprüfung der Labrumrefixation mit dem Tasthäkchen wird der Führungsstift wieder entfernt. Meist wird etwa 1 cm von der ersten entfernt noch eine zweite Niete, manchmal auch eine dritte eingebracht (Abb. 107). Dies muß jedoch von Anfang an aus Platzgründen einkalkuliert werden.

Gefahren

Der Führungsstift muß genügend weit (mindestens 3 mm) vom knorpeligen Pfannenrand entfernt eingebohrt werden. Beim Aufbohren des Loches für die Aufnahme der Niete muß der Knorpel der Gelenkfläche genau beobachtet werden, ob es nicht durch die Dicke des Bohrers zu einem Aufreiben des Knorpels kommt.

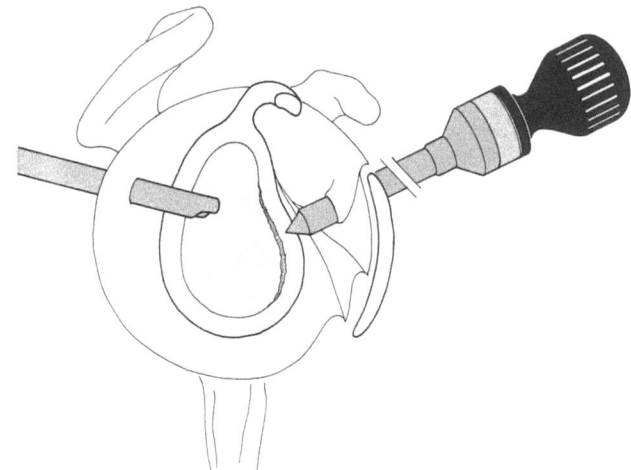

Abb. 104. Einführen der Troikarkanüle über vorderen Standardzugang

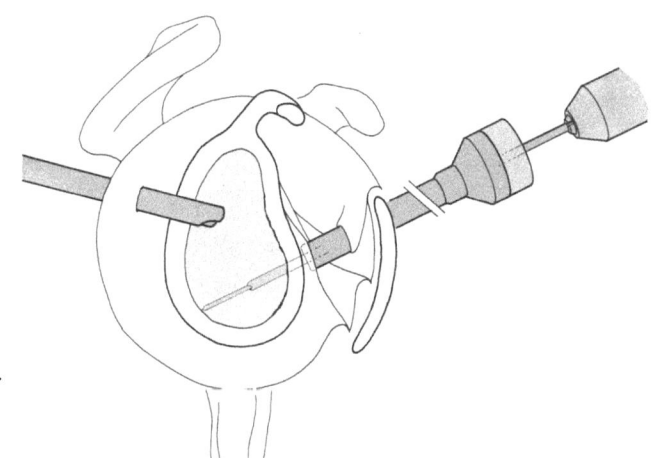

Abb. 105. Nach Auffädeln des Labrums Einbohren des Führungsstiftes bis zur Gegencorticalis und Überbohren mit kanüliertem Bohrer

Die Entfernung des Führungsstiftes sollte nicht mit der Bohrmaschine erfolgen, sondern durch Fassen mit der Flachzange am hinteren Ende und Ausschlagen mit dem Hammer über die Flachzange. Der dünne Stift könnte bei den verschiedenen Arbeitsgängen verbogen worden sein, so daß er bei der Entfernung mittels Bohrmaschine an der Biegestelle brechen könnte.

Komplikationen

Mit Ausnahme eines Bruches des Führungsstiftes bei seiner Entfernung ist es bisher zu keinerlei peri- oder postoperativen Komplikationen gekommen.

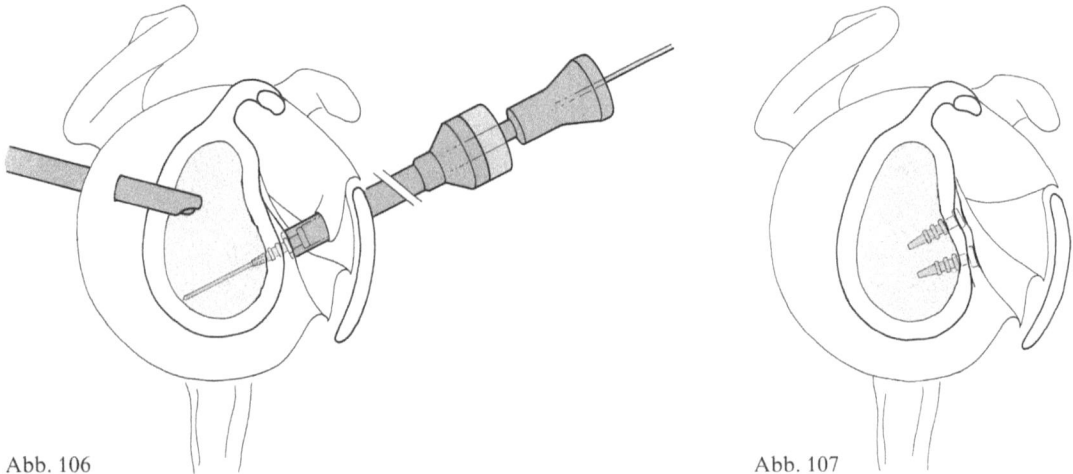

Abb. 106   Abb. 107

Abb. 106. Einführen und Einschlagen eines Suretacks mit Einschlagstück (Suretack-Driver)

Abb. 107. Labrum-Kapselkomplex mit zwei Suretacks refixiert

Refixation des Labrum glenoidale am oberen Pfannenpol

Bei dieser Form der Labrumablösung (S.L.A.P.-Läsion) ist das Beschwerdebild impinge-mentartiger Natur. Der Palm-up-Test und Apprehensionstest [13, 14] ist zumeist stark posi-tiv. Häufig handelt es sich bei den Patienten um Wurfsportler, die wegen Schmerzen bei der Wurfbewegung zum Arzt kommen. Subluxationsphänomene fehlen meist. Die Technik der Refixation ist wegen des behindernden Acromions sowohl offen als auch arthroskopisch schwierig (s. auch Kap. 6.3).

Technik

Über den ventralen Standardzugang wird zuerst mit dem Bankartrasp (Acufex) und dann mit dem 3,2 mm arthroplasty burr der Pfannenrand gut angefrischt. Wegen des unterschied-lich weit nach ventral und lateral ausladenden Acromions einerseits, und der unterschiedlich weit nach dorsal reichenden Labrumablösung andererseits kann der Zugang zum oberen Pfannenpol nicht eindeutig festgelegt angegeben werden. Es empfiehlt sich, mit einem 1,8 mm Kirschnerdraht den günstigsten Weg zum oberen Pfannenpol zu suchen. Häufig ist dieser unmittelbar am Ende des Acromions gelegen. Der Zugang kann aber auch am media-len Rand des Acromions knapp hinter dem AC-Gelenk am günstigsten sein. Ist ein Umgehen des Acromions nicht möglich, ist ein Durchgehen durch das Acromion mit Hilfe eines 7 mm im Durchmesser großen Bohrloches notwendig. Dabei sollte das Loch möglichst in der Mitte des Acromions zu liegen kommen, um einer Bruchgefahr vorzubeugen. Dieser Zugang sollte aber nur im äußersten Notfall zur Anwendung gelangen. Auf das Einführen einer Arbeitska-nüle wird wegen zu großer Dicke meist verzichtet. Der 1 mm Führungsstift wird zusammen mit dem Bohrer, der als Schienung für den dünnen Draht dient, von kranial in das Gelenk eingeführt, dann das Labrum glenoidale knapp hinter dem Ursprung der langen Bizepssehne aufgefädelt und auf den oberen Pfannenpol reponiert. Der Stift wird nach Auffinden von gutem Knochenkontakt tief eingebohrt. Über den ventralen Standardzugang wird durch Hochheben des Labrums mit dem Tasthäkchen das Setzen des Führungsstiftes erleichtert. Beim darauffolgenden Bohren ist wiederum auf ein mögliches Vorwölben des Knorpels zu achten. Der weitere Vorgang mit Einschlagen der Niete unterscheidet sich nicht von dem oben beschriebenen. Je nach Ausdehnung der Läsion wird noch eine zweite Niete von vorne oben kommend (ventraler Standardzugang oder vorderer oberer Zugang; s. Kap. 6.1, 6.2 und 6.3) eingebracht. Da die Platzverhältnisse am oberen Pfannenpol sehr beengt sind, ist die Lage der beiden Nieten von vornherein genau einzuplanen.

Postoperative Behandlung

Rezidivierende Schulterluxation und Subluxation

Postoperativ wird eine leichte Schulterbandage (Gell) angelegt, welche insgesamt 3 Wochen getragen wird. Anschließend ist die Flexion bis 90° und die freie Innenrotation erlaubt. Nicht erlaubt ist die Abduktion sowie die Außenrotation. Mit Ende der 6. postoperativen Woche sind Bewegungsübungen in allen Ebenen erlaubt (die erlaubten und nichterlaubten Bewegungen werden dem Patienten am gesunden Arm demonstriert). Ab der 14. postoperativen Woche ist Sportfähigkeit gegeben.

Vordere obere Labrumablösung

Die postoperative Behandlung ist im wesentlichen gleich wie bei der Schulterluxation. Nach Abnahme der Schulterbandage wird jedoch gleichzeitig mit einem Impingementübungsprogramm (s. Kap. 7.1) begonnen.

S.L.A.P.-Läsion

Der Arm muß für insgesamt 6 Wochen wegen der anhängenden langen Bizepssehne immobilisiert werden (Schulterbandage). Anschließend sind Bewegungsübungen in allen Ebenen erlaubt. Übungen mit Gewichten sind erst nach 12 Wochen gestattet. Wurfsport darf erst wieder nach 16 Wochen durchgeführt werden.

Patientenaufklärung

Die Labrumrefixation mit resorbierbaren Nieten ist sehr jung, so daß noch keine Langzeitergebnisse vorhanden sind. Auch wenn die Frühergebnisse sehr ermutigend sind, so ist der Patient darüber aufzuklären, daß gegenüber der offenen Operation das Risiko, ein Rezidiv zu erleiden, etwas größer ist. Unter Umständen könnte dadurch ein offener Zweiteingriff erforderlich werden.

6.5 Beurteilung der einzelnen arthroskopischen Limbusrefixationstechniken und eigenes Vorgehen

H. Resch

An der Universitätsklinik für Unfallchirurgie Innsbruck wurde bei insgesamt 138 Patienten eine arthroskopische Refixation des Labrum-Kapsel-Komplexes durchgeführt. In 48 Fällen kam die Limbusnaht, in 59 Fällen die Limbusverschraubung und in weiteren 30 Fällen eine Refixation mit resorbierbaren Nieten (Suretack, Cyanamid) zur Anwendung. Die Refixationstechnik mit resorbierbaren Nieten wurde im Rahmen einer FDA Studie durchgeführt.

Arthroskopische Limbusnaht

Diese Technik kam bei 48 Patienten zur Anwendung. Es handelte sich um 36 Patienten mit einer undirektionalen vorderen Instabilität, wobei in 16 Fällen nach Erstluxation, in 14 Fällen wegen rezidivierender Subluxation und in 6 Fällen wegen rezidivierender Luxation eine arthroskopische Labrumrefixation vorgenommen wurde. Bei 12 Patienten lag eine Ablösung des Labrum glenoidale im vorderen, oberen Pfannenbereich kombiniert mit den klinischen Symptomen eines Impingementsyndroms vor (sekundäres Impingement). Nach einer durchschnittlichen Nachuntersuchungszeit von 23 Monaten (4 bis 60 Monate) waren alle Patienten, die nach Erstluxation operiert worden waren, stabil. Von den Patienten mit rezidivierenden Subluxationen wies 1 Patient mit rezidivierender Subluxation eine unveränderte Beschwerdesymptomatik sowie einen positiven Apprehensiontest auf. Von den 5 Patienten mit rezidivierender Luxation war kein postoperatives Rezidiv zu verzeichnen. Bei einem Patienten waren jedoch Symptome einer Subluxation vorhanden. Somit ergibt sich bei den Patienten mit rezidivierender (Sub-)Luxation eine postoperativ verbliebene Instabilitätsrate von 10%. Bei 72% aller Instabilitätspatienten lag eine seitengleiche Beweglichkeit vor, bei 20% betrug die Einschränkung der Außenrotation weniger als 10° und bei 8% mehr als 10°.

Von den 12 Patienten mit vorderer, oberer Limbuspathologie kam es nach Refixation in 8 Fällen (66%) zum Verschwinden bzw. zu einer deutlichen Besserung der Impingementbeschwerden. Retrospektiv war bei den restlichen 4 Patienten das Labrum glenoidale zum Zeitpunkt der Operation zu stark destruiert, so daß die Refixation ohne Erfolg blieb. Bei 3 der 4 Patienten wurde später eine arthroskopische subakromiale Dekompression mit Erfolg durchgeführt.

Vorteile und Nachteile der Technik

Rasche und relativ einfache technische Durchführung.

Für die Refixation sollte das Labrum glenoidale in Form und Kontinuität weitgehend erhalten sein, so daß die Kapselrefixation über das Labrum erfolgen kann.

Wegen der dorsal bis unter die Haut austretenden Fäden ist eine Immobilisationsdauer von mindestens 3 bis 4 Wochen erforderlich.

Bei zu hohem dorsalen Ausbohren der Bankartstifte ist grundsätzlich eine Gefährdung des Nervus suprascapularis gegeben.

Bei ausgeprägtem periartikulärem Ödem ist nach Abschwellung die Gefahr der Lockerung der Nähte gegeben (Knöpfe müssen möglichst in die Tiefe geknüpft werden).

Die arthroskopische Dreipunkt-Limbusnaht

Entsprechend den Angaben des Autors (P. H.) wurde bei insgesamt 82 Patienten wegen unidirektionaler vorderer Instabilität eine Refixation des Labrum-Kapsel-Komplexes durchgeführt. Es handelte sich um 22 Patienten mit rezidivierender Schulterluxation und um 60 Patienten mit rezidivierender Subluxation. Nach einem durchschnittlichen Nachuntersuchungszeitraum von 16 Monaten (4 bis 36 Monaten) war es bei 3 Patienten mit rezidivierender Schulterluxation zu einem postoperativen Rezidiv gekommen. Von den 60 Patienten mit rezidivierender Subluxation waren bei der Nachuntersuchung bei 7 Patienten die Subluxationsbeschwerden nachwievor vorhanden und der Apprehensionstest positiv. Somit liegt eine postoperative Instabilitätsrate von 12% vor. Die Beweglichkeit zum Zeitpunkt der Nachuntersuchung war in 80% der Fälle seitengleich, in 12% der Fälle lag eine Außenrotationseinschränkung von unter 10° und in 8% der Fälle eine Außenrotationseinschränkung von über 10° vor.

Vorteile und Nachteile der Technik im Vergleich zur erstgenannten Limbusnaht-Technik

Die Nähte werden nicht dorsal unter der Haut geknüpft, wodurch eine kürzere Immobilisationszeit möglich ist. Auch ist eine Lockerung der Nähte nach Verschwinden des periartikulären Weichteilödems nicht möglich.

Wie bei oben angeführter Technik sollte das Labrum glenoidale in Form und Kontinuität erhalten sein, um es für die Refixation der Kapsel verwenden zu können.

Durch das Knüpfen der Fäden von ventral mittels eines Knotenschiebers ist diese Technik zeitaufwendiger und technisch anspruchsvoller.

Eine Gefährdung des N. suprascapularis ist durch das Durchbohren der Stifte nach dorsal grundsätzlich möglich.

Arthroskopische Limbusverschraubung

Diese Technik kam bei insgesamt 59 Patienten zur Anwendung. Bei den ersten 32 Patienten wurde das Labrum glenoidale von intraartikulär verschraubt. Wegen einer Schraubenlockerungsrate von 13% kam bei den darauffolgenden 27 Patienten nur noch die extraartikuläre

Technik zur Anwendung. Bei keinem der 27 Patienten mit extraartikulärer Limbusverschraubung kam es bisher zu einer derartigen Komplikation.

Bei 34 der 59 Patienten lag eine unidirektionale vordere Instabilität vor, wobei es sich in 30 Fällen um eine rezidivierende Luxation und in 4 Fällen um eine rezidivierende Subluxation handelte. Bei weiteren 8 Patienten lag eine frische Fraktur des vorderen unteren Pfannenrandes vor, bei 13 Patienten eine Ablösung des Labrum glenoidale im vorderen oberen Pfannenbereich kombiniert mit den Symptomen eines Impingementsyndroms (sekundäres Impingement) und bei 4 Patienten eine S.L.A.P.-Läsion. Bei 24 der 34 Patienten mit Instabilität kam die extraartikuläre Limbusverschraubung und bei den restlichen 10 Patienten die intraartikuläre Verschraubung zur Anwendung. Nach einer durchschnittlichen Nachuntersuchungszeit von 15 Monaten (3 bis 28 Monate) war von den Patienten mit vorderer Instabilität lediglich in einem Fall (2,9%) eine Rezidivluxation aufgetreten. Bei den Patienten mit rezidivierender Subluxation war in allen Fällen die Subluxationssymptomatik verschwunden und der Apprehensiontest negativ. Zweiundzwanzig der 34 Patienten erreichten seitengleiche Beweglichkeit, 7 Patienten zeigten eine Einschränkung der Außenrotation von weniger als 10° und die restlichen 2 Patienten eine Einschränkung von mehr als 10°. Drei Patienten konnten wegen zu kurzer Nachuntersuchungszeit nicht gewertet werden.

Von den 10 Patienten mit Verschraubung eines vorderen unteren Pfannenrandfragmentes (in drei Fällen von intra- und in sieben Fällen von extraartikulär) erreichten 9 Patienten stabile und seitengleich bewegliche Schultergelenke. Beim zehnten Patienten lag eine Einschränkung der Außenrotation von 12° im Seitenvergleich vor.

Von den 13 Patienten mit Verschraubung einer vorderen oberen Labrumablösung (alle von intraartikulär) kam es bei 8 Patienten (62%) zu einer deutlichen Besserung der Impingementsymptomatik. Von den restlichen 5 Patienten wurde in drei Fällen zu einem späteren Zeitpunkt eine arthroskopische subakromiale Dekompression durchgeführt.

Von den 4 Patienten mit Verschraubung einer S.L.A.P.-Läsion am oberen Pfannenpol (davon 2 transakromial über ein Bohrloch) ist mittlerweile in 3 Fällen die Schraube auf arthroskopischem Wege wieder entfernt worden. Zwei der 4 Patienten sind nach 5 bzw. 8 Monaten wieder zu ihrer Überkopfsportart zurückgekehrt. Bei den beiden übrigen Patienten ist eine Beurteilung bezüglich Sportausübung derzeit (3 und 5 Monate p.o.) noch zu früh.

Entsprechend unserer Erfahrung sollte nach Möglichkeit nur noch die extraartikuläre Verschraubung, bei der kein Metall im Gelenk zu liegen kommt, durchgeführt werden. Bei unumgänglicher intraartikulärer Verschraubung sollten laufend Röntgenkontrollen durchgeführt und eine arthroskopische Schraubenentfernung in Erwägung gezogen werden.

Vorteile und Nachteile der extraartikulären Limbusverschraubung
im Vergleich zu den Nahttechniken

Relativ kurze Ruhigstellungsdauer von 10 Tagen bis 2 Wochen. Nur bei S.L.A.P.-Läsion ist eine Ruhigstellungsdauer von 6 Wochen erforderlich.

Anwendung der Technik ist unabhängig vom Zustand des Labrum glenoidale, da die Kapsel selbst von außen am Pfannenrand angeschraubt wird.

Anwendung ist auch bei frischen Pfannenfrakturen möglich.

Technisch anspruchsvoll (zwei geübte Arthroskopiker erforderlich).

Labrumablösungen im vorderen oberen Pfannenbereich können wegen der Bursa subscapularis meist nicht von extraartikulär verschraubt werden. In diesen Fällen ist die Nahttechnik oder Nietentechnik zu bevorzugen.

Alle Komplikationen, die grundsätzlich mit der Einbringung von Metall in den Körper verbunden sein können.

Limbusrefixation mit resorbierbaren Staples (Suretack, Cyanamid)

Bisher wurden insgesamt 30 Patienten im Rahmen einer FDA-Studie nach dieser Methode operiert. Es handelte sich um 19 Patienten mit einer rezidivierenden vorderen Schulterluxation bzw. Subluxation, um 5 Patienten mit einer vorderen oberen Ablösung des Labrum glenoidale und um 6 Patienten mit einer sogenannten S.L.A.P.-Läsion. In allen Fällen wurde die Implantation der Nieten von intraartikulär durchgeführt. Wegen der kurzen Nachuntersuchungszeit können die Ergebnisse nur als vorläufiger Bericht gesehen werden.

Rezidivierende vordere Schulter(sub-)luxation: Bei den 19 operierten Patienten handelte es sich in 17 Fällen um eine rezidivierende Luxation und in 2 Fällen um eine rezidivierende Subluxation. Nach einer durchschnittlichen Nachuntersuchungszeit von 10 Monaten (4 bis 18 Monate) ist bisher ein Rezidiv aufgetreten. Mit Ausnahme von 2 Patienten, deren Nachuntersuchungszeit unter 4 Monaten gelegen ist, sind alle Patienten weitgehend seitengleich frei beweglich. Ein Patient, der wegen rezidivierender Schulterluxation operiert worden war, hat jetzt nach 6 Monaten einen positiven Apprehensionstest und subjektiv ein Instabilitätsgefühl. Alle übrigen Patienten haben einen negativen Apprehensionstest und sind mit dem Ergebnis subjektiv sehr zufrieden.

Vordere obere Labrumablösung: Alle 5 Patienten hatten klinisch ein eindeutiges Impingementsyndrom aufgewiesen und einen hoch positiven subakromialen LA-Test gezeigt. Bei allen 5 Patienten war das Labrum glenoidale vorne oben vollständig abgelöst, aber in Form und Kontinuität erhalten. Zusätzlich zeigte sich bei 4 Patienten eine lokale Synoviitis im vorderen oberen Kapselbereich (s. auch Kap. 6.3). Es wurde lediglich das Labrum glenoidale refixiert und auf eine zusätzliche Acromioplastik verzichtet. Postoperativ wurde bei allen Patienten ein Muskelkräftigungsprogramm zur Kräftigung der den Humeruskopf abwärts ziehenden Muskel durchgeführt (s. Kap. 7.1). Jetzt, nach durchschnittlich 5 Monaten (2 bis 10 Monate), liegt bei 4 dieser Patienten eine eindeutige Besserung der Beschwerden vor. Bei einem Patienten kam es bisher zu keiner wesentlichen Besserung. In diesem Fall ist eventuell eine Acromioplastik vorgesehen.

S.L.A.P.-Läsion: Bei allen 6 Patienten war das Labrum glenoidale von vorne oben bis hinten oben vollständig abgelöst und durch die lange Bizepssehne korbhenkelartig nach kranial abgehoben. Bei 2 der 6 Patienten mußte zur Durchführung der Refixation ein 7 mm im Durchmesser großes Loch durch das Acromion gebohrt werden, um an den oberen Pfannenpol zu gelangen. Bei 3 der 6 Patienten wurden 2 Nieten (eine von kranial und eine von kranio-ventral) eingebracht, bei den beiden übrigen Patienten reichte eine Niete zur Refixation. Jetzt, nach durchschnittlich 7 Monaten (3 bis 12 Monate), sind 4 Patienten vollkommen beschwerdefrei. Einer dieser Patienten hat als Handballspieler (Wurfhand) bereits wieder seinen früheren Leistungsstandard erreicht. Von den übrigen beiden Patienten gibt einer nur leichte Besserung an, während der andere keine wesentliche Besserung der Beschwerden angibt.

Vorteile und Nachteile der Limbusrefixation mit resorbierbaren Staples im Vergleich zu den vorher angeführten Refixationstechniken

Relativ einfache technische Durchführung. Durch die Resorbierbarkeit der Staples sind eindeutige Vorteile gegenüber den metallischen Implantaten gegeben. Kein Knüpfen von Nähten dorsalseitig über der Muskulatur bzw. kein aufwendiges Knüpfen mit Knotenschieber von ventral.

Als Nachteil gegenüber der Verschraubungstechnik ist anzuführen, daß das Labrum glenoidale in seiner Form und Kontinuität weitgehend erhalten sein sollte.

Eigenes Vorgehen bei rezidivierender Schulterluxation und -subluxation

Voraussetzung für die Durchführung einer arthroskopischen Stabilisierung bei unidirektionaler Schulterluxation ist eine in Form, Größe und Neigung weitgehend normale Pfanne. Luxationspatienten mit alten Pfannenrandfrakturen werden grundsätzlich offen operiert. Ebenso werden Patienten mit ausgeprägter Hypermobilität der Schultergelenke wegen der erforderlichen gezielten Kapseleinengung nicht arthroskopisch operiert. Wünschenswert ist daher ein präoperativ durchgeführtes Doppelkontrast-Computertomogramm.

Welche der angeführten arthroskopischen Refixationstechniken nun zur Anwendung kommt, richtet sich nach dem Zustand des Labrum glenoidale.

Ist das Labrum glenoidale abgelöst, aber in Form und Kontinuität weitgehend erhalten, dann kann das Labrum selbst zur Refixation des Labrum-Kapsel-Komplexes verwendet werden. In diesen Fällen kommt eine von intraartikulär durchgeführte Nahttechnik (arthroskopische Limbusnaht) oder, wie in letzter Zeit bevorzugt, die Refixation des Labrums mit resorbierbaren Nieten (Suretack, Cyanamid; s. oben) zur Anwendung.

Ist das Labrum glenoidale stark destruiert, so daß es für die Refixation der Kapsel nicht herangezogen werden kann, kommt die extraartikuläre Limbusverschraubung mit Refixation der Kapsel von außen am Pfannenrand zur Anwendung.

Mit diesem differenzierten Vorgehen konnten in den letzten 1 ½ Jahren etwa 80% aller Patienten mit unidirektionaler vorderer Instabilität arthroskopisch operiert werden.

Literatur

1. Altchek DW, Warren RF, Skyhar MJ (1990) Shoulder arthroscopy. In: Rockwood JR, Matsen FA (Hrsg) The shoulder. WB Saunders, Philadelphia, S 258–277
2. Altchek DW, Skyhar MJ, Warren RF (1989) Shoulder arthroscopy for shoulder instability. In: Barr JS (Hrsg) Instructional course lectures. Am Acad Orthop Surg 28:187–198
3. Andrews JR, Angelo RL (1988) Shoulder arthroscopy for the throwing athlete. Techniques Orthop 3:75–81
4. Andrews JR, Broussard TS, Carson WG (1989) Arthroscopy of the shoulder in the management of partial tears of the rotator cuff: a preliminary report. Arthroscopy 1:117–121

5. Andrews JR, Carson WG, McLeod WD (1985) Glenoid labrum tears related to the long head of the biceps. Am J Sports Med 13:337–341

6. Andrews JR, Carson WG, Ortega K (1984) Arthroscopy of the shoulder. Am J Sports Med 12:1–7

7. Bankart ASB (1928) The pathology and treatment of recurrent dislocation of the shoulder joint. Br J Surg 26:23–29

8. Bankart ASB (1923) Recurrent or habitual dislocation of the shoulder joint. Br Med J 2:1123–1133

9. Berner W, Südkamp N (1988) Arthroskopische Techniken am Schultergelenk. Arthroskopie 1:171–177

10. Bunnell ST, Böhler J (1958) Chirurgie der Hand, 1. dtsch. Aufl. Maudrich, Wien

11. Caspari RB (1988) Arthroscopic reconstruction for anterior shoulder instability. Techniques Orthop 3:59–66

12. Gächter A, Kälin L (1987) Diagnostische Arthroskopie des Schultergelenkes. In: Gächter A (Hrsg) Arthroskopie der Schulter. Enke, Stuttgart, S 31–37 [Hofer A, Glinz W (Hrsg) Fortschritte in der Arthroskopie, Bd 3]

13. Gerber C (1984) Differentialdiagnostische Aspekte posttraumatischer Schulterschmerzen. Unfallheilkunde 87:357–362

14. Gerber C, Ganz R (1984) Clinical assessment of instability of the shoulder. J Bone Joint Surg [Br] 66:551–556

15. Glötzer W, Benedetto PP, Künzel KH, Gaber O (1987) Technik der arthroskopischen Limbusrefixation. In: Gächter A (Hrsg) Arthroskopie der Schulter. Enke, Stuttgart, S 63–66 [Hofer H, Glinz W (Hrsg) Fortschritte in der Arthroskopie, Bd 3]

16. Habermeyer P, Schuller U (1990) Die Bedeutung des Labrum glenoidale für die Stabilität des Schultergelenkes. Unfallchirurg 93:19–26

17. Haniel H (1990) Physikalische Therapie im Rahmen der postoperativen Behandlung. In: Habermeyer P, Krueger P, Schweiberer L (Hrsg) Schulterchirurgie. Urban & Schwarzenberg, München, S 263–276

18. Hawkins RB (1989) Arthroscopic stapling repair for shoulder instability: a retrospective study of 50 cases. Arthroscopy 5:122–128

19. Johnson LL (1986) Shoulder arthroscopy. In: Klein EA, Falk KH, O'Brien T (eds) Arthroscopic surgery, principles and practice. CV Mosby, St Louis, S 1301–1445

20. Johnson LL (1987) The shoulder joint. An arthroscopist's perspective of anatomy and pathology. Clin Orthop 223:113–125

21. Matthews LS, Vetter WL, Owcida SJ, Spearman J, Helfet DL (1988) Arthroscopic staple capsulorrhaphy for recurrent anterior shoulder instability. Arthroscopy 4:106–111

22. Morgan CD, Bodenstab AB (1987) Arthroscopic Bankart suture repair. Technique and early results. Arthroscopy 3:111–122

23. Paulos LE, Fanklin JL (1990) Arthroscopic shoulder decompression development and application. A five year experience. Am J Sports Med 8:236–244

24. Resch H (1989) Die vordere Instabilität des Schultergelenkes. Hefte Unfallheilkd 202:115–163

25. Resch H, Helweg G, Zur Nedden D, Beck E (1988) Double contrast computed tomography examination techniques of habitual and recurrent shoulder dislocation. Eur J Radiol 8:6–12

26. Rockwood CA, Burkhead WZ, Brna J (1986) Subluxation of the glenohumeral joint: response to rehabilitative exercises traumatic as atraumatic instability. In: Takagishi N (Hrsg) The shoulder. Proceedings of the third International Conference on Surgery of the Shoulder. Professional Postgraduate Services, Fukuoka, S 293–298

27. Seiler H (1989) Arthroskopische Stapling-Operation am Schultergelenk bei der vorderen Instabilität. Operat Orthop Traumatol 1:116–122

28. Shea K, O'Keefe R, Fulkerson JP (1990) Initial failure strength of arthroscopic Bankart suture and staple repair. Vortrag AANA 9th Annual Meeting, Orlando Florida

29. Skykar MJ, Altchek DW, Warren RF, Wickeewicz TL, O'Brien SJ (1988) Shoulder arthroscopy with the patient in the beach-chair position. Arthroscopy 4:265–269

30. Snyder SJ, Karzel RP, Del Pizzo W, Ferkel RD, Friedman MJ (1990) S.L.A.P. lesions of the shoulder. Arthroscopy 6:274–279

31. Wolf EM (1989) Anterior portals in shoulder arthroscopy. Arthroscopy 5:201–208

7 Arthroskopische Operationen im Subakromialraum

7.1 Die arthroskopische subakromiale Dekompression

H. Resch, G. Sperner und H. Thöni

Mit der arthroskopischen subakromialen Dekompression (ASD) wird versucht, die von C.S. Neer beschriebene Acromioplastik [18] auf arthroskopischem Wege durchzuführen [2, 8, 9, 11, 21]. Als besonderer Vorteil gegenüber der offenen Methode ist anzuführen, daß der Musculus deltoideus nicht abgelöst werden muß. Dies hat neben einem besseren kosmetischen Ergebnis auch eine kürzere Rehabilitationszeit zur Folge [2, 8, 12, 21].

Therapieresistente chronische Impingementsyndrome mit oder ohne inkompletten Rupturen können mit einer alleinigen Acromioplastik beschwerdefrei gemacht werden [2, 8, 9, 18].

Bei kompletten Rotatorenmanschettenrupturen ist, von Ausnahmen abgesehen, die offene Rekonstruktion schon wegen der sonst später zu erwartenden „Cuff-Arthropathie" [20] aber auch wegen der Funktionsverbesserung [2] anzustreben.

Im Rahmen der präoperativen Abklärung von impingementartigen Beschwerden ist neben einer anteroposterioren und axialen Aufnahme auch eine transskapuläre „Outlet View"-Aufnahme angezeigt [3, 16]. Diese Aufnahme eignet sich sehr gut zur Darstellung von Osteophyten an der Unterfläche des AC-Gelenkes bzw. des vorderen Acromionendes sowie zur Formbeurteilung des Acromions [3, 13, 21]. Für die gezielte Abbildung der Unterfläche des knöchernen Schulterdaches muß der Oberkörper so zur seitlich an die Schulter angelegten Kassette gedreht sein, daß ventral ein offener Winkel von 45–60° entsteht. Wichtig dabei ist, daß der Zentralstrahl in postero-anteriorer Richtung entlang der Spina scapulae verläuft, zu ihr aber im Winkel von 15° nach kaudal geneigt ist und auf das Acromion zielt (Abb. 108a und b). Ein hakenförmiges Acromion oder osteophytäre Veränderungen an der Unterfläche des Acromions bzw. AC-Gelenkes in Kombination mit den klinischen Symptomen eines Impingementsyndroms (= primäres Impingementsyndrom) [21] stellen eine Indikation für eine Acromioplastik dar [18, 21].

Ist das Acromion und das AC-Gelenk röntgenologisch unauffällig, so kann die Ursache für die impingementartigen Beschwerden auch im Gelenk gelegen sein. Eine solche Ursache kann z. B. eine versteckte Instabilität im Rahmen einer multidirektionalen Instabilität oder einer hyperlaxen Schulter mit und ohne Labrumschaden sein (sekundäres Impingementsyndrom) [21] (siehe auch sekundäres Impingement, Kap. 6.3). In diesem Fall ist die Instabilität und nicht das Impingementsyndrom zu behandeln [2]. Für die Abklärung der Sehnen selbst ist die Durchführung einer sonographischen Untersuchung wünschenswert [10]. Steht eine solche nicht zur Verfügung, so ist eine Arthrographie zum Nachweis oder Ausschluß einer Sehnenruptur angezeigt, da im Falle einer kompletten Ruptur die weitere Therapieplanung in Richtung Sehnenrekonstruktion geht. Ist mit den angeführten bildgebenden Verfahren keine Veränderung an der Sehne zu erkennen, sollte zur Sicherung der Diagnose „Impingementsyndrom" präoperativ unbedingt ein subakromialer Injektionstest mit 3 ml Xylocain 2% durchgeführt werden. Fällt dieser Test eindeutig positiv aus, gilt dies als Beweis für die Richtigkeit der Diagnose. Bei fehlender Läsion der Rotatorenmanschette ist vor Durchführung einer Acromioplastik immer ein konservativer Therapieversuch (Manualtherapie mit Dehnungsübungen sowie Kräftigungsübungen der Innen- und Außenrotationen bei adduziertem Oberarm [14]) in der Dauer von mindestens einem halben Jahr angezeigt.

Indikation zur arthroskopischen subakromialen Dekompression

- Impingementsyndrom Stadium II nach Neer [19] nach mindestens einem Jahr Schmerzanamnese und einem halben Jahr konservativem Therapieversuch.
- Impingementsyndrom mit hakenförmigem Acromion oder Acromion- bzw. AC-Gelenksosteophyten.
- Inkomplette synovialseitige oder akromialseitige Ruptur der Supraspinatussehne.
- Ausgedehnte, nicht rekonstruierbare Rotatorenmanschettenruptur beim alten Menschen im Rahmen eines subakromialen Debridements (in Anlehnung an die offene Technik nach Rockwood) [23].

Achtung: Bei vollkommenem Fehlen intakter Sehnenstrukturen sowohl an der Vorder- als auch an der Rückseite des Oberarmkopfes ist von einer Acromioplastik Abstand zu nehmen und nur ein Debridement von Sehnenresten bzw. Bursagewebe durchzuführen! Es besteht sonst die Gefahr der Wanderung des Humeruskopfes nach vorne oben.

Technik der ASD

Anästhesie

Die Durchführung der Arthroskopie, Bursoskopie sowie der arthroskopischen subakromialen Dekompression kann sowohl in Intubationsnarkose als auch in Regionalanästhesie (Skalenusblockade) [29] erfolgen. Es ist jedoch zu bedenken, daß eine arterielle Blutdrucksenkung nur in Allgemeinanästhesie möglich ist. Angestrebt wird ein arterieller Mitteldruck von ca. 80 mm Hg bzw. ein systolischer Druck um 100 mm Hg. Aus diesem Grunde führen wir die ASD meist in Allgemeinnarkose durch (s. Kap. 2).

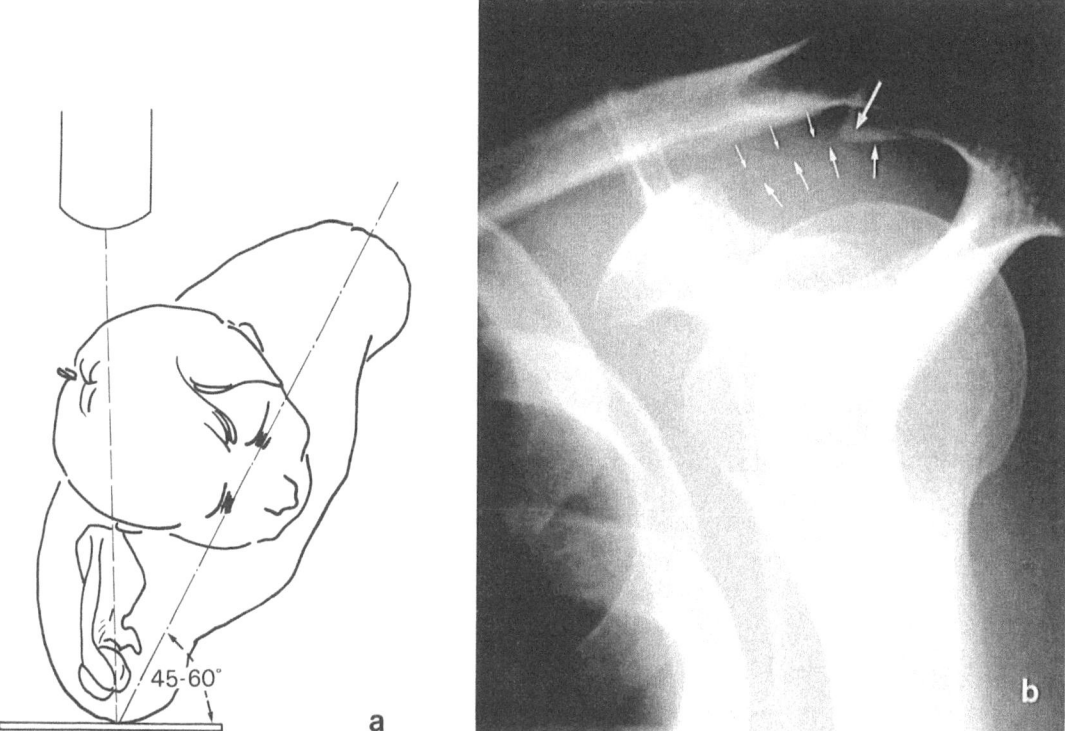

Abb. 108. Outlet-View-Aufnahme zur Beurteilung der Unterfläche des Acromions und des AC-Gelenkes. **a** Oberkörper 45–60° aufgedreht; Zentralstrahl verläuft entlang der Spina scapulae mit 15° Neigung nach kaudal.
b Hakenförmige Ausziehung des Acromions (großer Pfeil); Weichteilschatten der Rotatorenmanschette (mittlerer
Pfeil) und des Lig. coracoacromiale (kleine Pfeile) erkennbar

Lagerung und Abdeckung

Grundsätzlich sind zwei Lagerungen möglich.

1. Seitenlagerung. Der Patient befindet sich in Halbseitenlagerung, wobei der Oberkörper
etwa 30° nach dorsal geneigt ist. Durch die Rückwärtsneigung gelangt die Pfannenebene
annähernd in die Horizontalebene. Der Körper ist in dieser Position durch seitliche Haltestützen fixiert. Der Arm befindet sich in der 90° gewinkelten „Arthroskopischen Ellenbogenhalterung" (Gell), an welcher über einen Rollenzug 5 (Frauen) bis 6 kg (Männer) Zuggewicht
hängen. Der Oberarm ist etwa 30° abduziert, da bei leichter Abduktionsstellung der Subakromialraum am weitesten ist [15].

2. Rückenlagerung. Seit einem Jahr wird für schulterarthroskopische Eingriffe einschließ-
lich der ASD fast nur noch die Rückenlagerung (sogenannte beach-chair-position [1, 25])
angewendet (s. Kap. 3). Der Patient ist dabei halbsitzend gelagert, der Kopf liegt auf einer
Kopfstütze. Durch einen untergelegten Polster ist der Patient soweit nach oben gelagert, daß
sich die gesamte Schulter oberhalb und lateral des Tischrandes befindet. Der Oberkörper ist
durch eine Seitstütze knapp unterhalb der Axilla fixiert. Der Arm befindet sich gleich wie bei

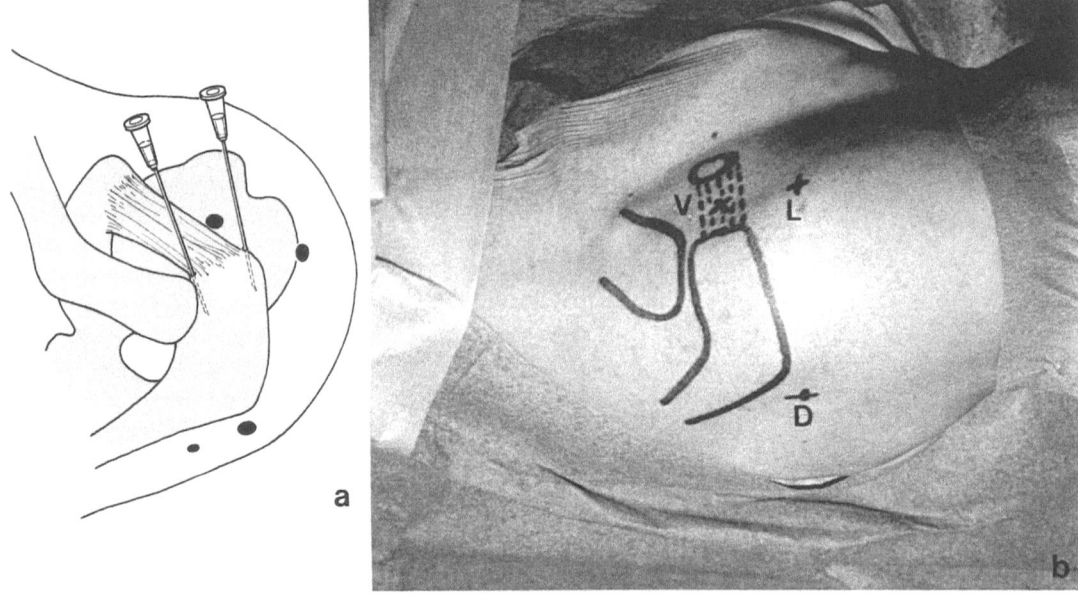

Abb. 109. Arthroskopische subakromiale Dekompression; rechte Schulter von kranial (Rückenlagerung). **a** Schematische Darstellung mit Zugängen und perkutanen Markierungsnadeln zur subakromialen Abgrenzung des Acromionendes bzw. des Lig. coracoacromiale. **b** Acromion, Clavicula, Processus coracoideus und die Zugänge eingezeichnet. *D* Dorsaler Zugang; *L* lateraler Zugang; *V* ventraler Zugang

der Seitenlagerung in der rechtwinkeligen Ellenbogenhalterung und ist etwa 30° abduziert. Das Zuggewicht ist um durchschnittlich 2 kg geringer als bei der Seitenlagerung, da der Zug gegen die Schwerkraft wegfällt. Vorteile dieser Lagerung gegenüber der Seitlagerung sind bequeme Lage für den Patienten, der Patient wird nicht naß und der Wechsel von der geschlossenen zur offenen Operation kann ungehindert erfolgen, falls dies notwendig sein sollte. Nachteile sind uns bislang keine wesentlichen aufgefallen, außer daß entlang dem Schaft abrinnendes Wasser in die Kamera gelangen kann und dann das Bild trübt. Dies kann durch ein auf den Schaft aufgeschobenes Gummidiaphragma (von einer Disposable Cannula, Acufex) verhindert werden [1] (s. Kap. 3).

Die Abdeckung erfolgt mit sterilen Klebetüchern, die für einen wasserdichten Verschluß um das Operationsareal sorgen sollen. Der in der Ellenbogenhalterung befindliche Arm wird in einen sterilen „Oberschenkelstrumpf" (Stockinette large, Mölnlycke) eingepackt. Unmittelbar nach dem sterilen Abdecken werden zur lokalen Vasokonstriktion 2 ml Por 8 (Ornithin-Vasopressin) verdünnt mit 18 ml Kochsalzlösung in den Subakromialraum und ganz besonders an das Acromionende zum Ramus acromialis der A. thoracoacromialis injiziert. Durch das Auffüllen der Bursa wird das Eingehen mit dem stumpfen Troikar in die Bursa wesentlich erleichtert. Anschließend werden das Acromion, das laterale Claviculaende, der Processus coracoideus und das dazwischenliegende Lig. coracoacromiale mit einem Markierungsstift auf der Haut eingezeichnet, um auch nach dem Anschwellen der Schulter (Weichteilödem) eine leichte Orientierung vorzufinden (s. Kap. 3). Zudem ist man mit Hilfe der

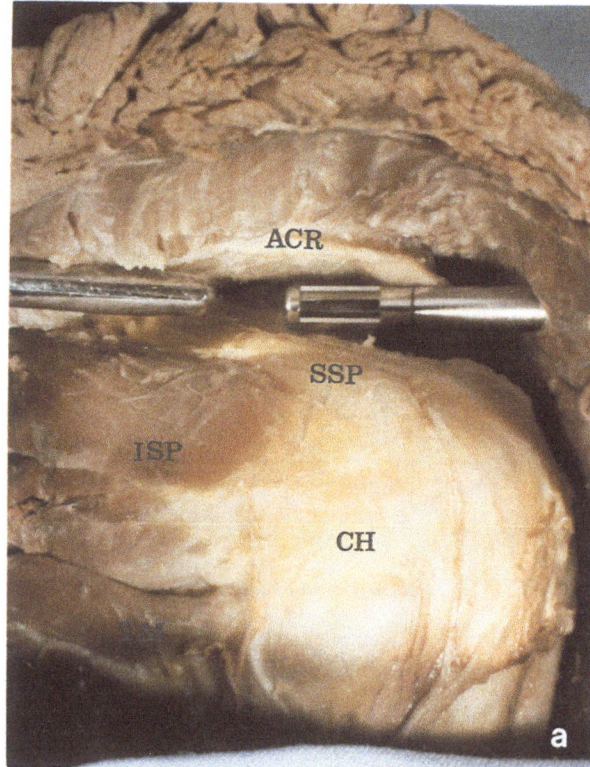

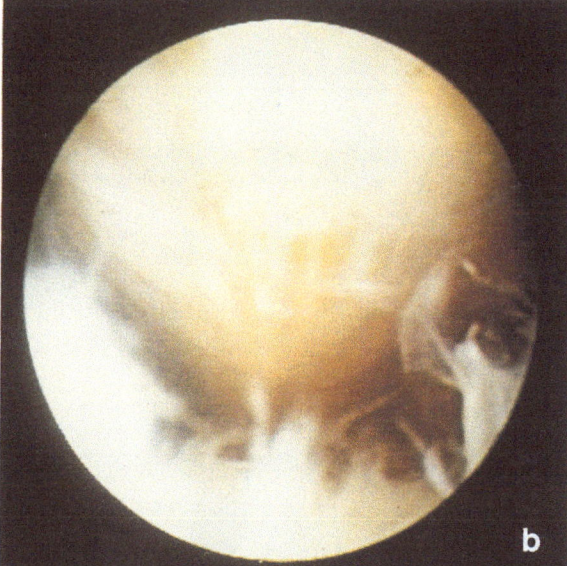

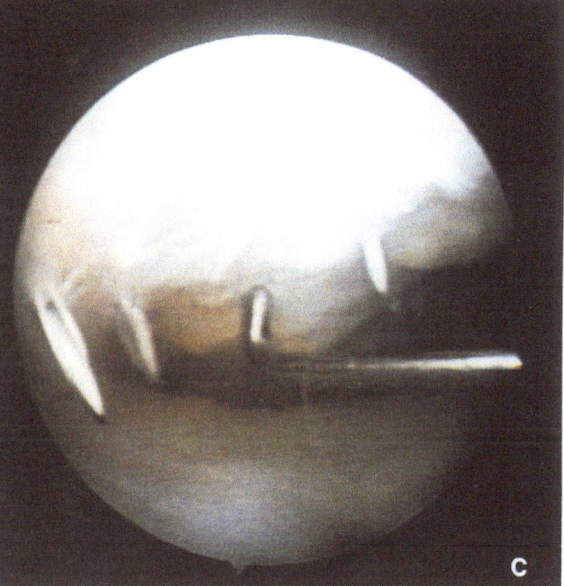

Abb. 110. Bursashaving mit Synovial- oder Full-Radius-Resector-Aufsatz. **a** Anatomisches Präparat mit Optik und Shaver im Subakromialraum. *CH* Caput humeri; *TM* Teres minor; *ISP* Infraspinatus; *SSP* Supraspinatus; *ACR* Acromion. **b** Lig. coracoacromiale durch Bursagewebe durchschimmernd. **c** Lig. coracoacromiale mit zwei Markierungsnadeln abgegrenzt, eine weitere Nadel (vorderste Nadel) im AC-Gelenk

Markierung und des durch die Haut durchscheinenden Lichtes ständig über die Lage der Optik im Subakromialraum informiert (Orientierung im Durchlicht).

Zugänge

Auch die Zugänge werden präoperativ mit dem Markierungsstift eingezeichnet. Für die ASD sind je nach Technik mindestens 2 oder 3 Zugänge (manchmal vier) notwendig (Abb. 109a und b).

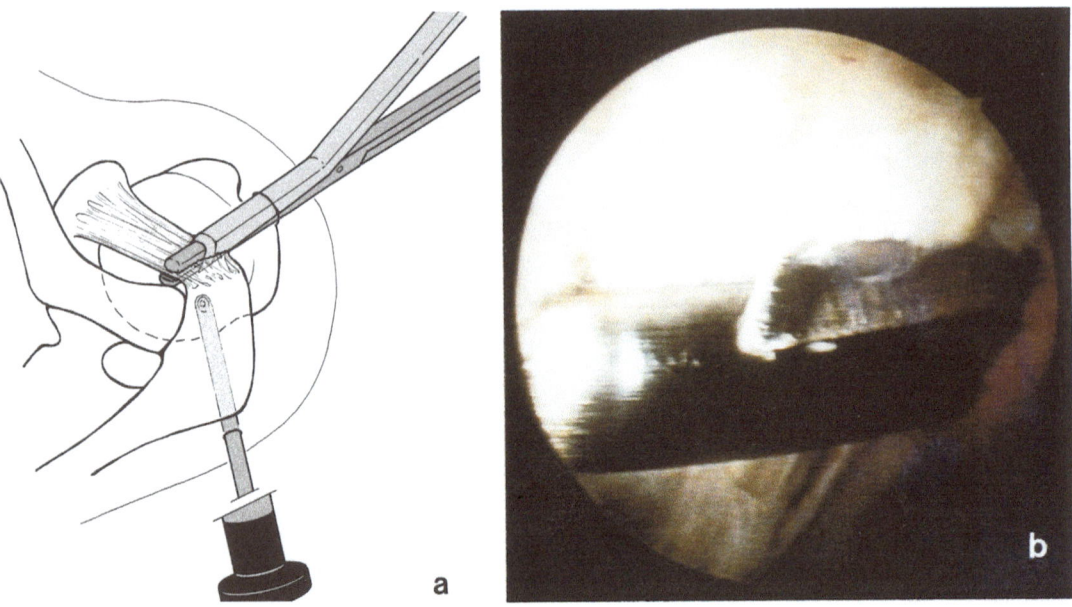

Abb. 111. Resektion des Ligamentum coracoacromiale (LCA) mit Schlittenmesser. **a** Schlittenmesser auf Ligament-faßzange gleitend. **b** Intraoperatives Bild, Sicht von unten; Schlittenmesser hat Band bereits halb durchtrennt

● Dorsaler Zugang (Optikzugang). Um dorsalseitig für die Arthroskopie und Bursoskopie den gleichen Zugang verwenden zu können, wird die Hautinzision etwa 1,5 cm medial und nur 1 cm distal des Angulus acromialis gewählt.

● Lateraler Zugang (Instrumentenzugang). Dieser befindet sich etwa 2 cm lateral des Acromionendes. Über diesen Zugang werden alle Instrumente mit Ausnahme der oszillierenden Feile in den Subakromialraum eingeführt.

● Ventraler Zugang (Zugang für oszillierende Feile). Dieser befindet sich etwa 1 cm ventral der Mitte des Acromionendes und dient als Zugang für die oszillierende Feile.

● Zugang für Inflow-Kanüle. Bei unzureichendem Spülflüssigkeitszufluß über den Arthroskopieschaft wird etwa 2 cm medial vom dorsalen Zugang (Optikzugang) eine Inflow-Kanüle in die Bursa eingeführt.

Wir verwenden für Operationen im Subakromialraum einen speziell gefertigten „high flow"-Schaft mit einem Durchmesser von 6,5 mm (Andre, Dornbirn), der eine zusätzliche Inflow-Kanüle erübrigt.

Immer wird vor einer geplanten ASD auch das Glenohumeralgelenk arthroskopisch exploriert. Nach deren Beendigung wird die Optik aus dem Schaft entfernt und der stumpfe Troikar eingeführt. Der Schaft wird langsam zurückgezogen, wobei der Austritt aus dem Gelenk bzw. der Durchtritt durch die Rotatorenmanschette verspürt wird. Bei Verwendung des „high flow"-Schaftes wird der Schaft jetzt gewechselt. Der Schaft mit dem stumpfen Troikar wird nach kranial unter das Acromion vorgeschoben. Dabei sollte nicht am Acromion gekratzt, sondern auf der Rotatorenmanschette geglitten werden, da sonst die Gefahr

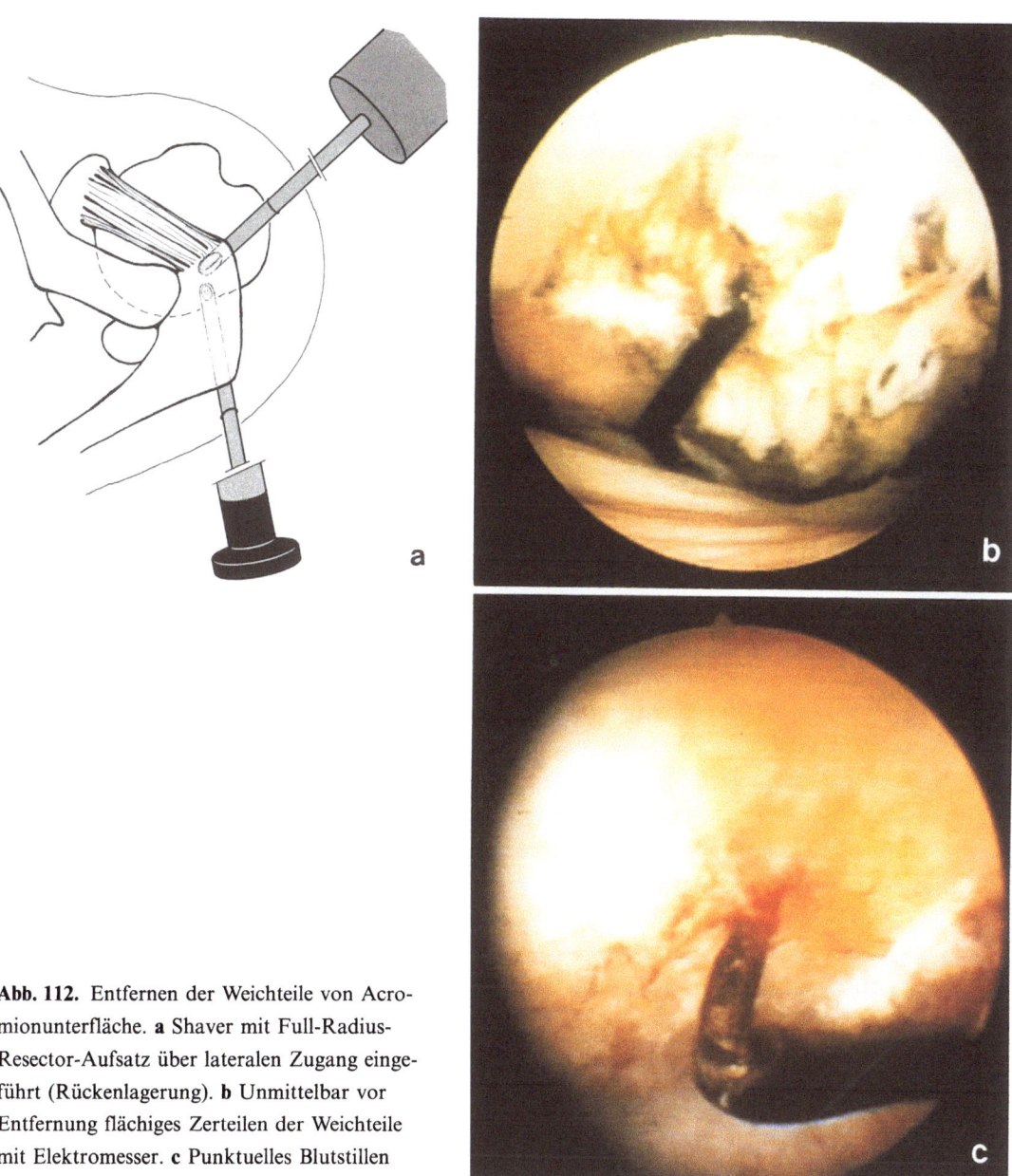

Abb. 112. Entfernen der Weichteile von Acromionunterfläche. **a** Shaver mit Full-Radius-Resector-Aufsatz über lateralen Zugang eingeführt (Rückenlagerung). **b** Unmittelbar vor Entfernung flächiges Zerteilen der Weichteile mit Elektromesser. **c** Punktuelles Blutstillen mit Elektromesser

besteht, außerhalb der Bursa subacromialis zu geraten. Der Zeigefinger liegt unmittelbar ventral am Acromionende auf dem Ligamentum coracoacromiale. Mit dem stumpfen Troikar wird die Unterfläche dieses Bandes aufgesucht und mit dem Finger palpiert. Der stumpfe Troikar wird nun durch die Optik ersetzt. Über den lateralen Zugang wird das Tasthäkchen in den Subakromialraum eingebracht. Ist die Bursa stark entzündlich verquollen, werden mit dem stumpfen Troikar und dem Häkchen vorsichtige flächenhafte Gleitbewegungen auf der

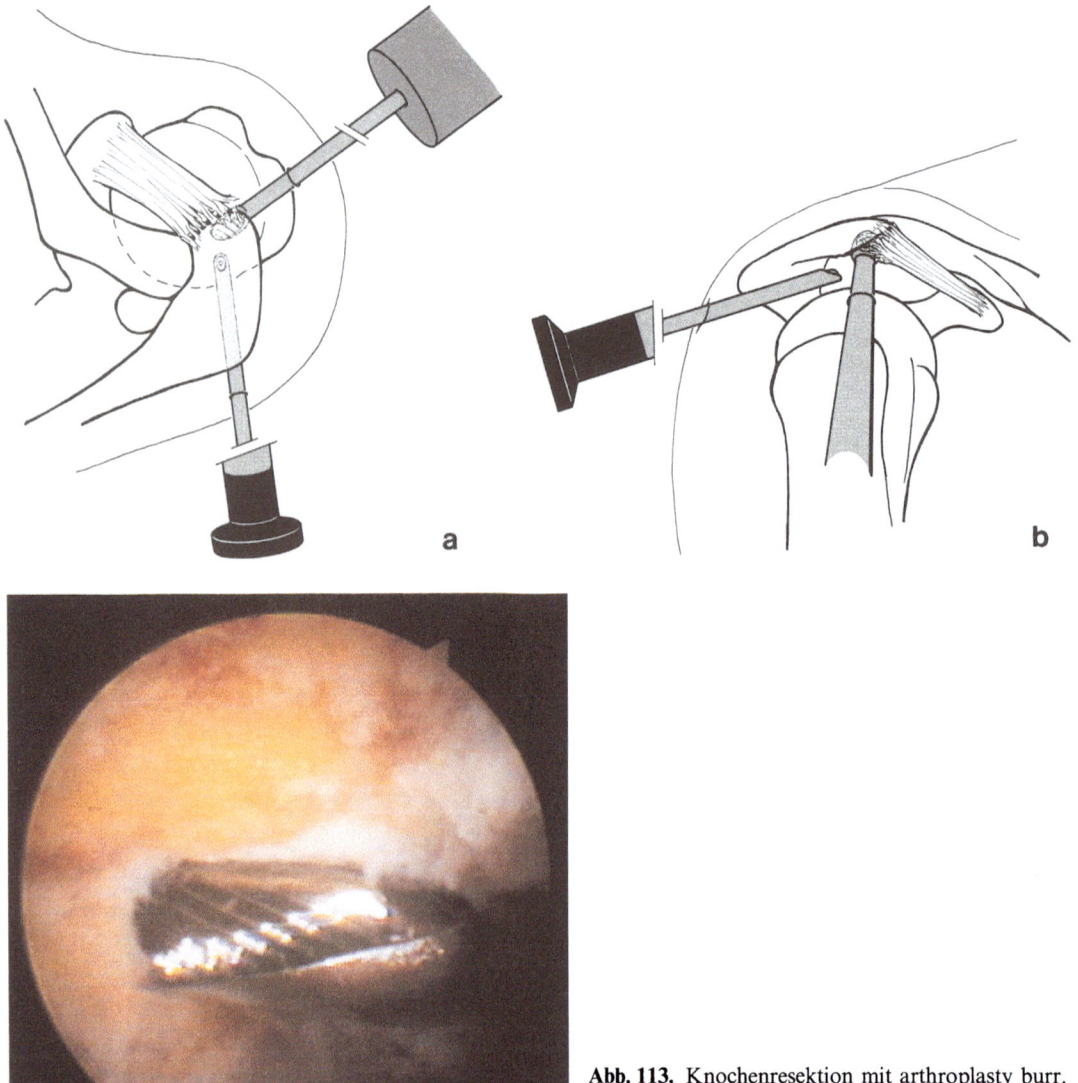

Abb. 113. Knochenresektion mit arthroplasty burr.
a Ansicht von kranial (Rückenlagerung). **b** Ansicht
von lateral. **c** Arthroplasty burr im Subakromialraum

Abb. 114. Knochenresektion mit oszillierender Feile. **a** Schematische Darstellung im Sagittalschnitt. **b** Oszillierende
Feile (Micro 100/reciprocating saw; Hall/Zimmer) mit Feilenaufsatz; **c** Feilenkopf; **d** oszillierende Feile über
ventralen Zugang eingeführt, dickes Saugdrain in lateraler Arbeitskanüle. **e** Anatomisches Präparat mit Optik und
Feile im Subakromialraum; *TM* Teres minor; *ISP* Infraspinatus; *SSP* Supraspinatus; *CH* Caput humeri; *ACR*
Acromion. **f** Intraoperatives Bild. Ausfeilen einer Knochenfurche bis zur gewünschten Resektionstiefe, Feilendicke
ist Maß für Tiefenorientierung. **g** Ausgefeilte Knochenfurche durch Pfeile markiert

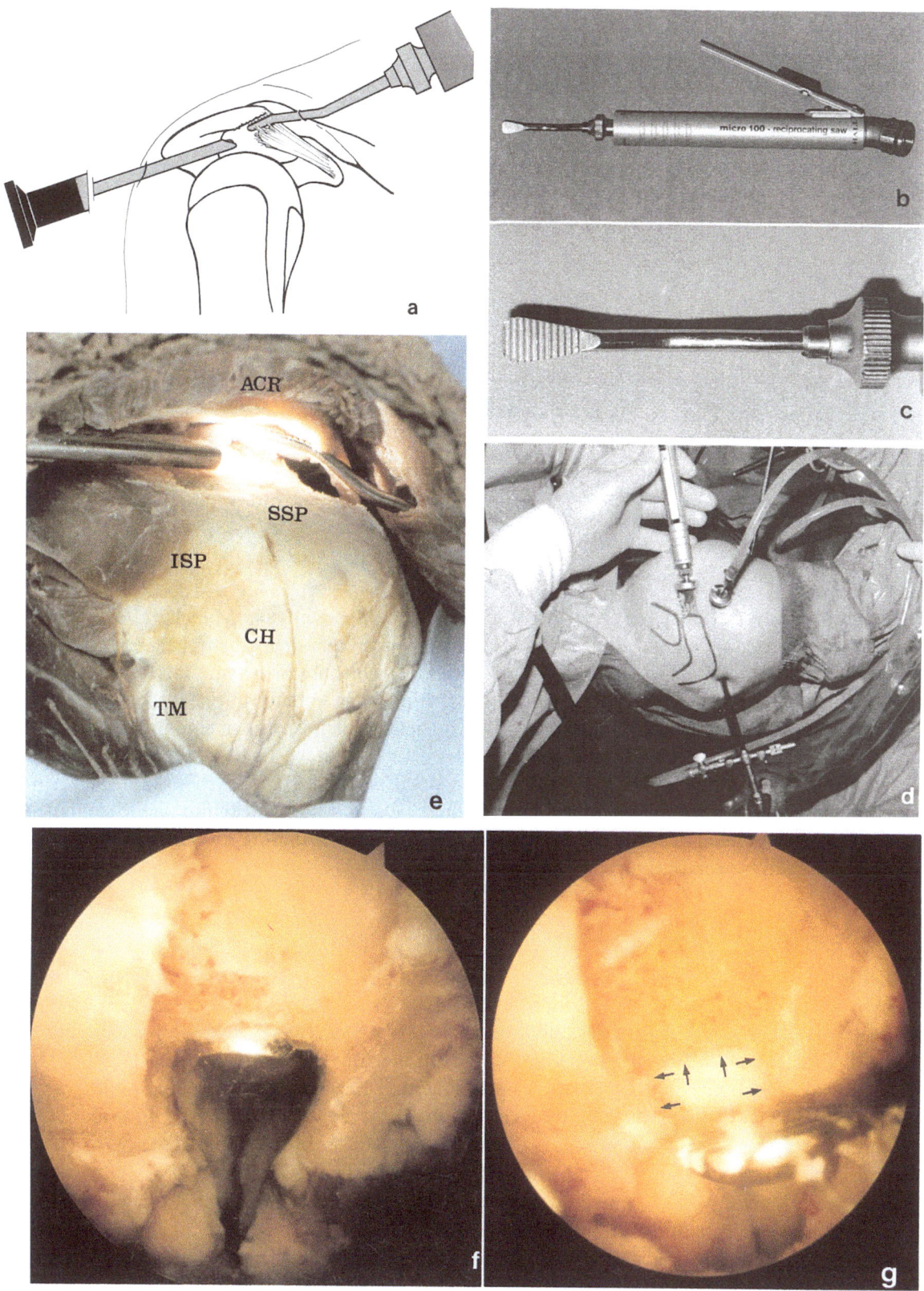

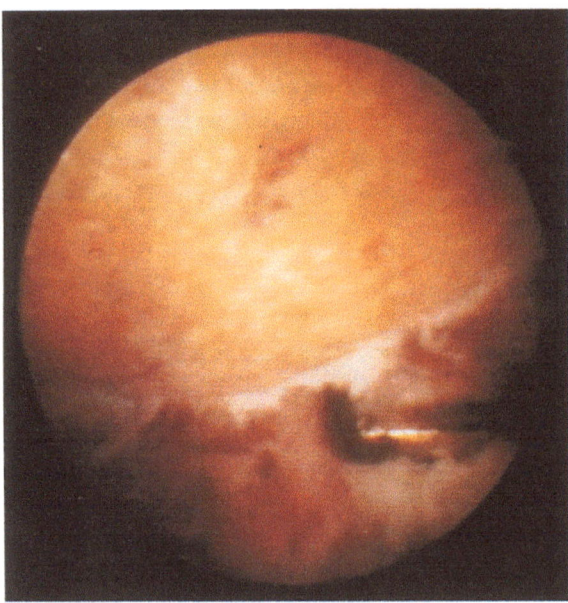

Abb. 115. Plane Resektionsfläche, Häkchen ertastet
Dicke des ventralen Arcomionendes

Rotatorenmanschette ausgeführt, um Verklebungen zu beseitigen. Manchmal behindert spinnwebenartiges Gewebe die Sicht, welches sich aber mit dem Tasthäkchen meist gut wegwischen läßt. Meist ist aber die Ursache für die schlechte Sicht eine falsche Lage des Arthroskopes außerhalb der Bursa, weshalb vorher noch ein Versuch mit neuerlichem Eingehen (stumpfer Troikar) gemacht werden sollte. In vielen Fällen ist jedoch eine Bursateilresektion zur Sichtverbesserung unumgänglich.

Für das Einführen weiterer Instrumente ist das Einbringen einer Arbeitskanüle in den lateralen Zugang (Acufex, Arthrex) zu empfehlen. Diese schont nicht nur die Weichteile, sondern dichtet auch den Bursaraum ab, was für die Druckerhöhung im Subakromialraum zur Verringerung der Blutungsneigung wichtig ist.

Bursoskopie

Bei unzureichender Sicht ist die Ursache häufig eine falsche Lage des Arthroskopes außerhalb der Bursa (s. oben). Bevor jedoch durch starke Medial-lateral-Bewegungen ein künstlicher Hohlraum geschaffen wird, sollte das Arthroskop neuerlich eingeführt werden, in der Hoffnung, in den Bursaraum zu gelangen. Das Auffüllen der Bursa mit 20 ml eines Vasopressin-Kochsalzgemisches vor der Bursoskopie erleichtert das richtige Eingehen in die Bursa ganz wesentlich. Ist trotz wiederholtem Versuch die Sicht nicht zu verbessern, wird über den lateralen Zugang der Shaver mit einem 5,5 mm Synovial- oder Full Radius-Resector-Aufsatz (Concept) in den Subakromialraum eingeführt und die Bursa teilreseziert (Abb. 110a). Das rotierende Messer wird bei gutem Sog langsam auf der Rotatorenmanschette nach medial und lateral bewegt, während durch die Assistenz der Arm über den rechtwinkelig gebeugten Unterarm langsam rotiert wird. Die Optik verbleibt weitgehend statisch. Das Shavermesser wird in der Folge nach oben gekehrt, um die Unterfläche des Lig. coracoacromiale, das bereits durchschimmernd zu erkennen ist, von Bursagewebe zu befreien (Abb. 110b). Anschließend wird mit dem Tasthäkchen die Oberfläche der Rotatorenmanschette abgetastet, wobei wiederum die Optik und das Häkchen weitgehend statisch verbleiben und die Rotatorenmanschette durch Außen- und Innenrotation des im Ellbogen rechtwinkelig gebeugten Armes bewegt wird.

Sehr hilfreich für die Orientierung im Subakromialraum hat sich das perkutane Einbringen von Markierungsnadeln am lateralen und medialen Ende des Acromions erwiesen [7, 8]. Durch diese Nadeln wird sowohl das Lig. coracoacromiale als auch das ventrale Acromionende abgegrenzt. Eine weitere Nadel kann durch das AC-Gelenk eingeführt werden (Abb. 110c). Das laterale Claviculaende wird im Subakromialraum durch wiederholtes Andrücken von außen identifiziert. Zudem findet sich meist gelbliches Fettgewebe an der Unterseite des AC-Gelenkes. Für die eigentliche ASD wird die Optik um 180° gedreht, so daß eine direkte Sicht auf das Schulterdach gegeben ist. Das durch die Haut durchscheinende Licht hilft bei der Orientierung (daher Markierung der Orientierungspunkte wichtig!).

Für die eigentliche subakromiale Dekompression gibt es zwei grundsätzlich verschiedene Vorgangsweisen.

Primäre Durchtrennung bzw. Resektion des Ligamentum coracoacromiale

Die ASD wird damit begonnen, daß zuerst das Lig. coracoacromiale nach dessen perkutaner Markierung am ventralen Rand des Acromions durchtrennt bzw. reseziert wird. Dafür gibt es je nach technischer Ausstattung verschiedene Möglichkeiten.

- Elektromesser. Dieses wird über den lateralen Zugang in den Subakromialraum eingeführt und das Band vor dem Acromion von unten her quer durchtrennt. Der ventrale Bandanteil wird mit dem Shaver (Full-Radius-Resector) teilreseziert.

Der besondere Vorteil der Banddurchtrennung mit dem Elektromesser liegt in der gleichzeitigen Blutstillung während dem Schneiden. Eine Blutung aus dem R. acromialis der A. thoracoacromialis kann aber trotzdem manchmal nicht verhindert werden. Die Stillung mit dem Elektromesser ist jedoch meist gut möglich.

- Ligamentfaßzange und Schlittenmesser (Leibinger) (Abb. 111a und b). Der stumpfe Troikar wird über den lateralen Zugang in den Subakromialraum eingeführt und auf der Oberseite des Bandes nach medial vorgeschoben. Durch flächenhafte Verschiebung nach ventral und dorsal wird die kraniale Seite des Ligaments von den anhängenden Weichteilen befreit und für die Aufnahme der oberen Branche der Ligamentfaßzange vorbereitet. Der stumpfe Troikar wird wieder entfernt und die Ligamentfaßzange über den gleichen Zugang in den Subakromialraum eingeführt. Die Faßzange wird langsam an der Unterfläche des Bandes soweit zurückgezogen, bis die um 3 mm kürzere obere Branche am äußeren Rand des Bandes angekommen ist. Die Faßzange wird nun leicht geöffnet und gleitend auf der längeren unteren Branche wieder nach medial vorgeschoben, bis sich das Band in seiner gesamten Breite zwischen den beiden Branchen befindet. Die Faßzange wird geschlossen. Das U-förmige Schlittenmesser, das bündig auf der Faßzange gleitet und seitlich mit seinen beiden schrägen Messern den Zangenspalt überragt, wird außerhalb der Haut auf die Zange aufgesetzt und auf der oberen Branche gleitend in den Subakromialraum vorgeschoben. Das eingeklemmte Band wird durch die beiden seitlichen Messer beidseits der Zange durchtrennt. Zwischen den Branchen verbleibt somit ein reseziertes Bandstück, das genau die Breite der Faßzange aufweist.

Als Vorteil der Banddurchtrennung mit dem Schlittenmesser ist zu erwähnen, daß gleichzeitig mit der Durchtrennung auch ein Stück reseziert wird (ca. 0,7 cm).

Als Nachteil gegenüber dem Elektromesser ist das Fehlen der gleichzeitigen Blutstillung während der Resektion anzuführen. Wird das Band zu nahe am Acromion durchtrennt, kann der R. acromialis der A. thoracoacromialis eröffnet werden. Die Blutstillung muß, falls nötig, anschließend mit dem Elektromesser durchgeführt werden.

Keine primäre Durchtrennung des Ligamentum coracoacromiale

Das Lig. coracoacromiale wird lediglich dargestellt und das mediale und laterale Ende des Acromions mit perkutanen Nadeln markiert. Eine Durchtrennung des Bandes erfolgt nicht. Nach flächenhafter Koagulation der Weichteile an der Unterfläche des ventralen Anteiles des Acromions (s. unten) wird sofort mit deren Entfernung begonnen. Das Band löst sich durch die sorgfältige Freilegung des Acromionrandes von selbst vom Acromion ab. Der R. acromialis der A. thoracoacromialis verbleibt unverletzt an der Oberseite des Bandes. Erst nach Beendigung der Knochenresektion wird das Band mit dem Shaver (Full-Radius-Resector) teilreseziert.

Vorteile der Technik ohne primäre Banddurchtrennung gegenüber der Technik mit primärer Banddurchtrennung

Die Gefahr der Blutung aus dem R. acromialis der A. thoracoacromialis ist geringer, da das Gefäß geschützt an der Oberseite des Bandes verbleibt. Der Bursaraum bleibt durch die fehlende Banddurchtrennung länger dicht als nach primärer Banddurchtrennung. Dies hat zur Folge, daß einerseits die Spülflüssigkeit nicht ungehindert in die Muskulatur austreten kann, was zu einer raschen Ödemschwellung führt, und andererseits dazu, daß der Spülflüssigkeitsdruck im Subakromialraum zur Kompensation des Kapillardruckes (s. unten) leichter aufrecht erhalten wird.

Nachdem wir früher die Resektionstechnik mit dem Schlittenmesser bevorzugt haben, kommt auf Grund der oben beschriebenen Vorteile jetzt meist die Vorgangsweise ohne primäre Durchtrennung des Lig. coracoacromiale zur Anwendung.

Entfernung der Weichteile von der Unterfläche des Acromions

Der Shaver mit einem 5,5 mm Full-Radius-Resector-Aufsatz (Concept) wird in den Subakromialraum eingeführt, um die Weichteile an der Unterfläche des Acromions (das sich auf die Unterfläche des Acromions etwa 1 cm fortsetzende Lig. coracoacromiale [15] und das sich dorsal anschließende Periost) zu entfernen (Abb. 112a). Das vorherige Zerteilen dieser Weichteile in Quer- und Längsrichtung mit dem Elektromesser erleichtert und beschleunigt deren Entfernung mit dem Shaver und führt gleichzeitig zu einer Koagulation der Periost-

gefäße (Abb. 112b und c). Dies hat eine geringere Blutungsneigung während der Weichteil-
abtragung zur Folge. Die Weichteile im Bereich der Resektionsfläche müssen sorgfältig
entfernt werden, da dies für eine gute Sicht während der Knochenresektion wesentlich ist.
Der mediale, ventrale und laterale Rand des Acromions muß gut erkennbar sein.

Achtung: Bei Verwendung eines Elektromessers sind keine Elektrolytlösungen, sondern
Zuckerlösungen zu verwenden (z. B. Resectal)!

Acromioplastik

Während der Acromioplastik muß der Flüssigkeitsdruck im Subakromialraum den Kapillar-
druck kompensieren. Bei einem arteriellen Mitteldruck des Patienten von etwa 80 mm Hg ist
dies meist einfach (s. Kap. 2). Diffuse Blutungen aus dem spongiösen Knochen werden
dadurch verhindert und die für eine exakte Knochenresektion notwendige gute Sicht erhalten. Die Druckerhöhung im Subakromialraum erfolgt entweder über eine druckgesteuerte
Pumpe oder durch extremes Hochhängen der Flüssigkeitsbeutel über einen an der Decke
angebrachten Flaschenzug kombiniert mit einem High-Flow-System (s. unten). Als Flüssigkeitsbeutel verwenden wir nun schon seit geraumer Zeit nur noch 10 l Resectal-Kanister.

Die Resektion von Knochen im vorderen unteren Bereich des Acromions kann auf zwei
gänzlich unterschiedlichen Arten erfolgen.

- Rotierende Fräse [2, 7, 9, 21] (Abb. 113 a–c). Mit Hilfe eines speziell für die Acromioplastik hergestellten Shaveraufsatzes (arthroplasty burr 6,5 mm, Dyonics; tapered burr 6 mm
oder oval burr 6,5 mm, Concept), welcher die Form einer langgezogenen Fräse aufweist, wird
über den lateralen Zugang in den Subakromialraum eingegangen und unter Sicht von lateral
beginnend die Unterfläche des Acromions bei relativ hoher Drehzahl systematisch abgefräst.
Der Knochen wird von Anfang an in der gewünschten Dicke reseziert. Das Ausmaß der
Resektion wurde vorher dem Röntgen (Outlet View) entnommen. Üblicherweise wird ventral
ca. 6–8 mm reseziert, wobei die Resektion unter kontinuierlicher Verjüngung etwa 1,5 bis
2 cm nach dorsal reicht. Die Stärke des Fräskopfes dient als Maß für die bereits resezierte
Dicke des Knochens und dessen Länge als Maß für die Ausdehnung der Resektion nach
dorsal. AC-Gelenksosteophyten werden mitentfernt.

Vorteil dieser Technik: Durch das ständige Absaugen der getrübten Spülflüssigkeit über
den Shaver ist die Sicht meist recht gut. Auch ist diese Art der Knochenresektion kostengün-
stiger als die nachfolgende Technik, da kein zusätzliches kraftgetriebenes Instrument erforderlich ist. Nachteil: Es bedarf vieler Übung und Sorgfalt, um die Resektionsfläche am
Acromion glatt und ohne Rillen zu hinterlassen.

- Oszillierende Feile (Abb. 114 a–g): Die Resektion der Acromionunterfläche erfolgt nicht
mit einem rotierenden Fräskopf, sondern mit einer in ihrer Längsachse oszillierenden Feile
(Micro 100, reciprocating saw; Hall/Zimmer) (Abb. 114 b). Die anstatt einer Säge aufgesetzte
Feile (original dazugehörend) ist flach und hat eine ovaläre Form von etwa 12 mm Länge
und 6 mm Breite. Der Schaft der Feile kann unterschiedlich lang eingestellt werden und hat
eine Länge von etwa 6 bis 8 cm. Die Feile wird über den ventralen Zugang in den Subakromialraum eingeführt. Dieser befindet sich 1 cm ventral der Mitte des Acromionendes. Nach
der Hautinzision wird die Feile längs in Muskelfaserrichtung durch den M. deltoideus in den

Subakromialraum eingebracht (Abb. 114a und d). Auch hier hat sich zeitweise die Verwendung einer kurzen Arbeitskanüle bewährt, welche das System wasserdicht hält. An der vorderen Unterfläche des Acromions wird nun unter Sicht eine Längsfurche von der Breite der oszillierenden Feile in der gewünschten Resektionstiefe ausgefeilt. Das Ausmaß der Resektion wurde zuvor auf dem Röntgenbild (Outlet View) bestimmt. Die Dicke der Feile (ca. 2 mm) dient dabei als Tiefenmaß (normalerweise etwa zwei- bis dreimal die Dicke der Feile am ventralen Acromionrand), die Länge der Feile als Maß für die Ausdehnung der Resektion nach dorsal (Abb. 114e–g). Anschließend wird die übrige Acromionunterfläche systematisch von lateral nach medial bis zum AC-Gelenk an das vorgegebene Niveau angeglichen. AC-Gelenksosteophyten werden mitentfernt. In der im lateralen Zugang befindlichen Arbeitskanüle befindet sich eine dicke Absaugkanüle. Noch besser ist die Verwendung einer Arbeitskanüle mit Absaugvorrichtung (Acufex), an welcher der Schlauch direkt angeschlossen werden kann, da sich eine normale Absaugkanüle häufig verlegt. Wird keine druckgesteuerte Pumpe verwendet, reguliert die Assistenz durch ständiges Öffnen und Abklemmen des Absaugschlauches die Sichtverhältnisse im Subakromialraum. Vor Beendigung der Acromioplastik wird mit dem Tasthäkchen die Unterfläche auf Unebenheiten besonders an den Rändern untersucht und diese werden gezielt unter Sicht beseitigt. Die Dicke des ventralen Acromionrandes kann mit dem Häkchen ertastet werden (Abb. 115). Nach Beendigung der Acromioplastik wird über den Arthroskopieschaft ein Redondrain in den Subakromialraum eingeführt und die Inzisionsstellen vernäht. In manchen Fällen führen wir die Acromioplastik mit dem arthroplasty burr durch und glätten anschließend die Resektionsfläche mit der oszillierenden Feile.

Vorteile der Technik: glatte und plane Resektionsfläche; kontrollierte Knochenresektion; die oszillierende Feile ist sehr weichteilschonend und verletzt Weichteile auch bei direktem Kontakt nicht. Nachteil: Durch ein direktes End-zu-End-Aufeinandertreffen der oszillierenden Feile mit der Optik kann letztere beschädigt werden. Normalerweise schützt aber das etwa 1 mm überstehende schräge Schaftende die Optik. Trotzdem ist immer entsprechend Abstand zu wahren. (Erfahrungen im Umgang mit arthroskopischen Instrumenten ist unbedingt erforderlich.)

Herabsetzung der Blutungsneigung im Subakromialraum

Die wesentlichste Maßnahme zur Verringerung der Blutungsneigung im Subakromialraum ist die Kompensation des Kapillardruckes durch den Spülflüssigkeitsdruck. Dies kann durch zwei Maßnahmen erreicht werden.

● Arterielle Blutdrucksenkung: Der arterielle Mitteldruck des Patienten sollte nach Möglichkeit auf etwa 80 mm Hg gesenkt werden, was aber nur bei Patienten ohne Risikofaktoren erlaubt und nur in Allgemeinnarkose möglich ist. Die systemische Blutdrucksenkung ist die wichtigste Maßnahme zur Verringerung der Blutungsneigung im Subakromialraum.
● Druckerhöhung im Subakromialraum: Diese erfolgt durch eine druckgesteuerte Pumpe oder durch extremes Hochhängen des Flüssigkeitsbeutels mittels eines an der Decke angebrachten Rollensystems. Die Flüssigkeit wird über ein High-Flow-System (extra dicke Schlauchansatzstücke, „high flow"-Schaft oder zusätzliche Inflow-Kanüle) in den Subakro-

mialraum eingeleitet. Als Flüssigkeitsbeutel verwenden wir fast nur noch 10 l Resectal-Kanister. Voraussetzung für die Drucksteigerung ist ein weitgehend abgedichteter Subakromialraum, weshalb sich die Verwendung von Arbeitskanülen und vor allem das primäre Nichtresezieren des Lig. coracoacromiale bewährt hat.

Weitere zusätzliche Maßnahmen sind:

• Konsequente Stillung blutender Gefäße mit dem Elektromesser, sowie flächenhafte Koagulation der Weichteile an der Unterfläche des Acromions vor deren Abtragung. Steht kein Elektromesser zur Verfügung muß die Aufklarung der Spülflüssigkeit durch wiederholtes Spülen und Absaugen abgewartet werden, was sehr langwierig sein kann (ohne Elektromesser ist die ASD kaum durchführbar!).
• Injektion von Ornithin-Vasopressin (2 ml Por 8 mit 18 ml NaCl verdünnt) in den Subakromialraum und besonders an das Acromionende (R. acromialis der A. thoracoacromialis) vor der Bursoskopie zur lokalen Vasokonstriktion. Dies kann nur als zusätzliche Maßnahme gesehen werden. (Die lokale Anwendung einer solchen Menge von Por 8 erhöht nicht oder kaum den systemischen Blutdruck.) Das Auffüllen der Bursa erleichtert zudem das richtige Eingehen mit dem Schaft.

Postoperative Behandlung nach ASD

Unmittelbar postoperativ wird der Arm in ein Armtragetuch gelegt. Am 1. postoperativen Tag wird das Drain entfernt. Zu diesem Zeitpunkt ist das Weichteilödem meist zur Gänze verschwunden. Gleichzeitig wird mit passiv geführten Bewegungsübungen in allen Ebenen begonnen. Ab dem 4. postoperativen Tag sind aktiv unterstützte Bewegungsübungen erlaubt. Gleichzeitig beginnt der Patient mit Übungen zur Kräftigung der Außen- und Innenrotatoren bei adduziertem Oberarm in Form isometrischer Übungen. Dadurch sollen die depressorisch auf den Humeruskopf wirkenden Muskel gestärkt werden. Überkopfsport sollte 3 Monate unterlassen werden.

Patientenaufklärung

Die arthroskopische subakromiale Dekompression stellt eine minimal traumatisierende Operationsmethode dar, deren Erfolg aber sehr von der Blutungsneigung und damit von den Sichtverhältnissen im Subakromialraum abhängt. Bei starker Blutungsneigung ist es daher möglich, daß zur offenen Methode gewechselt werden muß. Dies muß dem Patienten mitgeteilt werden. Auch ist anfänglich bei noch geringer Erfahrung die Erfolgsrate der arthroskopischen Methode etwas niedriger als nach offener Operation, d.h. bei Mißlingen der arthroskopischen Dekompression könnte ein offenes Vorgehen in einer zweiten Sitzung notwendig werden. Die Gefahr von Nervenverletzungen ist bei ASD praktisch nicht gegeben.

Ergebnisse nach arthroskopischer subakromialer Dekompression

Von 1987 bis 1990 wurde bei insgesamt 132 Patienten mit Impingementsyndrom Stadium II und III eine arthroskopische subakromiale Dekompression durchgeführt. Bei 64 Patienten war die oszillierende Feile und bei 68 Patienten der arthroplasty burr zur Knochenresektion verwendet worden. Die ersten 50 Patienten (32 Patienten oszillierende Feile und 18 Patienten arthroplasty burr) wurden nach einer durchschnittlichen Nachuntersuchungszeit von 16 Monaten (6 bis 34 Monate) entsprechend der UCLA Shoulder Rating Scale nachuntersucht [8]. Dieses Beurteilungsschema bewertet Schmerz und Funktion mit 10 Punkten, Beweglichkeit, Kraft und subjektive Zufriedenheit mit 5 Punkten. Die Höchstpunkteanzahl beträgt 35 Punkte. Sechsundzwanzig Prozent der Patienten erreichten ein sehr gutes, 60% ein gutes, 8% ein mäßiges und 6% ein schlechtes Ergebnis. Entsprechend der Einteilung in zufriedenstellende und nicht zufriedenstellende Ergebnisse nach Neer und Ellmann [8, 18] erreichten 86% ein zufriedenstellendes (≥ 28 Punkte) und 14% ein nicht zufriedenstellendes Ergebnis (< 28 Punkte). Achtundachtzig Prozent der Patienten waren subjektiv zufrieden und 12% nicht zufrieden. Patienten mit inkompletter und kleiner kompletter Ruptur (< 1 cm) erreichten mit 83% zufriedenstellenden Ergebnissen etwa gleich gute Ergebnisse wie die Patienten ohne Ruptur (88% zufriedenstellende Ergebnisse). Bei Vergleich der Patienten mit Impingementsyndrom Stadium II und III waren sich die Ergebnisse ebenfalls sehr ähnlich (86% zufriedenstellende Ergebnisse bei Stadium II und 83% zufriedenstellende Ergebnisse bei Stadium III). Die angeführten Ergebnisse entsprechen weitgehend den Ergebnissen anderer Autoren, insbesondere jener Autoren, die nach dem gleichen Beurteilungsschema bewertet haben (Ellman 88% zufriedenstellende Ergebnisse [8], Esch 85% zufriedenstellende Ergebnisse [9]). Auch Altchek [2] und Paulos [21] kamen zu ähnlichen Resultaten. Die Ergebnisse nach ASD entsprechen weitgehend den Ergebnissen nach offener Acromioplastik [13, 18, 26]. Nach einer Woche waren von unseren Patienten 34% und nach einem Monat 63% zum Arbeitsplatz zurückgekehrt. Bei Paulos [21] waren es nach einer Woche 59% und nach einem Monat 74% und bei Altchek [2] sogar 89%, die eine Woche nach Spitalsentlassung ihre Arbeit wieder aufnahmen. Die vergleichsweise späte Rückkehr unserer Patienten zum Arbeitsplatz dürfte mit dem relativ hohen Anteil an körperlich arbeitenden Patienten (47%) zusammenhängen. Während bei Tibone [27] nach offener Acromioplastik nur 43% der Patienten zur ehemaligen Sportart zurückkehrten, waren es von unseren Patienten nach ASD 70%, bei Altchek [2] 76% und bei Paulos [21] 83%. Diese rasche Wiederherstellung der Funktion wird auf die geringe postoperative Morbidität und das Nichtablösen des M. deltoideus zurückgeführt.

7.2 Die arthroskopische subakromiale Kalkexstirpation

H. Resch, G. Sperner und K. Golser

Kalkeinlagerungen in den Sehnen der Rotatorenmanschette sind überaus häufig anzutreffen, haben aber meist einen asymptomatischen Verlauf und werden oft nur durch Zufall als Nebenbefunde entdeckt. Ihre Zusammensetzung ist nicht immer einheitlich und besteht aus Kalziumphosphat, Kalziumoxalat, Kalziumkarbonat und Hydroxylapatit [4, 22]. Auffallend ist, daß auch sehr kleine, normalerweise asymptomatisch verlaufende Kalkherde im Rahmen eines Schultertraumas besonders starke und langanhaltende Schmerzen verursachen können, ohne daß eine makroskopisch sichtbare Veränderung vorliegt. Möglicherweise ist dafür eine traumatisch bedingte lokale Entzündungsreaktion verantwortlich. Nicht selten wird aber Kalkherden zu Unrecht eine schmerzverursachende Bedeutung beigemessen, wenn eine andere sichtbare Ursache für die angegebenen Beschwerden fehlt. Kalkherde der Rotatorenmanschette können jedoch auf zwei Arten für Schulterbeschwerden verantwortlich sein:

1. Lange Zeit asymptomatisch gebliebene Kalkherde können sich plötzlich verflüssigen, durch die Sehnenoberfläche durchbrechen und sich in die Bursa subdeltoidea entleeren. Die Konsistenz des Kalkes während dieses Vorganges ist milchig-cremig. Während dieser Entleerung kommt es zu einer plötzlich auftretenden heftigen Entzündungsreaktion, die etwa 3 bis 5 Tage dauert und dann ebenso rasch wieder abklingt [6, 24]. Während der akuten Entzündungsphase, die äußerst schmerzhaft ist und mit einer äußerlich sichtbaren entzündlichen Schwellung einhergehen kann, ist zur Schmerzbekämpfung eine subakromiale Injektion von Cortison gerechtfertigt. Eispackungen wirken ebenfalls schmerzlindernd. Das anschließende schmerzfreie Intervall kann in seiner Dauer nicht vorausgesagt werden (s. auch Kap. 5).

2. Kalkherde können so groß werden, daß sie die Oberfläche der Sehne nicht nur tangieren, sondern diese sogar kamelbuckelartig vorwölben (Abb. 116a). Solche Kalkherde führen, wenn sie im Bereich der Supraspinatussehne gelegen sind, aufgrund ihrer Größe zu Einklemmungserscheinungen unter dem Acromion, d. h. es kommt zu einem Impingementsyndrom [24]. Sie bedürfen bei Versagen der konservativen Therapie (Manualtherapie) einer operativen Exstirpation.

Für die Diagnose einer Tendinosis calcarea ist das Röntgen üblicherweise ausreichend. Zur besseren Lokalisation empfiehlt es sich ap-Aufnahmen in 60° Außenrotation (Supraspinatussehne) und 60° Innenrotation (Infraspinatussehne) durchzuführen. Die Sonographie ist, entsprechende Erfahrung vorausgesetzt, hilfreich bei der genauen Lokalisation der Herde. Nur bei sehr kompakten Kalkansammlungen kommt es hinter dem Herd zum Auftreten eines Schallschattens [10] (Abb. 116b). Für die arthroskopische Kalkausräumung eignen sich nur Kalkherde, die die Oberfläche der Sehne zumindest tangieren, oder noch besser,

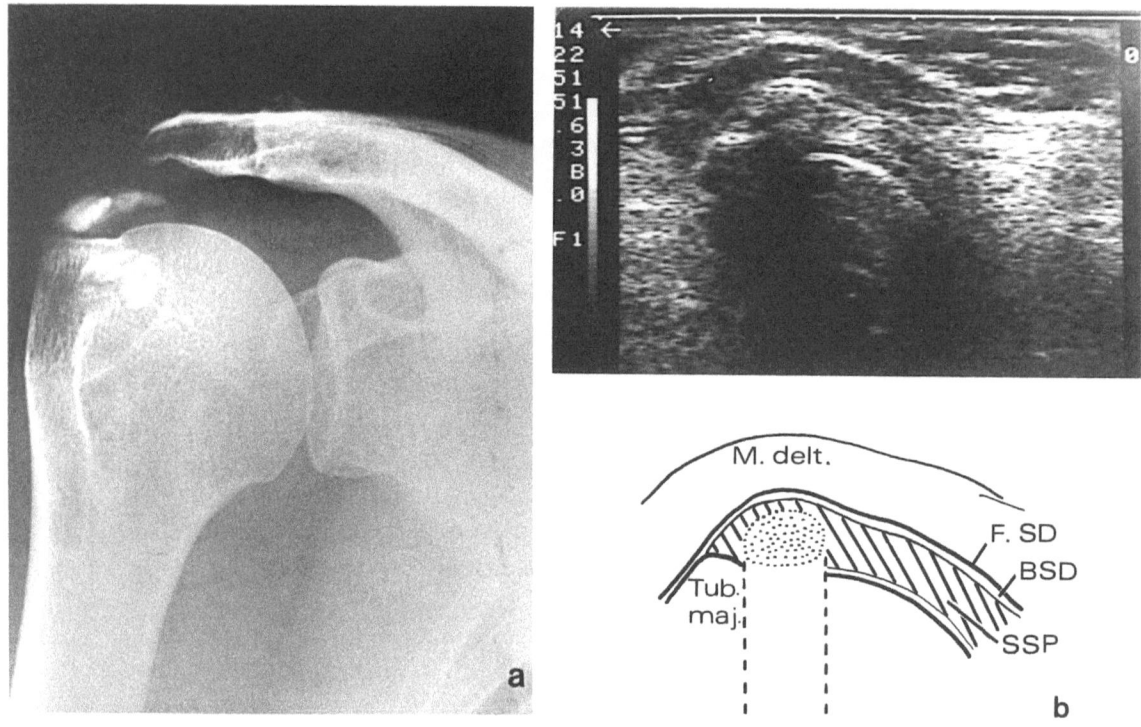

Abb. 116. Tendinosis calcarea. **a** ap-60° Außenrotationsbild zeigt kompakten Kalkherd in voller Größe. **b** Sonogramm (oben) des gleichen Herdes mit schematischer Darstellung (unten); Oberfläche der Sehne wölbt sich kamelbuckelartig vor; Schallschatten hinter dem Kalkherd. *FSD* Fascia subdeltoidea; *BSD* Bursa subdeltoidea; *SSP* Supraspinatussehne

wenn sie diese vorwölben, da sonst ihre Auffindung zu schwierig ist. Auf einem ap-Röntgen guter Qualität kann häufig der Weichteilschatten der Sehne gesehen werden, was eine diesbezügliche Beurteilung ermöglicht. Immer ist vor einer arthroskopischen Kalkausräumung ein konservativer Therapieversuch (Manualtherapie) angezeigt. Unmittelbar vor einer Operation sollte nochmals ein Röntgen angefertigt werden, da Kalkherde ihre Lage und Form innerhalb von Wochen verändern können.

Technik der arthroskopischen Kalkexstirpation

Anästhesie, Lagerung und Zugänge sind gleich wie bei der schon beschriebenen Bursoskopie (Kap. 5 und 7.1). Ein ventraler Zugang ist nur dann erforderlich, wenn eine zusätzliche Acromioplastik mit der oszillierenden Feile vorgesehen ist.

Bursoskopie

Diese unterscheidet sich nicht von der bereits beschriebenen Technik (Kap. 5 und 7.1). Wölbt sich der Kalkherd kamelbuckelartig vor, ist seine Auffindung einfach und ein vorausgehen-

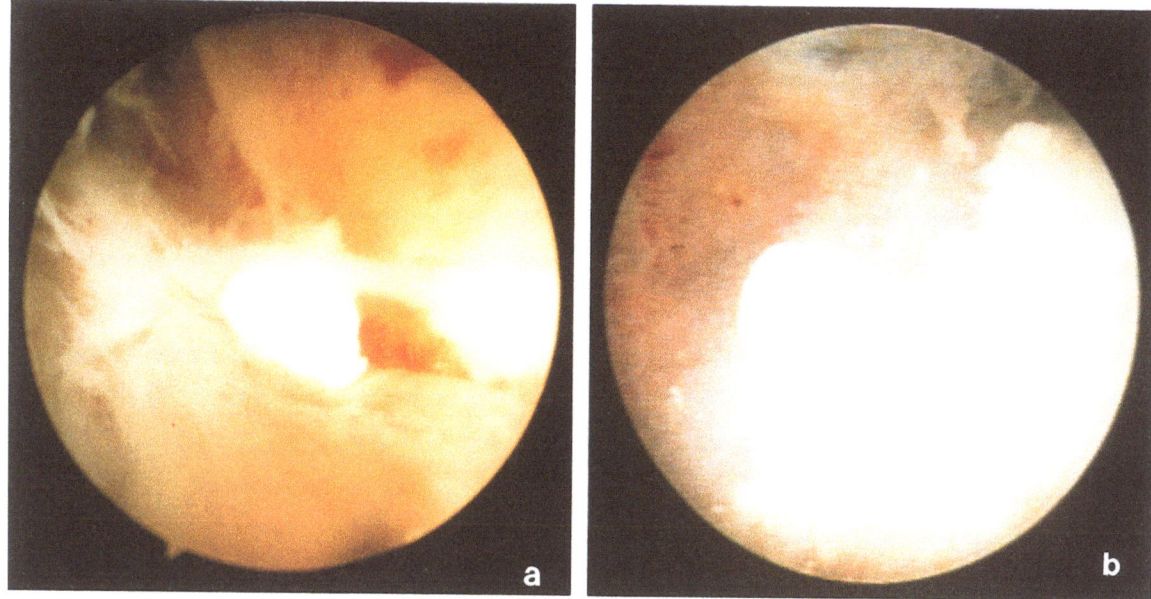

Abb. 117. Intraoperative Bilder einer Kalkentfernung nach Aufkratzen der Sehnenoberfläche. **a** Kalk entleert sich in bröckeliger Form. **b** Kalk entleert sich in teigiger Konsistenz

des ausgedehntes Bursashaving üblicherweise nicht erforderlich. Meist ist aber eine Resektion des die Rotatorenmanschette bedeckenden Blattes der Bursa subdeltoidea mit dem Shaver (5,5 mm Synovial-Resector-Aufsatz, Concept) notwendig, um das Durchschimmern des Herdes durch die Sehnenoberfläche erkennen zu können. Durch vorsichtiges Aufkratzen der Oberfläche mit dem Tasthäkchen kommt der Kalk meist in zäh viskoser Konsistenz, manchmal auch in bröckeliger Form, an die Oberfläche (Abb. 117 a und b). Vorsichtiges Auskratzen mit dem Häkchen genügt meist als Therapie, nur manchmal ist das Einführen eines kleinen scharfen Löffels über den lateralen Zugang erforderlich (bei bröckeliger Konsistenz). Es soll nur soviel Kalk entfernt werden, als ohne Sehnenzerstörung möglich ist. Der zwischen den Sehnenfasern verbliebene Kalk entleert sich häufig von selbst durch die operativ bedingte Hyperämie in den darauffolgenden Tagen. Bei bereits begonnener Einsteifung im Schultergelenk wird meist zusätzlich eine arthroskopische subakromiale Dekompression (Acromioplastik) durchgeführt. Die Erfahrung hat gezeigt, daß dadurch Schmerzbeseitigung und Wiederherstellung der Funktion wesentlich rascher erreicht werden kann.

7.3 Die arthroskopische Resektion des lateralen Claviculaendes

H. Resch und H. Thöni

Arthrotische Veränderungen des Acromio-Claviculargelenkes sind häufig anzutreffen und meist Spätfolgen eines Traumas [30]. Von der Arthrose des AC-Gelenkes ist die Osteolyse des lateralen Claviculaendes zu unterscheiden. Osteolytische Veränderungen sind meist nicht durch ein Trauma, sondern durch repetitive Überbelastung des AC-Gelenkes (Gewichtheber) verursacht [5]. In Einzelfällen kann es schwierig sein, ein subakromiales Impingementsyndrom von den Beschwerden, die durch ein arthrotisch oder osteolytisch verändertes Claviculaende verursacht sind, zu unterscheiden. Im Zweifelsfall ist der Lokalanästhetikum-Test für die Zuordnung der Beschwerden hilfreich, wobei dieser zuerst subakromial (Impingement Sign nach Neer [19]) und dann erst am AC-Gelenk durchgeführt werden sollte. Diese Reihenfolge ist deshalb von Wichtigkeit, da beim arthrotisch veränderten AC-Gelenk das Auffinden des Gelenkspaltes manchmal schwierig sein kann, so daß Lokalanästhetikum in die Umgebung des AC-Gelenkes und in den Subakromialraum gelangen kann. Ebenso kann durch Perforation der unteren Gelenkkapsel Lokalanästhetikum ungewollt in den Subakromialraum injiziert werden. Dies kann zu einem verfälschten Testergebnis führen. Für die arthroskopische Resektion des lateralen Claviculaendes ist es wichtig festzustellen, ob das AC-Gelenk stabil oder instabil ist. Die Prüfung erfolgt einerseits palpatorisch durch Verschiebung des lateralen Claviculaendes in der Horizontalebene und andererseits durch ap-Röntgenaufnahmen im Seitenvergleich unter Zugbelastung beider Arme. Bei Vorhandensein einer Instabilität, d. h. bei insuffizienten coracoclaviculären Bändern, verbietet sich die alleinige Resektion des lateralen Claviculaendes. In diesen Fällen ist eine zusätzliche, das laterale Claviculaende stabilisierende Bandplastik erforderlich, wobei wir meist das Ligamentum coracoacromiale dafür verwenden (Operation nach Weaver-Dunn [28]).

Liegt ein Impingementsyndrom gemeinsam mit einer AC-Gelenksarthrose vor, so empfiehlt sich die kombinierte Durchführung einer arthroskopischen subakromialen Dekompression und einer Resektion des lateralen Claviculaendes, wobei mit der Acromioplastik begonnen wird (s. unten). Für eine arthroskopische Resektion des AC-Gelenkes ist die Unterscheidung zwischen einer Osteolyse und einer Arthrose von Bedeutung.

1. Arthrose (Abb. 118). Sie ist durch eine harte subchondrale Sklerosezone gekennzeichnet. Die Entfernung des lateralen Claviculaendes auf arthroskopischem Wege mit der rotierenden Fräse (arthroplasty burr; Concept) oder oszillierenden Feile (reciprocating file; Hall/ Zimmer) ist sehr zeitaufwendig, so daß auch eine offene Resektion über eine Miniinzision unmittelbar über dem AC-Gelenk in Betracht gezogen werden kann.

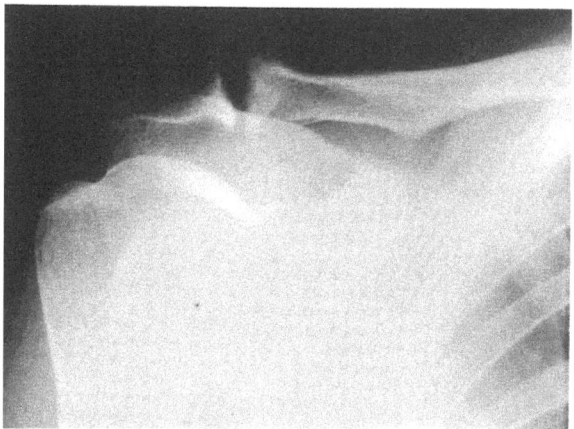

Abb. 118. Arthrotisch verändertes AC-Gelenk

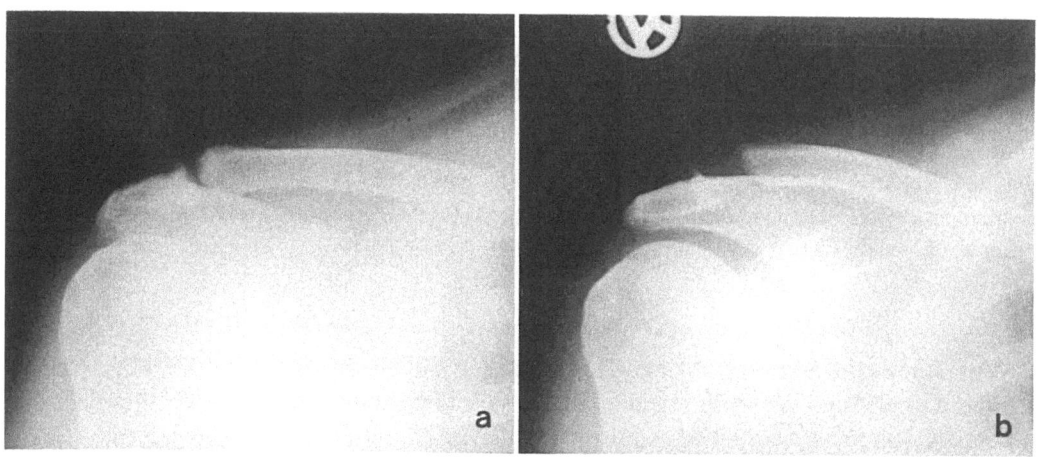

Abb. 119. Osteolytisch verändertes laterales Claviculaende. **a** Vor arthroskopischer Resektion. **b** Nach arthroskopischer Resektion

2. Osteolyse (Abb. 119a und b). Sie ist durch eine zystisch-porotische Veränderung des akromialen Endes der Clavicula gekennzeichnet. Die Entfernung auf arthroskopischem Wege ist sowohl mit der rotierenden Fräse (arthrosplasty burr) als auch mit der oszillierenden Feile (reciprocating file) einfach und rasch durchführbar.

Technik

Ist die Resektion des lateralen Claviculaendes gemeinsam mit einer arthroskopischen subakromialen Dekompression (ASD) geplant, so ist zuerst die Acromioplastik durchzuführen (s. Kap. 7.1), weil die Entfernung der kaudalseitigen Gelenkkapsel gemeinsam mit der Entfernung der Weichteile von der Unterfläche des Acromions erfolgen kann. Zudem erleichtert das abgeschrägte Acromion den Zugang zum AC-Gelenk.

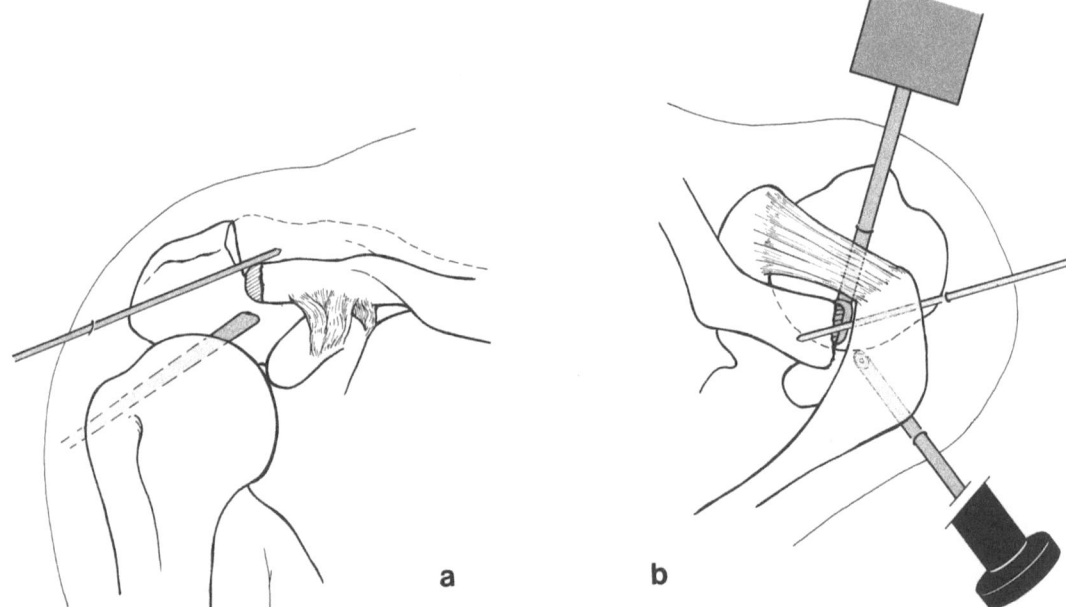

Abb. 120. Resektion des lateralen Claviculaendes mit arthroplasty burr (6,5 mm). **a** Claviculaende durch Kirschnerdraht in unterer Luxationsstellung gehalten; **b** arthroplasty burr unmittelbar ventral des AC-Gelenkes eingeführt
(Sicht von kranial bei Rückenlagerung).

  Anästhesie, Lagerung und Zugänge sind gleich wie bei der Bursoskopie (Kap. 5 und 7.1).
An der Unterfläche des AC-Gelenkes findet sich fast immer gelbliches Fettgewebe, das für
die Auffindung des AC-Gelenkes hilfreich ist. Durch Andrücken an das laterale Claviculaende von außen kann das AC-Gelenk ebenfalls gut identifiziert werden. Mit dem Elektromesser, welches über den lateralen Zugang in den Subakromialraum eingeführt wird,
werden, ähnlich wie schon bei der ASD beschrieben, die Weichteile an der Unterfläche des
AC-Gelenkes flächenhaft zerteilt, um einerseits deren Entfernung zu erleichtern, und andererseits Periostblutungen während der Entfernung vorzubeugen. Mit dem Shaver (Full-
Radius-Resector-Aufsatz) werden nun die Weichteile zusammen mit der Gelenkkapsel von
der Unterfläche des AC-Gelenkes und des lateralen Claviculaendes abgetragen, so daß der
Gelenkspalt sichtbar wird. Nach Möglichkeit sollten auch Teile der vorderen und hinteren
Kapsel mitentfernt werden, um das laterale Claviculaende mobil zu machen.
  Die eigentliche Resektion des lateralen Claviculaendes, die etwa 1 cm betragen sollte [17],
kann wie bei der ASD auf zwei Arten erfolgen.

Arthroplasty Burr

Nach der sorgfältigen Entfernung der Gelenkkapsel von der Unterseite und soweit möglich
auch von der Vorder- und Hinterseite des AC-Gelenkes kann durch die gewonnene Mobilität
das laterale Claviculaende mit dem Daumen fast um seine gesamte Breite nach unten ge-

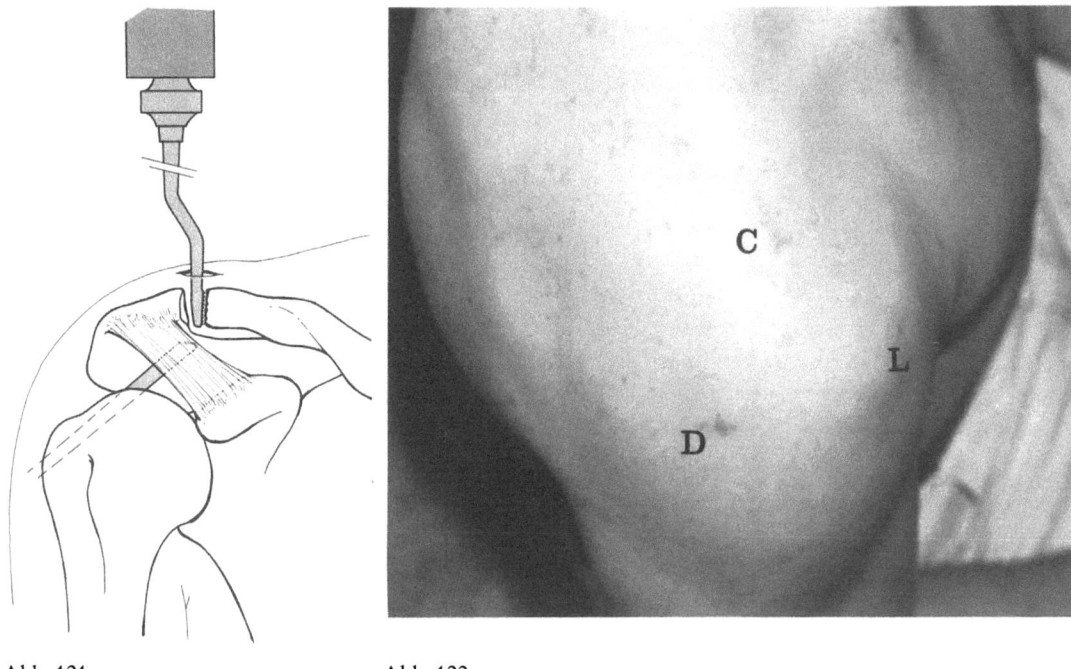

Abb. 121   Abb. 122

Abb. 121. Resektion des lateralen Claviculaendes mit der oszillierenden Feile über kranialen Zugang; Optik von dorsal

Abb. 122. Rechte Schulter nach Resektion des lateralen Claviculaendes von kranial mit oszillierender Feile. *D* Dorsaler Zugang (Optik), *L* lateraler Zugang (Shaver), *C* kranialer Zugang (Feile)

drückt werden. Von lateral (etwa 2 cm hinter dem lateralen Zugang) wird nun ein 2 mm dicker Kirschnerdraht perkutan unter dem Acromion bis an die Oberseite des lateralen Claviculaendes vorgeschoben. Das laterale Claviculaende wird dadurch in unterer Luxationsstellung gehalten (Abb. 120a). Bei sehr straffen Gelenken und nicht zuvor durchgeführter Acromioplastik ist es meist notwendig von der medialen Unterfläche des Acromions einige Millimeter Knochen zu resezieren, um den Stift über das laterale Claviculaende schieben zu können. Diskusreste, die nun zum Vorschein kommen, werden mit der Weilzange entfernt. Bei osteolytisch verändertem Claviculaende kann die Resektion des Claviculaendes (etwa 1 cm) meist vom lateralen Zugang aus erfolgen, da der weiche Knochen ein seitliches Andrücken der rotierenden Fräse nicht erforderlich macht. Bei sklerotisch veränderter Clavicula ist meist ein neuer Zugang unmittelbar ventral des AC-Gelenkes erforderlich. Bei Eingehen über diesen Zugang kommt die Fräse parallel zur Gelenkfläche des lateralen Claviculaendes zu liegen, was eine günstigere Angriffsfläche für die Fräse schafft (Abb. 120b). Als Orientierung für das Ausmaß der Resektion, die etwa 1 cm betragen sollte, dient die Länge (ca. 10 mm) und die Dicke (6,5 mm) der Fräse.

Oszillierende Feile (Reciprocating File)

Kranialseitig unmittelbar über dem AC-Gelenk wird die Haut quer zum AC-Gelenk auf etwa 1 cm Länge inzidiert. Mit der Weilzange werden bei Verwendung dieses Zuganges noch vorhandene Weichteilreste (Diskusreste) aus dem Gelenkspalt entfernt. Anschließend wird die oszillierende Feile von kranial in den Gelenkspalt eingeführt und das laterale Claviculaende auf 1 cm Länge weggefeilt (Abb. 121). Der Feilvorgang wird vom Subakromialraum aus über die Optik beobachtet. Die Breite der Feile (6 mm) dient als Orientierungshilfe für die Ausdehnung der Resektion (Abb. 122).

Achtung: Vor Beendigung des Resektionsvorganges muß das Zuggewicht des Armes entfernt werden, da dieses den Resektionsspalt zusätzlich verbreitert!

Postoperative Behandlung

Bei gleichzeitiger Durchführung einer ASD wird die postoperative Behandlung durch die Acromioplastik bestimmt (s. Kap. 7.1). Wurde nur eine Resektion des lateralen Claviculaendes durchgeführt, ist keine besondere postoperative Behandlung erforderlich.

Literatur

1. Altchek DW, Warren RF, Skyhar MJ (1990) Shoulder arthroscopy. In: Rockwood CA, Matsen FA (Hrsg) The shoulder. WB Saunders, Philadelphia, S 258–277
2. Altchek DW, Warren RF, Wickiewicz TL, Skyhar MJ, Ortiz G, Schwartz E (1990) Arthroscopic acromioplasty. J Bone Joint Surg [Am] 72:1198–1207
3. Bigliani LU, Morrison DS, April EW (1986) The morphology of the acromion and its relationship to rotator cuff tears. Orthop Trans 10:216
4. Bosworth B (1941) Calcium deposits in the shoulder and subacromial bursitis. JAMA 116:2477–2482
5. Cahill ER (1982) Osteolysis of the distal part of the clavicle in male athletes. J Bone Joint Surg [Am] 64:1053–1058
6. Codmanm EA (1984) The shoulder. RE Kreiger, Malabar, FL
7. Ellman H (1985) Arthroscopic subacromial decompression. Orthop Trans 9:48
8. Ellman H (1987) Arthroscopic subacromioal decompression: analysis of one-to three-year results. Arthroscopy 3:173–181
9. Esch JC, Ozerkis LR, Helgager JA, et al (1988) Arthroscopic subacromial decompression: results according to the degree of rotator cuff tear. Arthroscopy 4:241–249
10. Furtschegger A, Resch H (1988) Value of ultrasonography in preoperative diagnosis of rotator cuff tears and postoperative follow-up. Eur J Radiol 8:69–75
11. Gartsman GM, Blair ME, Noble PC, Bennett JB, Tullos HS (1988) Arthroscopic subacromial decompression. An anatomical study. Am J Sports Med 16:48–50
12. Johnson LL (1987) The shoulder joint. An arthroscopist's perspective of anatomy and pathology. Clin Orthop 223:113–125
13. McShane RB, Lainberry CF, Fenlin JM (1987) Conservative open anterior acromioplasty. Clin Orthop 223:137–144

14. Matsen AF, Arntz CT (1990) Subacromial impingement. In: Rockwood CA, Matsen FA (Hrsg) The shoulder. WB Saunders, Philadelphia, S 623–646

15. Matthews LS, Fadale PD (1989) Subacromial anatomy for the arthroscopist. Arthroscopy 5:36–40

16. Morrison DS, Bigliani LU (1987) Röntgenographic analysis of acromial morphology and its relationship to rotator cuff tears. Orthop Trans 11:439

17. Mumford EB (1941) Acromioclavicular dislocation. A new operative treatment. J Bone Joint Surg 23:799–802

18. Neer CS II (1972) Anterior acromioplasty for the chronic impingement syndrome in the shoulder: a preliminary report. J Bone Joint Surg [Am] 54:41–50

19. Neer CS II (1983) Impingement lesions. Clin Orthop 173:70–77

20. Neer CS, Craig EV, Fukuda H (1983) Cuff-tear arthropathy. J Bone Joint Surg [Am] 62:1232–1244

21. Paulos LE, Franklin JL (1990) Arthroscopic shoulder decompression development and application. A five year experience. Am J Sports Med 18:235–244

22. Resnick CS, Resnick D (1983) Crystal deposition disease. Semin Arthritis Rheum 2:39B

23. Rockwood CA Jr (1986) The management of patients with massive defects in the rotator cuff. Presented at Mid-America Orthopaedic Association Meeting, Orlando, Florida, April 2–6, 1986

24. Rowe CR (1988) The shoulder. Churchill Livingstone, New York

25. Skyhar MJ, Altchek DW, Warren RF, Wickiewicz TL, O'Brien SJ (1988) Shoulder arthroscopy with the patient in the beach-chair position. Arthroscopy 4:265–269

26. Thorling J, Bjerneld H, Hallin G, Hovelins L, Hägg O (1985) Acromioplasty for impingement syndrome. Acta Orthop Scand 56:147–148

27. Tibone JE, Jobe FW, Kerlan RK, Carter VS, Shields CL, Lombardo SJ, Yocum LA (1985) Shoulder impingement syndrome in athletes treated by an anterior acromioplasty. Clin Orthop 198:134–140

28. Weaver JK, Dunn HK (1972) Treatment of acromio-clavicular injuries, especially complete acromio-clavicular separations. J Bone Joint Surg [Am] 54:1187–1197

29. Winnie AP (1970) Interscalene brachial plexus block. Anesth Analg 49:455–466

30. Wirth CJ, Breitner S (1984) Die Resektion des acromialen Claviculaendes bei der Schultereckgelenkarthrose. Z Orthop 122:208–212

Sachverzeichnis